超级月嫂的月子百科

U0226571

邱宇清/编著

科学技术文献出版社
SCIENTIFIC AND TECHNICAL DOCUMENTATION PRESS
·北京·

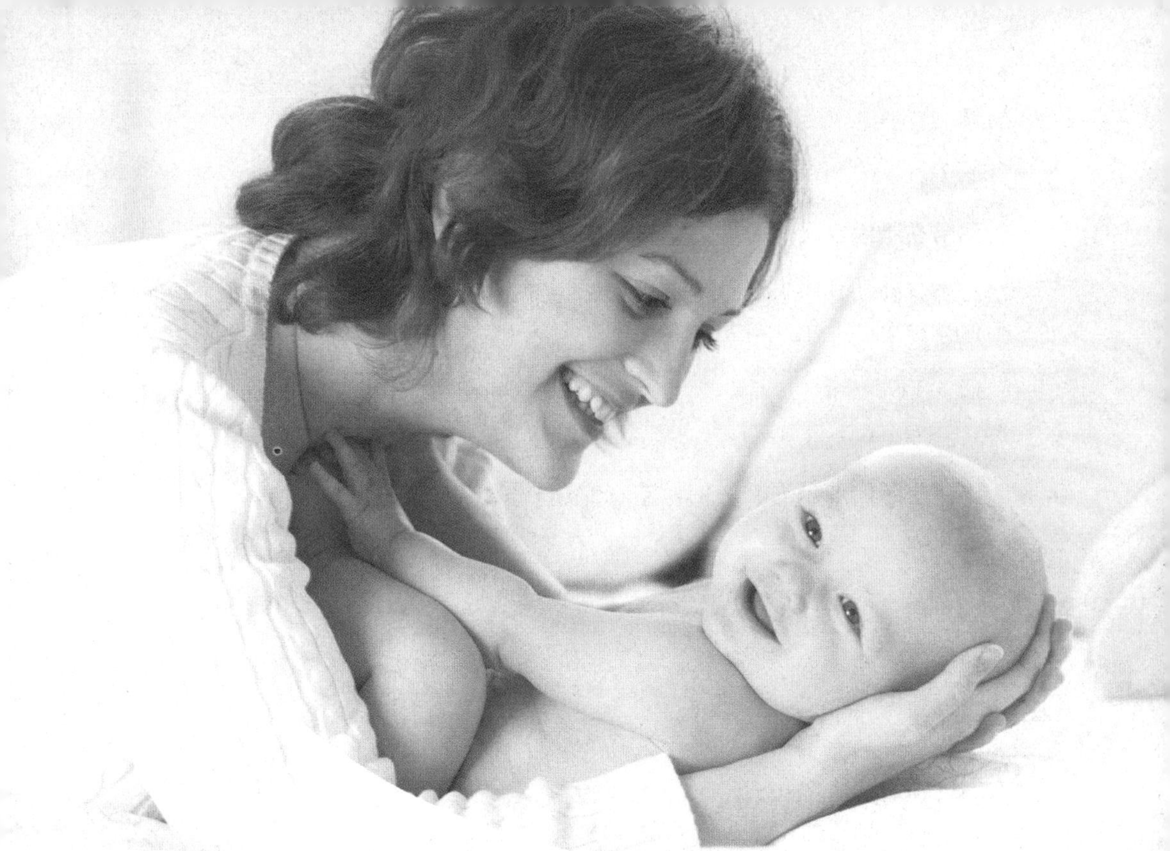

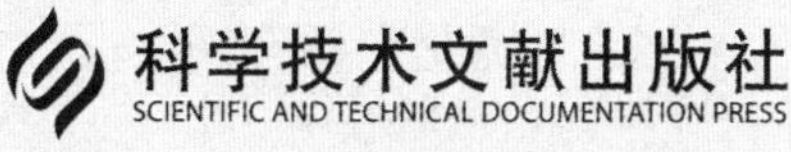

图书在版编目（CIP）数据

超级月嫂的月子百科/邱宇清编著. —北京：科学技术文献出版社，2016. 10
ISBN 978-7-5189-1771-6

Ⅰ. ①超… Ⅱ. ①邱… Ⅲ. ①产褥期—护理 ②新生儿—护理
Ⅳ. ①R714. 6 ②R174

中国版本图书馆 CIP 数据核字（2016）第 179662 号

超级月嫂的月子百科

策划编辑：孙江莉　　责任编辑：张丽艳　　责任校对：赵　瑗　　责任出版：张志平

出 版 者　科学技术文献出版社
地　　址　北京市复兴路 15 号　邮编 100038
编 务 部　（010）58882938，58882087（传真）
发 行 部　（010）58882868，58882874（传真）
邮 购 部　（010）58882873
官方网址　www. stdp. com. cn
发 行 者　科学技术文献出版社发行　全国各地新华书店经销
印 刷 者　北京建泰印刷有限公司
版　　次　2016 年 10 月第 1 版　2016 年 10 月第 1 次印刷
开　　本　710 × 1000　1/16
字　　数　370 千
印　　张　23. 75
书　　号　ISBN 978-7-5189-1771-6
定　　价　29. 80 元

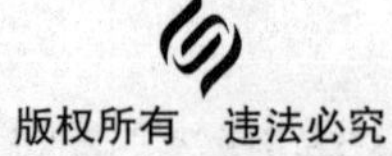

新妈妈在忐忑与期待中，迎来了那个一生都要放在心中细细呵护的小生命。在喜庆之余，全家人开始面对坐月子期间出现的各种各样的问题：

该做什么，不该做什么？

哪些可以吃，哪些不可以吃？

有哪些生活细节需要注意？

会阴侧切伤口如何护理？

如何防治“月子病”？

产后怎样运动？

怎么才能使宝宝避免不当的照护？

新生儿常见症状如何应对？

……

面对这种种的问题，很多新妈妈在应对时都会不知所措，有的新妈妈形容自己的月子生活是“兵荒马乱”。为什么会出现这种情况呢？其实就是因为新妈妈对月子期没有足够的认识，没有提前备好知识，才会出现不知所措和各种慌乱的局面。从现在起，只要拿起本书，新妈妈就不会慌乱，而是变得淡定、从容。

本书将多名月嫂的丰富经验整理成册，提前将这些知识传授给新妈妈们，避免那些错误的坐月子的行为，让新妈妈们少走和不走弯路。

本书主要包括7个部分，主要讲述了新妈妈和乖宝宝各方面的内容。其中关于新妈妈的内容，主要包括科学的月子观念、日常生活注意事项、健康的饮食、防治月子病和新妈妈瘦身保养，让新妈妈掌握生活上的窍门、饮食的宜忌、帮助恢复的产褥操等，并对新妈妈在每个方面可能会遇到的问题一一进行解答；关于乖宝宝的内容，主要有日常生活护理和哺育喂养两个方面，详细地介绍了新妈妈哺育新生宝宝的基本问题，为新妈妈作了科学而具体的指导。

总之，在本书中，新鲜实用的方法，专业丰富的经验，私家传授的护理经，让新妈妈在坐月子时少一分担心，多一分安心，少一分焦虑，多一分坦然。

编　者

CONTENTS 目录

Part 1 你了解科学的月子观吗

Part 2 你懂得合理照顾自己吗

CONTENTS 目录

Part 3 怎样吃出营养吃出健康

CONTENTS 目录

Part 4 别让月子病缠上你

Part 5 月子里你也可以美美哒

Part 6 你懂得怎样照顾宝宝吗

CONTENTS 目录

Part 7 宝宝的哺育和喂养问题

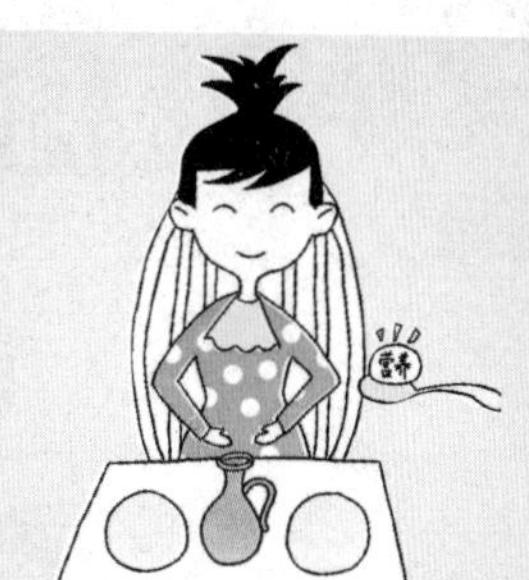

Part 1

你了解科学的月子观吗

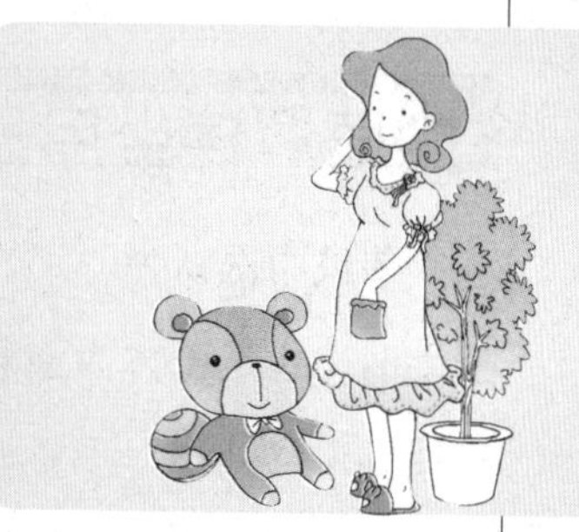

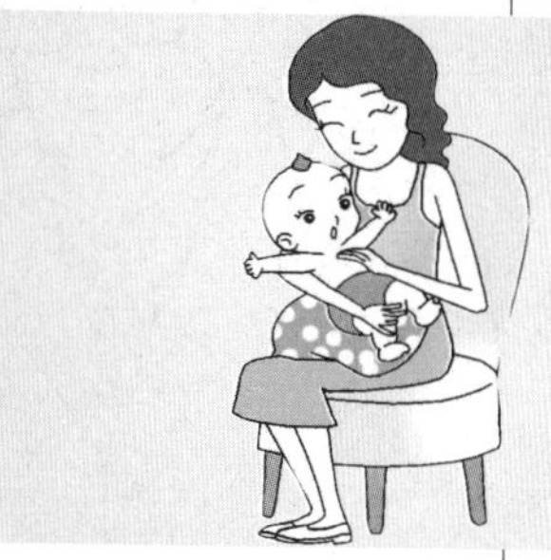

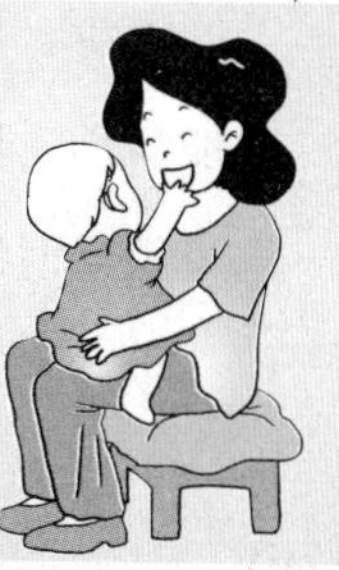

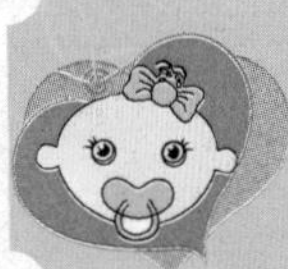

中西方坐月子比较

中医解读坐月子

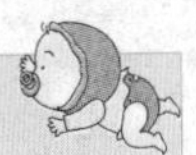

传统中医认为，女性十月怀胎，宝宝所需的营养都靠母体供给，一朝分娩之时，也是母体大量耗血伤身的时刻。因此，新妈妈要多卧床休息，坐月子期间不能外出、不能吹风、不能洗澡洗头、不能碰冷水，同时还要多喝鸡汤、多喝红糖水，以补益气血，调理虚损。

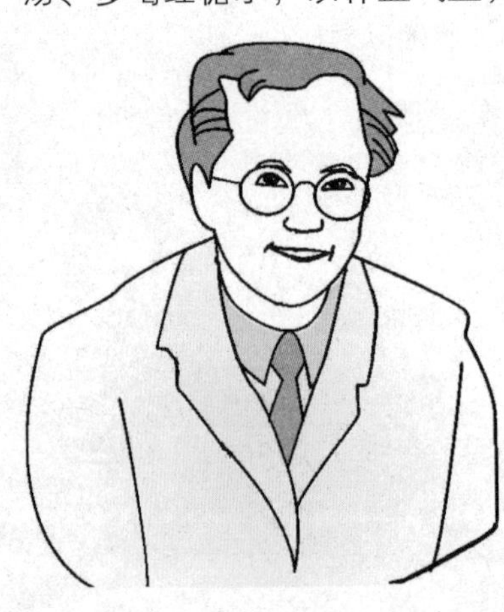

传统中医关于坐月子的这些禁忌，看似不大科学，但是如果冷静分析，我们也不难发现，顺利分娩后的女性和宝宝在免疫力和体力各方面都有待重新强化，非常有必要以坐月子的方式进行防护。

此外，有些禁忌是在传统农村和公共卫生、医疗条件不发达的环境下，为了降低新妈妈和新生宝宝的感染患病的概率才提出的。而这些禁忌即使现在看来，也并不是无稽之谈，只是以现代医学和生活环境而言，是可以通过科技手段获得完全不同的照顾和改善的。随着科学的进步，现代中医的理论也在不断更新，对于坐月子注意事项的认识也更加科学。诸如不能刷牙、不能吃精盐、不能下床等不科学的禁忌，目前已经不合时宜了。

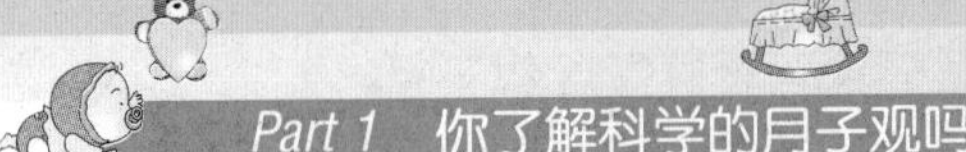
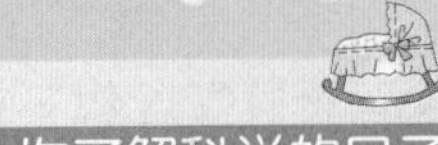
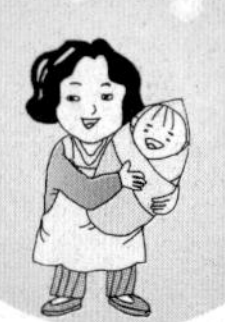

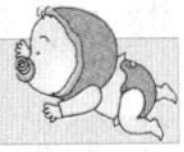

西医解读坐月子

与中医强调调养不同，西医注重的是帮助女性的生殖系统恢复到孕前正常状态。在产褥期最重要的护理工作包括子宫复原、腹壁复原以及各种生理变化恢复正常。产褥期一般是在42天左右，这是西医所认为的子宫恢复所需要的平均时间。根据个人体质、恢复状况不同，产褥期的时间也有所不同。以子宫缩小到生孩子以前和恶露完全排干净为标准，一般在6~8周。

西方注意产褥期保健，其目的是防止产后出血、感染等并发症发生，促进产后生理功能恢复。产褥期保健通常包括以下几方面。

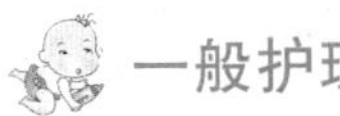

一般护理

产后2小时内进行观察以防出现并发症；产后4小时内应让新妈妈排尿；观察子宫复旧及恶露；做好会阴及伤口的处理。

督促新妈妈适当活动及做产后健身操

新妈妈要尽早适当活动及做健身操，这是为了促进体力恢复、排尿及排便，避免或减少静脉栓塞的发生，且能使骨盆底及腹肌张力恢复，避免腹壁皮肤过度松弛。

新妈妈的心理护理

即帮助新妈妈正确地建立母子依附关系，对新妈妈抑郁症施以正确疏导，家人要和新妈妈做好交流沟通。

计划生育指导

产褥期内禁忌性交。产后42天起应采取避孕措施，原则是哺乳者以工具避孕为宜，不哺乳者可选用药物避孕。

产后检查

包括产后访视和产后健康检查两部分。新妈妈出院后，可由社区医疗保健人员在新妈妈出院后3天内，产后14天，产后28天分别做3次产后访视，了解新妈妈及新生宝宝健康状况，如发现异常应及时给予指导。

可见，尽管中西医的文化背景不同，但对于产后多休息，补血、补气、避免感染、补充营养的坚持则是一致的，所以坐月子并非老掉牙的传统观念。

西方人这样坐月子

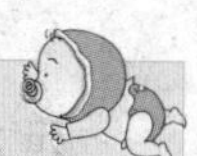

西方国家没有什么坐月子的禁忌，新妈妈的行为几乎没有什么特别约束。这也成了很多中国现代女性挑战传统坐月子观念一个最锐利的武器。

月子无人伺候

外国人多认为生孩子是夫妇二人的选择，与上一代没关系，因此通常没有亲戚长辈来帮忙。倒是邻居朋友会给新妈妈和小宝宝送些食品，充满温情。

外出无限制

妈妈通常在产后一两天就外出散步、晒太阳。为了减轻独自带孩子的心理压力，社区设有母亲儿童娱乐中心，年轻妈妈也会在这里相互交流她们的育儿经验。

饮食无禁忌

欧美地区的人认为温水不可口，所以哪怕是新妈妈也热衷于喝冰水、吃冰激凌。水果备受青睐，因为它清淡而富含营养；大鱼大肉被认为太油腻，吃太多会破坏体形。

没有不沾冷水一说

月子期间，女性不但可以沾冷水、吹冷风，甚至有产科大夫让新妈妈坐在冰袋上，以利因生产而撕裂的阴道口尽快消肿。

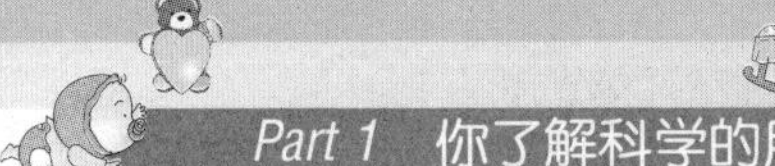
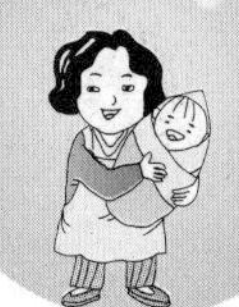

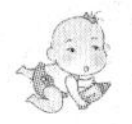

通过运动助恢复

一般在婴儿出生 6 小时后，新妈妈就被要求下床活动，以利于新妈妈的身体复原及伤口愈合。新妈妈还需要每天做康复体操，每周都去社区的健身俱乐部。

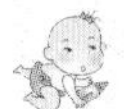

催奶基本不靠食补

国外女性注重月子期间的营养，通常吃得好一些，尤其注意补钙和维生素。但对于无奶或奶少的新妈妈，常被认为是体内激素失调，而对之进行药物治疗。小宝宝也百无禁忌。新妈妈产后几天外出购物、运动、交际，小宝宝就随身带着。国外携带婴儿的用具种类非常全，许多公共场所有婴儿寄存处，都是方便妈妈带幼婴出行准备的。

看到西方妈妈这么洒脱地过产后生活，新妈妈切不可觉得自己也能百无禁忌。这是因为，一来东西方人的体质不同，在产后恢复的具体事宜上也有差别；另外，注重产后休养是东西方的共识，西方国家其实也有所谓的“产褥期”休养一说，她们的产后生活还是有所讲究的。

讲求科学的坐月子方法

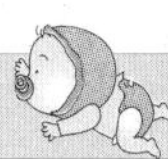

古代坐月子有许多禁忌，具体包括不可探视新妈妈，新妈妈不可外出、不可进庙、不能参与祭祀等，这无非都是基于对新妈妈的一种隔离保护措施，为了保护新妈妈远离污染源，且提供一个不受干扰、可以完全卧床的静养环境。用现在的医学理论去看待，其实是非常有道理的。

虽然现代西医理论赞同对新妈妈的隔离保护，不过，由于现今的医学进步以及环境改善，月子禁忌的实行方法已有适度的改良，主要目的都是避免新妈妈感染，能让新妈妈多休养，有效恢复体能与健康。

所以采用科学合理的方法坐月子对于中国女性来说，有极大的好处，中国女性还是要坐月子的。

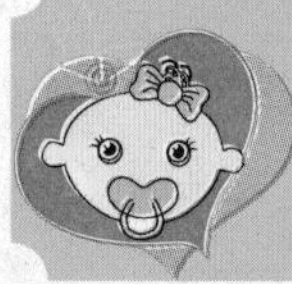

坐月子的小常识

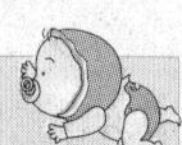

坐月子的来源

坐月子最早的说法来源可以追溯至西汉《礼记·内则》，距今已有2000多年的历史，又称为“月内”，是产后必需的仪式性行为，也是中国的传统习俗，其意义可分为两项：其一为新妈妈补充流失的营养；其二为犒赏其任务达成。另外，还有避免冒犯天神、报答母恩的意义。也因此现代人将产后调理的过程，称为坐月子。坐月子对新妈妈的意义很多，做好产后调理，可以恢复及预防损伤，并强化体质。女性一生中有3个可转化体质的重要黄金期，而坐月子就是当中一个。

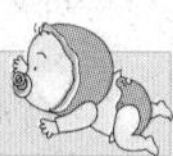

坐月子的重要性

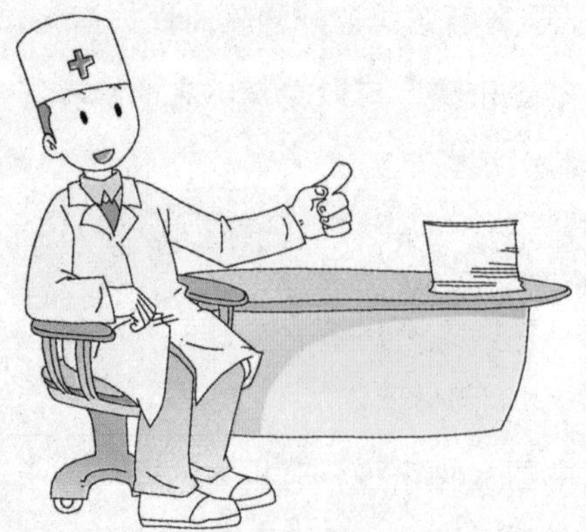

当听到宝宝呱呱坠地的第一声哭喊时，相信每一位新妈妈都会感到无比自豪和欣慰，随着一个小生命的降临，新妈妈迎来了生命中最光辉、最神圣的时刻——成功孕育了一个生命。而从这个时刻起，妈妈们也进入了坐月子期。

坐月子在女性的一生中真的那么重要吗？事实上，坐月子是女性健康的一个重要转折点，如果将坐月子作为调理

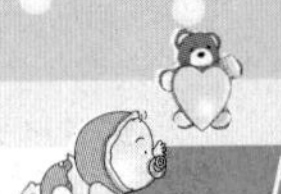
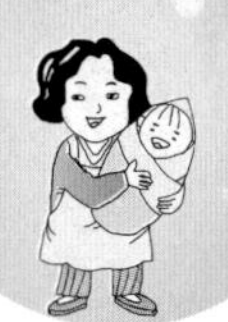

身体的最好时机，那么，可以有效地去除身体的许多毛病，使身体更加健康，让女性朋友们更加美丽、富有魅力。但是，如果在坐月子中使用错误的方法调养身体，会加快女性身心的变化速度，使体形走样、体力消耗、骨质疏松、身体钙质大量地流失，更令人不敢想象的是更年期会提前到来。

女性在怀宝宝的时候，子宫被撑大了，身体的内脏也会因为胎儿的挤压而变形；在分娩之后，子宫又因为失去了压迫而变得松垮，发生这样大的改变之后，身体原有的生理功能又会让腹内各个器官的位置还原。在这个转折时期，如果抓住了坐月子的良好时机进行健康调理，会使自己的体内器官恢复原有的功能，这样的改变就是体质转变的一次飞跃，更有可能让自己身体原来不好的症状统统消失，拥有更加健康的身体。

如果在月子时期忽视了饮食以及生活方式的调解，会适得其反。由于器官功能的转变会带来全身细胞被破坏、内脏收缩功能减退，造成激素分泌失调、内脏下垂。很多女性不明白这一点，如果坐月子期间没有调节好，致使内脏下垂，时间一长会导致内脏功能不正常，随之会出现胀气、腰酸背痛，日积月累，使一些疾病成了产后女性的常见病。比如，生理调节异常、内分泌失调、溃疡、记忆力减退、双眼总是感觉疲劳、脸上出现斑点、脱发、皮肤皱纹增多等很多未老先衰的症状。健康、科学地坐月子是每一位新妈妈的必修课，也是新妈妈人生健康的新起点。

月子是指一个月整吗

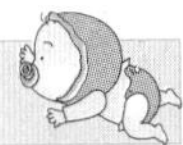

很多人一听到坐月子，便会联想到产后需要一个月的时间来休息调养。其实，这个观念是不完全正确的。

坐月子在医学上称为“产褥期”，是指自胎儿、胎盘娩出后，新妈妈的身体和生殖器官复原的一段时间，一般需 6 ~ 8 周，也就是 42 ~ 56 天。当然，由于每个人的身体素质、营养状况和精神状态各不相同，而且还受到自然分娩、剖宫产等分娩方式的影响，所以休整的具体时间长短也会有所不同。难产一般延至 72 天。

妊娠期间，孕妈妈担负着为胎儿提供生长发育所需营养的重任，身体的各个系统都发生了一系列的适应性变化。尤其是子宫变化最为明显，其重量约增加了 20 倍，容积大约增加了 500 ~ 1000 倍，心脏跳动每分钟增加 10 ~ 15 次，血容量增加 10%，肺通气量增加 10%，这些变化都导致了身体器官的一系列改变。

以上这些变化在分娩后都需要通过一定的调养方式使其逐渐恢复正常。加之在分娩时，新妈妈的精力、体力损耗很大，气血也需要一定时间的精心调养才能恢复。总之，这些变化的恢复和器官的复原，都要经过产褥期的休息和调养才能实现。

另外，新妈妈身体的恢复不仅是时间的问题，还取决于产褥期的饮食、休息、锻炼等多方面的调养。调养得当，则恢复快，且无后患；若调养不当，则恢复较慢，往往还会留下很多后遗症（俗称“月子病”），危害新妈妈的身体健康。因此，新妈妈不要盲目地认为只需休养 30 天就万事大吉，一定要以自己的身体状况为基准，充分调养，直到感觉自己身体完全恢复，才能结束产褥期。

不可小看坐月子

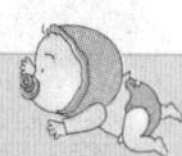

坐月子从某种意义上说，是女性健康的一个转折点。借助坐月子新妈妈还有机会改善体质，让细胞及内脏重新生长，同时修复原本身体上的一些疾病。

新妈妈在这个时期如果能有针对性地进行一些食疗，再加上充分的休息，确实能改善体质和增强免疫力。多吃一些滋阴养颜的补汤和果蔬还能改善新妈妈的肤质，使肤质比以前更光滑、更有弹性。忽视月子期间的修复与调理，

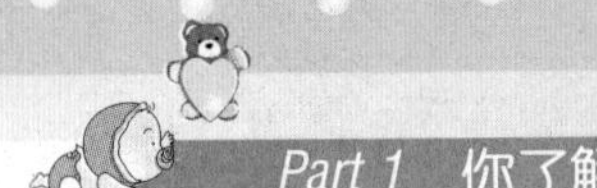
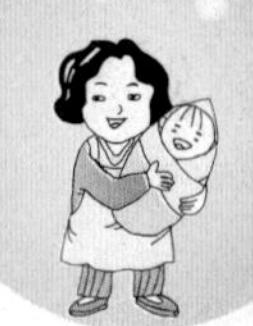

无论从生理上还是心理上，都可能会给新妈妈造成很坏的影响。

坐月子的过程，实际上是新妈妈整个生殖系统恢复的过程。若月子期间护理得当，则恢复较快，且无后患；若稍有不慎，调养失宜，则恢复较慢。

不认真坐月子可能给身体埋下隐患。月子期间要是采用了不当的饮食和生活方式，将会影响新妈妈全身细胞和内脏的恢复，并造成内分泌严重失调以及内脏下垂，而内脏下垂是所有妇科疾病的根源。所以一定不要小看坐月子，否则会是一辈子的遗憾。

传统坐月子的不良做法和危害

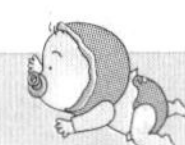

传统上认为新妈妈月子期间伯冷、怕风，一旦产后受了“风寒”会留下月子病，长期治不好。传统的经验使很多新妈妈在月子中不敢洗发、洗澡、吹风，从头到脚总是穿裹得严严实实，天冷时更是房屋门窗紧闭，火炉烧得暖暖的，身上穿戴得厚厚的，汗出多了老人又不让洗澡，皮肤表面的脱屑与汗液混合造成体表污秽，加上恶露的污染，身上时常发出馊臭的气味，这些被认为是坐月子不可避免的现象。其实这样做是不对的，很容易生病。

妊娠期孕妇有母体与胎儿两个血液循环系统，所以血容量就会明显增加，而胎儿娩出后，胎儿的血液循环不存在了，大量血液从子宫进入母体循环，而妊娠期间很多组织血液已被纳入了新妈妈的副循环当中，此时新妈妈体内血容量不是降低，而是升高，特别是产后24 小时内增加更为明显，导致心脏及血管负担加重。这种状态一般要持续到产后3 周或更长时间才会逐步恢复到孕前水平，因此，产后新妈妈体内水分会很快被排出，会出现多汗等症状。

新妈妈主要通过三个途径将体内这些水分排出体外：一是排尿，产后尿多是常见现象；二是通过呼吸，把水分以蒸汽方式呼出体外；三是通过皮肤排汗。因此，产后很多新妈妈感觉不论天气冷暖自己身上总是湿的，就是这个原因。

产后由于汗腺分泌增强，汗毛孔常呈张开状态，加上身体潮湿，遇风就会觉得全身湿冷，这就是老人们常说的产后容易患风寒的原因。另外，经过妊娠分娩的消耗，新妈妈体质一般较弱，如果受了风寒，很容易患上感冒、肺炎等病，或是产后长期肌肉关节酸痛，因此产褥期的新妈妈们确确实实要避免风寒侵袭身体。

一般认为，正常分娩的新妈妈在分娩后 2 ~5 天便可以洗澡，洗澡方式以选用淋浴为最佳，但不应早于 24 小时。注意在产后 6 周之内不宜洗盆浴或在大池中洗浴，以免不洁水进入生殖道引起感染；对于剖宫产的新妈妈而言，至少要在一个星期以后，等伤口完全愈合好，没有发炎现象的情况下才可以洗澡，方式同样以淋浴为最好。如果分娩过程不顺利，新妈妈平时体质较差或者分娩时出血过多，不宜勉强过早淋浴，可改为擦浴。

月子坐不好，身体受不了

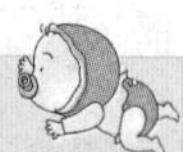

新妈妈在生产完毕后，因筋骨腠理大开，身体虚弱，内外空疏，如果此时不慎使风寒侵入，或大怒大悲，或过多房事，都能引起月子病。月子没坐好，对女性的危害实在太大，以下几种现象，应引起新妈妈们注意。

1 睡眠不足、经常睡不好。

2 身体长时间处于亚健康的状态，经常无精打采，浑身乏力。

3 只要天气变化或天气寒冷，全身关节就会酸麻痛冷。

月子没坐好会影响家庭和谐，容易被家人误解无病装病，进而影响到夫妻间的感情。月子没坐好还可以引发一些病痛，这些病痛容易被当作风湿治疗，从而误诊误治，导致身体元气无法恢复，病痛难以彻底根除。

一般来说，月子里得了病就要抓紧时间治疗，不能拖延，出了月子就比较难治了，月子病很折磨人，所以新妈妈还是应该防患于未然。

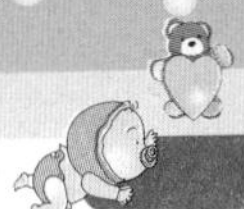

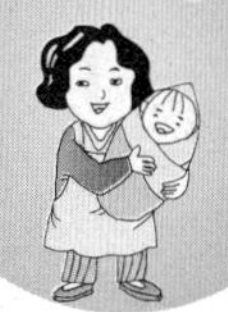

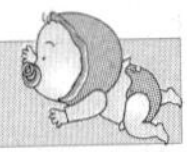

捂月子是不科学的

我国民间素有“捂月子”的风俗。新妈妈在坐月子时，把屋子封得很严实，窗户不但关得很严，而且连窗缝也糊好，门上加布帘子，新妈妈的头用围巾裹得严严实实，身穿厚衣，足蹬棉鞋，被子也盖得厚厚的，认为这样才能保护好新妈和婴儿，其实这样做对新妈妈和婴儿都极其不利。

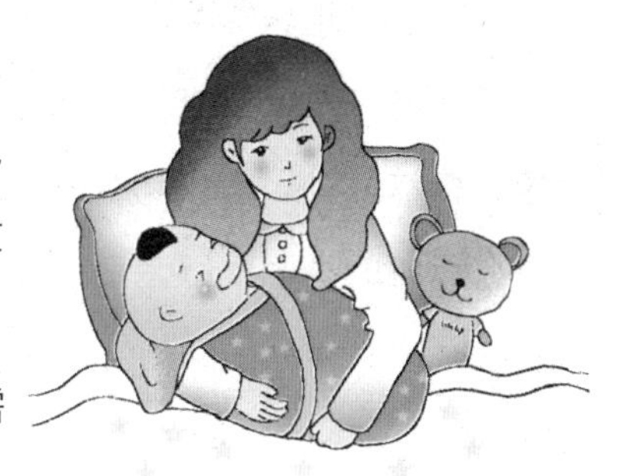

屋子封闭过严，空气不流通，室内空气污浊，对新妈妈和婴儿都很不利。新妈分娩后身体虚弱，需要有新鲜的空气，以尽快改变身体虚弱状况，恢复健康。宝宝出生后，生长发育很快，不仅需要充分的营养，也需要良好的环境，应当在空气新鲜、通风良好、清洁卫生的环境中生活，否则容易得感冒、患肺炎等疾病，有碍健康。

屋子捂得过严，室内通风不好，必然造成室内潮湿，滋生细菌，侵害人体。新妈妈和婴儿都处于身体虚弱时期，抵抗力差，经不起细菌的侵蚀，极易得病。更重要的是，无论新妈妈还是婴儿，都需要阳光的照射。只有在阳光照射下，身体才会正常发育。如果把屋子捂得过严，整日不见阳光，就会使新妈妈和婴儿的身体健康受损，是极为不利的。

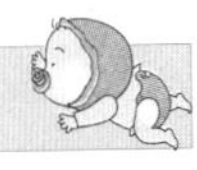

月子期间要“四避”

有人把旧时流传下来的坐月子风俗完全当成“陈规陋习”，这是不理性的。如强调新妈妈要遵守的“四避”，即使在今天看来也很有必要。

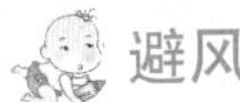

避风

天气不是很炎热时，新妈妈在月子里一般要穿长裤和长袖上衣，用围巾裹头，没有特殊情况不出门。这是因为妊娠和分娩对女性来说是一个巨大的体力消耗过程，产后虚弱，免疫力低，稍有不慎就会被传染上疾病。闭门不出，减少与公共场所的灰尘、细菌、病毒接触，有利于预防疾病。但避风也要适当，虽然新妈妈的居室不能有对流风，但适当的空气流通、保持空气新鲜还是必要的。

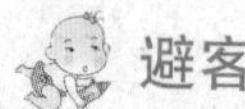

避客

我国不少地方有在大门上挂红布条表示家里有新妈妈，谢绝外人来访的习俗，这有一定的好处。因为新妈妈身体虚弱，加之夜间要频繁哺乳、照顾宝宝，需抓紧时间适当多休息。宝宝神经功能尚未发育完全，稍有响动易受到惊吓，所以月子里谢客，避免打扰、噪声，降低感染疾病的概率，对母婴都是一种关心和爱护。

避性生活

有些地方的女性坐月子时，常由母亲或婆婆陪床睡觉，意在使其丈夫夜间回避。这样不仅可以对母婴进行较好的照顾，也可以避免新妈妈还没完全复原的身体受到损伤。

避辛辣油腻

新妈妈身体消耗大，卧床休息多，还要给宝宝哺乳，此时若食用油炸、油腻及辛辣食物则不易消化，容易造成便秘，还会影响乳汁分泌，并通过乳汁刺激宝宝而诱发湿疹、腹泻等疾病。让新妈妈适量喝红糖水、母鸡汤、鱼汤、小米粥以及吃水煮鸡蛋的习俗都是好的，如果再配以适量的蔬菜、水果，会更有益于新妈妈身体的复原和哺乳。

现代坐月子的建议

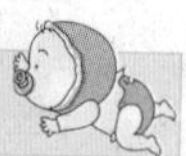

月子坐得好不好，关系女人一生的健康。对此，医学专家给新妈妈提出了一些科学坐月子的意见，供新妈妈参阅。

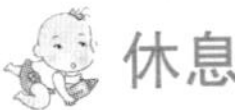

休息

月子初期要好好休息，可将窗帘挂上，拔掉电话，或将脚垫得高高的，搂着宝宝甜甜地睡上一觉，醒来后会感觉精力充沛。

接待来访者

对新妈妈来说坐月子是不方便的时间，新妈妈应尽可能地回绝来访者，避免陪的时间太长而导致身心疲劳。

干家务

新妈妈在月子期间可以做一些适合自己的简单家务。注意：别的妈妈在月子里能做的事，并不一定完全适合于你。道理很简单：许多事情是因人而异的。

制定时间表

无论是傍晚散步，还是在浴室里淋浴，在这个时间表中所安排的一切活动，都是为了让精神愉快。

适当的放松

新妈妈应适当地到家以外的其他地方轻松一下，可以陪朋友吃顿午餐，追寻孕前的个人爱好，或与别人交谈一些宝宝以外的话题。这种放松也算是坐月子期间的精神休息。

充当志愿者

后期更应多与外界接触，使生活更加充实，心情愉快。考虑一些你关心的问题，抓住那些助人为乐的机会，为社会出力可提升你的幸福感。

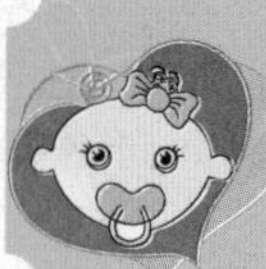

坐月子方式大盘点

家人照顾坐月子

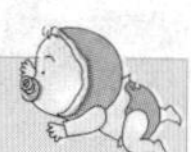

面对刚出世的孩子，初为父母的夫妻俩难免会手足无措，不知道该如何照顾好婴儿，以及如何恢复新妈妈产后的身体，这时家里有位有经验的老人非常有帮助。由妈妈或婆婆照顾月子，是大部分新妈妈的选择。而且一般来说，由家人照顾坐月子是最好的方式。新妈妈在经历分娩后整个内分泌处于一个大调整的阶段，这时保持心情愉快对于新妈妈身体恢复和婴儿健康成长都非常重要。

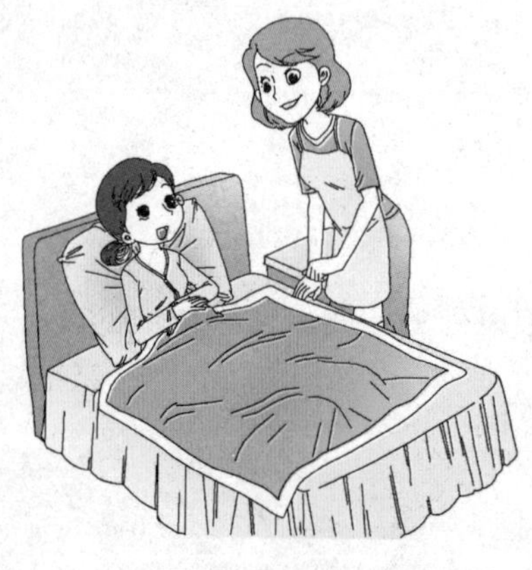

一家三代共享天伦之乐的局面最易使新妈妈放松，但是有些老人的思想非常传统，总认为坐月子有很多禁忌，因此伺候月子的方法不太科学。而长辈对禁忌的坚持，加上对于带孩子的观念不同，往往会在两代人之间产生矛盾，一个月下来，婆媳关系会非常紧张。另外，如果老人的身体不太好，也不适合做照顾月子这种劳动强度较大的工作。

所以，新爸爸新妈妈都要提前考虑到这些情况，既要理解长辈想要好好照顾你的心情，又要多多注意和长辈的沟通。在家人照顾这方面，由于新妈妈在经历怀孕、分娩、产后恢复过程中，不仅生理发生变化，心理上变化也很大，因此照看月子的家人最好能接受有关新妈妈产后情绪不良和精神疾病防治知识的健康教育，并应随时关注新妈妈出院后的情绪变化。

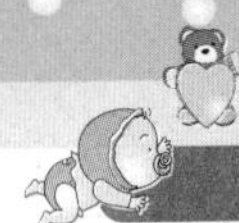
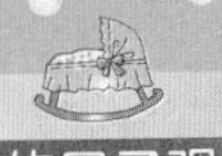
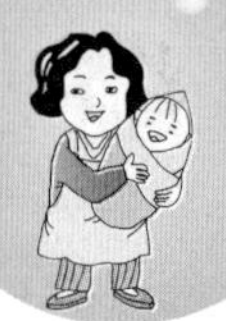

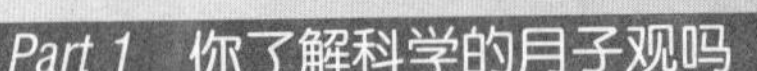

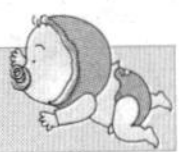

保姆照顾坐月子

年轻父母因为家里人手不够，可能会请个保姆，主要负责照顾婴儿，包括辅助妈妈喂养婴儿，给婴儿洗澡，清洁婴儿衣物，给新妈妈做饭。这样，一来照顾了新妈妈坐月子，再者也能分担大多数的家务，减轻新妈妈的负担。不过，保姆在照顾月子方面多少会有些难以做到位的地方，例如情感的交流，因为不论对于新妈妈还是婴儿，感情交流都是非常重要的。而保姆通常会包揽很多的家务事，容易与新父母缺乏情感交流。另外，多数保姆没有护理新妈妈和婴儿的专业知识，在很多方面可能会对母婴疏于照顾。

所以，准备请保姆照顾月子的新爸妈们最好自己事先从各方面学习育儿知识，同时还要手把手地将这些护理知识教给保姆。大多数保姆不太专业，不懂营养搭配，所以，新妈妈的食谱需要家里人自己制订。而且有的保姆一般只管带孩子，照顾新妈妈、其他的家务还需要家里的人来做。

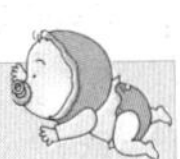

月嫂照顾坐月子

合格的月嫂可以帮助新妈妈们省却许多盲目的劳作。新妈妈生产完后自己身体孱弱，需要尽快恢复，同时由于没有育儿经验，照顾宝宝难免会有纰漏。如果有一个经验丰富又善解人意的月嫂陪着，可以在很大程度上避免这些烦恼。

育子经验丰富

优秀的月嫂首先要求具有丰富的育儿经验，并在正规的劳务人才市场培训和注册。月嫂通常年龄在 30～50 岁。优秀的月嫂需要具备的知识有：会观察黄疸情况、脐带情况、臀部护理；观察其有无湿疹、痱子、脓疱疮、鹅口疮；会为婴儿洗澡、抚触、换尿布等。总之，对在 40 天内的婴儿的一般护理及特殊现象识别，月嫂都要能够胜任。

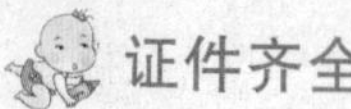

证件齐全

优秀的月嫂要求具有经专业机构考核合格后颁发的月嫂证、健康证等必备证件，这不仅是身份职业的象征，更是月嫂专业护理水平的体现。

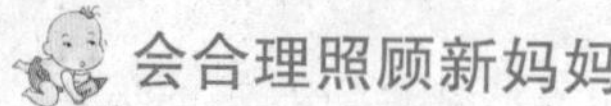

会合理照顾新妈妈

专业月嫂的产后护理知识丰富，可以帮助、指导新妈妈做产后保健操；帮助新妈妈洗澡清洁身体、消毒内衣；并且新妈妈的许多敏感事宜，如哺乳、乳房护理、会阴护理等，月嫂都可以给予合理的建议、提醒和帮助，能够大大减少新妈妈面临的各种麻烦。

选择月嫂的注意事项

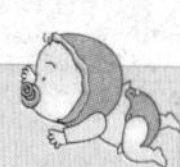

月嫂一般来自于家政服务公司或母婴护理机构，其中一部分是专业的护理人员，毕业于卫生学校，是从事过医务工作的助产士、护士甚至医生。他们一般要经过专业培训，有劳动保障部门颁发的母婴护理或护工证书，并在公司实习后才有资格提供服务。另一部分月嫂没有卫生系统的从业经历，是经过短期“产期保健”“宝宝期保健”等业务培训后上岗的。

现在很多月嫂公司存在着不规范的情况，有些月嫂公司违背职业道德，把门槛降得很低，月嫂不经过培训就上岗。还有一些“游击月嫂”没有通过健康检查和身份确认，存在着不少隐患。所以新妈妈在选择月嫂时，一定不要图便宜，图省事，必须选择正规的月嫂机构，并且在了解和掌握月嫂服务经历的前提下选定月嫂。这样才能让自己享受到更有保障的服务。

月子中心照顾坐月子

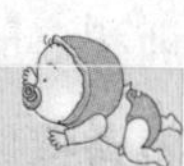

由于社会的进步、经济的发展，如今产后的新妈妈在坐月子的方式上，比以往任何时候都有了多种选择的余地。现代新妈妈坐月子，除了可以在家请婆婆、妈妈、保姆、月嫂等为自己料理生活及照顾新生宝宝外，还可以去

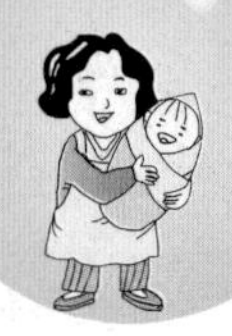

月子中心坐月子。

目前城市建立的坐月子中心，服务项目大体上有以下几项内容：

由营养师所调配设计的三餐正餐及两餐点心。此外，还能依新妈妈的身体恢复状况不定时给予药膳补品，为新妈妈调理产后的生理状况。

房间为一人或两人共住，可自由选择，设备大致有冷暖气设备、电视、冰箱、电热水瓶等。为宝宝及新妈妈清洗衣服。

托婴服务，由专业护理人员全天候地轮流看护宝宝，并定时喂奶、洗澡、量体温。一旦发现宝宝有情况，送医院治疗（医药费用由父母支付）。

随时提供医疗咨询服务，并可特约医生定期为宝宝作健康检查。

开办育婴课程，教导新妈妈如何喂母乳，帮宝宝护理洗澡及产后护理等。

每周请特约美发师为新妈妈洗发、美发（费用另计）。为宝宝进行预防注射。

选择月子中心的注意事项

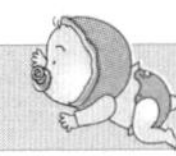

选择一家合适的坐月子中心，不仅能够让新妈妈充分调养，而且对宝宝的成长也十分有利。选择坐月子中心时，要注意以下几个方面。

了解休养的环境

了解中心地理位置是否方便到达综合医院，所处环境是否幽静、远离污染源，房间内设备是否齐全，房间的装修风格是否让人感到舒适、安全，通风和采光情况是否良好。

了解宝宝室的位置

宝宝室应该朝南向，以使房间内阳光充足，而且最好与新妈妈的房间邻近，这样比较方便。

了解收费情况

了解需要支付的费用，不应该选择需要支付昂贵的预付款且不实行多退少补政策的坐月子中心，对那些退款条件不明确的坐月子中心，要弄清楚后再考虑是否选择。

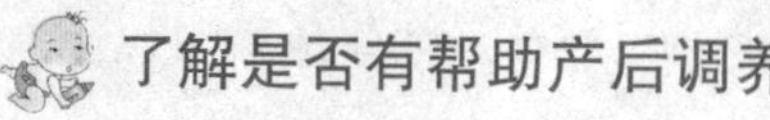

了解是否有帮助产后调养的设备

需要确认一下是否有宝宝活动室、宝宝看护间、新妈妈按摩调理室、游泳馆、淋浴室、远红外线治疗室、下身擦洗室等产后调养的基本设备。

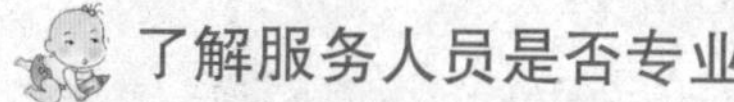

了解服务人员是否专业

了解一下服务人员是否是由产科医院的资深医生、护士及专业育婴师组成的专业团队，是否配备专业的营养师、护理师，能够为新妈妈和宝宝提供最全面和专业的服务。

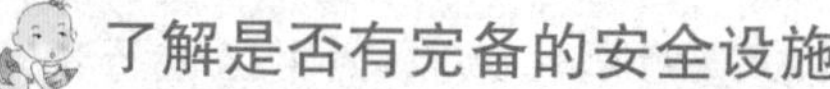

了解是否有完备的安全设施

了解是否有发生火灾等突发事件时紧急疏散的出口，是否配备有灭火器等消防器材，是否有警报系统，以及该月子中心是否参加了非常事件保险等。

Part 2

你懂得合理照顾自己吗

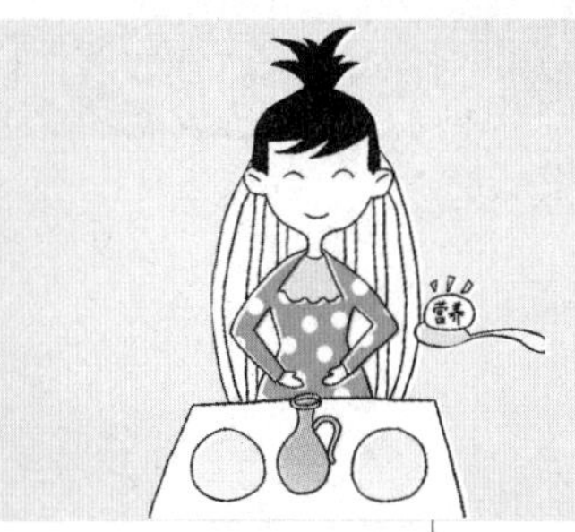

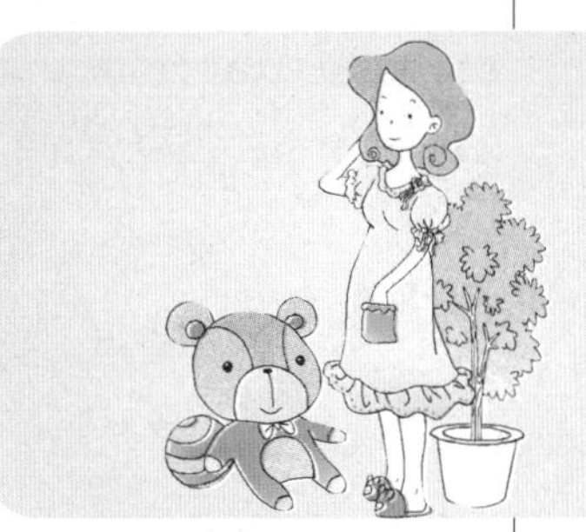

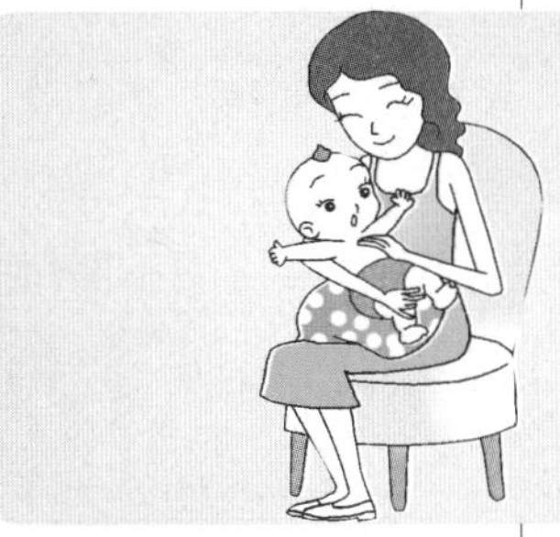

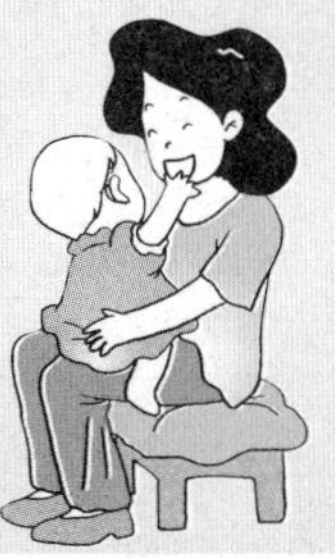

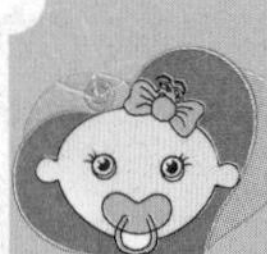

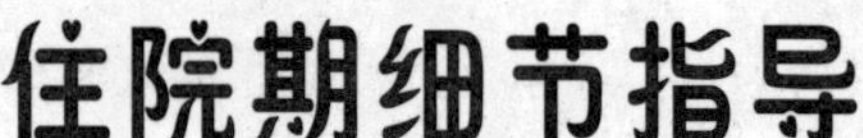

住院期细节指导

产后2小时观察期

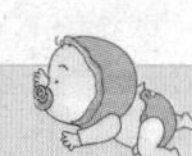

分娩后，医生为新妈妈常规检查阴道有无裂伤，如果有裂伤，应进行缝合术。这一切完成后，新妈妈仍要在产房观察2小时。很多新妈妈及家属询问："为什么还要在产房观察，不回休养室休息?"因为产后这2小时对于新妈妈来说仍然是关键的。很多产后出血就是发生在这段时间，所以，有的学者把这段时间称为第四产程。在这段时间里，医生要观察新妈妈的子宫收缩情况、膀胱充盈情况、阴道流血量、会阴阴道有无血肿，并测量血压、脉搏等。如果阴道流血量多，应及时查找原因，进行处理；如果阴道出血的量不多但宫底较高、子宫收缩不良者，应考虑是否有宫腔阴道积血的可能，应挤压子宫排出积血，并给予子宫收缩剂。若新妈妈有肛门坠胀感，医生要行肛诊，以确定有无阴道后壁血肿。若无以上情况，新妈妈一切正常，2小时后才能送回休养室。

所以，在这2小时之内，如果新妈妈自己感到有什么不适应要及时诉说，如头晕、心悸等，以便于医生及时发现情况，及时处理。

产后4小时要小便

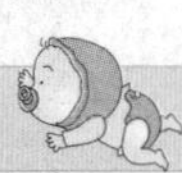

分娩的时候，阴道受到损伤，使得很多新妈妈在产后因害怕疼痛，即使膀胱十分胀满，也不肯解小便。此外，分娩时胎儿先露出的部分对膀胱和尿道产生压迫，引起了这些器官的黏膜充血与水肿，使得尿液的通道变窄受阻，

妨碍了排尿，易导致尿潴留。膀胱潴留尿液量比较多，尿液中的代谢废物刺激、破坏膀胱壁，会引发严重的炎症。

为了预防产后尿潴留，一般在产后4小时内新妈妈就应该主动排尿。新妈妈要打消一时的顾虑，以乐观的心态，忍受暂时的疼痛，如此才可以顺利排尿。假如新妈妈不习惯卧床小便，可以起床排尿，但身体过分虚弱、不宜过早起床的新妈妈要克服心理障碍，尽量做到能在床上小便。为了加强腹壁对膀胱的压力，可以做呼吸动作和用手按摩腹部。

产后不宜马上熟睡

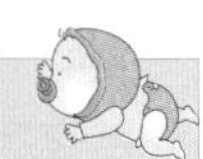

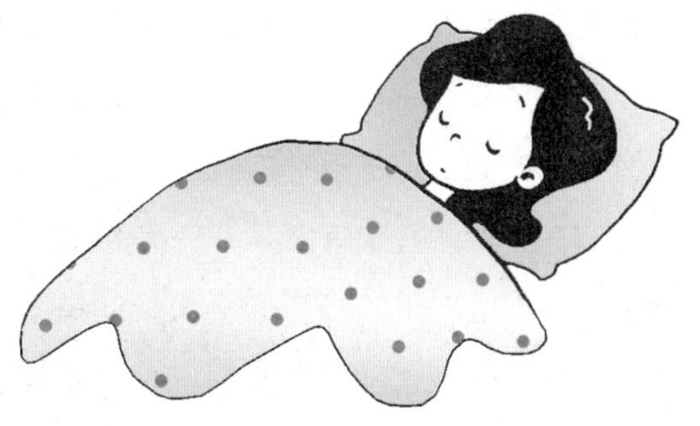

经历了难忘的分娩后，看到可爱的宝宝，不少新妈妈都会感到非常满足，就像完成了一项重要的使命。与此同时，强烈的疲劳感袭来，真想痛痛快快地睡一觉。但是专家和医生建议，产后不宜立即熟睡，应当取半坐卧位，闭目养神。其目的在于，消除疲劳、安定神志、缓解紧张情绪等，半坐卧还能使气血下行，有利于恶露的排出。

新妈妈在半坐卧、闭目养神的同时，用手掌从上腹部向脐部按揉，在脐部停留，旋转按揉片刻，再按揉小腹，可有利于恶露下行，避免或减轻产后腹痛和产后出血，帮助子宫尽快恢复。闭目数小时后，新妈妈就可以美美地睡上一觉了。

产后不宜立即熟睡还有一个原因，那就是新妈妈要在产后半小时给孩子喂奶，这是新妈妈“开奶”的最佳时机，如果呼呼大睡，就会错过最佳“开奶”时间了。

提倡早吮吸、早开奶

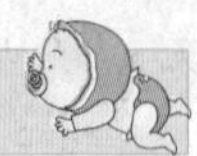

新生的宝宝看起来是柔弱可怜的，妈妈轻手轻脚地抱着他，生怕一使劲就会碰坏他。在分娩的那一刻，他就迅速获得了听觉、味觉、触觉等各种能力，妈妈只要贴近宝宝，温柔地与他交谈，他就会很快熟悉并辨别出妈妈的气味和声音，把妈妈和周围的物体区分开。然后，他就要钻到妈妈怀里，凭着刚获得的能力去寻找自己的美餐了！

乳汁是跟着宝宝来的，出生后半小时，宝宝就要享受人生的第一顿美餐了。长辈告诉我们要等待先来奶，然后再给宝宝喂，这种做法是不科学的。乳汁的产生是由神经和激素调节控制的，需要宝宝的吸吮使乳头神经末梢受到刺激，通知大脑快速分泌催乳素，从而使乳汁大量泌出。

如果不尽快给宝宝开奶，就会影响正常泌乳反射的建立，使乳汁分泌越来越少。同时，也不利于妈妈子宫的恢复。

刚开奶时，宝宝吸力弱，乳房内部还没形成流畅的“生产线”，头几口很费力，宝宝吸不出乳汁，就会大哭。但多吸几次后，乳汁就会流畅地分泌出来。尽管量少，也足够宝宝的需要，不要因为宝宝的哭闹，就顺手拿起奶瓶喂他，这样既不利于胎便的排出，也会影响泌乳反射的形成。宝宝吸吮乳房次数多了，乳汁分泌自然就会多起来。

产后要立即开奶

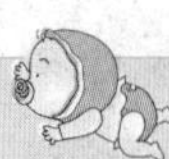

生了宝宝后，由“准妈妈”升级为“新妈妈”的女性很困惑，什么时候给孩子喂奶才好呢？要给孩子顺利“开奶”，产后30分钟最关键。

产后30分钟内，让宝宝吸吮母亲的乳头有很多益处。主要表现为：刺激母亲及早分泌乳汁，使乳汁量增加的同时促进子宫收缩；让新妈妈体会到做母亲的幸福与甜蜜，进一步促进亲子关系；同时，宝宝在吮吸妈妈乳房时，能锻炼和增强宝宝的吸吮、吞咽反射能力；也可以让宝宝尽早感受到母爱的关怀，促进宝宝日后的心智发育。

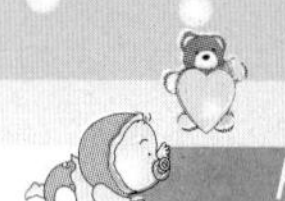
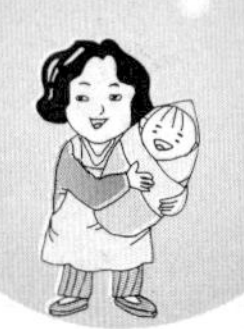

因此，无论是顺产还是剖宫产的妈妈，都要在产后30分钟内给宝宝“开奶”。

在给宝宝“开奶”的时候，最好让宝宝裸露身体贴在母亲胸口，让他听到母亲的心跳，闻到母亲的气味，这样的接触最好不少于30分钟。同时，在“开奶”的过程中不要因为宝宝开始吸吮费力、哭闹，就擅自使用奶瓶给宝宝喂奶，这样既不利于胎便的排出，也会影响泌乳反射的形成。

开奶前忌给宝宝喂糖水或牛奶

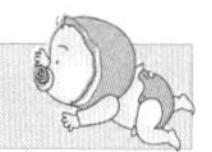

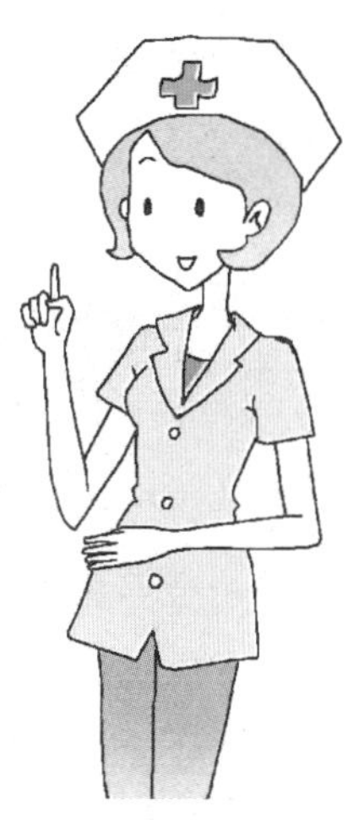

老的育儿法认为，新生宝宝出生后疲劳，需要先休息，待12小时后要预先试喂糖水或牛奶，能吃下糖水或牛奶再开始喂哺。其实这种方法对新生宝宝不利。因为，给新生宝宝喂糖水或牛奶后，消除了饥饿感，减少了新生宝宝对吸吮母亲乳头的渴望感，这样失去了对母亲乳头的刺激作用，使母乳分泌延迟，乳汁量也少，影响母乳喂养。如果用奶瓶、橡皮乳头来喂更不好。软橡皮奶头孔径较大，新生宝宝吸吮不需要太费劲，而吸吮母亲乳头要费较大的劲，所以，新生宝宝就不愿再吸吮母亲的乳头，势必造成喂养困难。而且，牛奶喂养细菌污染的机会多，尤其是奶瓶及奶嘴易被细菌污染，使用不当时，易使婴儿发生腹泻。另一方面，从营养学方面看，牛奶的营养价值要远低于母乳。

另外，若给新生宝宝服用高糖的乳和水，易患腹泻、消化不良、食欲不振，以致发生营养不良，还会使坏死性小肠炎的发病率增加。因为，高浓度的糖会损伤肠黏膜，糖发酵后产生大量气体，造成肠腔充气，肠壁不同程度积气，产生肠黏膜与肌肉层出血坏死，重者还会引起肠穿孔。临床症状可见腹胀、呕吐，大便先为水样便，后出现血便。因此，开奶之前不宜给新生宝宝喂糖水或牛奶。

分娩当天宜多吃清淡汤食

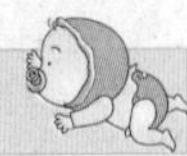

新妈妈第1餐可适量进食比较热、易消化的半流质食物，如红糖水、藕粉、蒸蛋羹、蛋花汤、卧鸡蛋等。第2餐可以用正常膳食。有些女性在分娩的第1天感到疲劳无力或肠胃功能较差，可食用比较清淡、稀软、易消化的食物，如糕点、面片、挂面、馄饨、粥、卧鸡蛋及煮烂的肉菜，然后再用正常膳食。

剖宫产的新妈妈手术后约24小时胃肠功能基本恢复，因此术后应吃流食1天，但忌用牛奶、豆浆、蔗糖等胀气食品；肠道气体排通后改用半流食1～2天，再转为普通膳食。个别新妈妈术后排气较慢或身体不适且无食欲，可多吃1～2天半流食，再给普通食物。

剖宫产后应如何进食

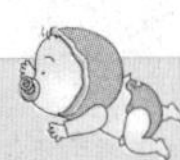

剖宫产排气后可进食。剖宫产的新妈妈要比自然生产的新妈妈对饮食营养的要求更高，这是因为手术给新妈妈的身体带来了一定的损伤和消耗。同时，术后伤口疼痛，会使新妈妈的食欲受到影响。在这种情况下，家人对新妈妈的饮食更要讲究科学、合理搭配、精心烹制。

剖宫产后，新妈妈不要急于吃鸡蛋等食物，可先喝点萝卜汤，帮助因麻醉而停止蠕动的胃肠道恢复正常工作，等肠道开始排气后，再正常进食。

术后第1天一般以稀粥、米粉、藕粉、果汁、鱼汤、肉汤等流质食物为主，一次不要吃得太多，一天分6～8次进食。

术后第2天可吃些稀、软、烂的食物，如肉沫、肝泥、鱼肉、蛋羹、烂面、烂饭等，一天吃4～5次。

术后第3天后就可以正常饮食了，要摄取足量的优质蛋白质、各种维生素和微量元素，主食、副食要合理搭配。每日需要主食350～400克，牛奶250～300毫升，肉类150～200克，鸡蛋2～3个，蔬菜水果400～500克，植物油30克左右。

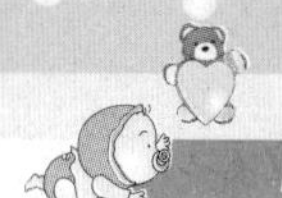

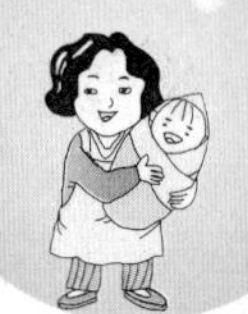

当然每个人的情况不同，一般以术后排气作为可以正常进食的标志，快的6个小时可以排气，慢的则要1~2天。因为手术麻醉的作用，肠道平滑肌的蠕动减弱，排气就意味着肠道的消化功能开始恢复了。因为产后不能立刻下地活动，所以新妈妈可以在床上多翻翻身，这样有利于尽快排气。

在剖宫产术后6小时内，麻醉药还在发挥作用，如果此时立即进食会造成新妈妈呛咳、呕吐等。在术后24小时内，如果新妈妈没有排气则绝对禁止进食，只有在肠蠕动恢复后方可正常进食。恢复进食后，最好食用蛋羹、米粥等容易消化的食物，等到肠胃功能完全恢复后再开始正常饮食。

怎样缓解产后宫缩痛

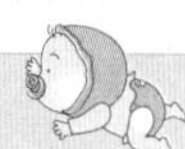

产后子宫收缩是一种正常的生理现象，故宫缩时产生的疼痛也是正常的，胎盘娩出以后，它附着的子宫内壁上会有一个大创面，通过产后子宫强烈收缩，使创面止血，排出恶露，产后6~9天以后宫缩疼痛会逐渐消失，不需做特殊处理，按摩子宫和产后哺乳也会引起子宫收缩，这均有利于子宫恢复和恶露排出。

虽然子宫收缩有利于新妈妈身体的恢复，但是这种疼痛感也是极不舒服的。为了减少这种疼痛，新妈妈可以让家人准备一个热水袋，放在腹部进行热敷即可。另外，新妈妈还可以把手放在腹部进行自我按摩，缓解疼痛。

如果新妈妈产后子宫收缩痛比较剧烈，影响了休息和睡眠，也可以服用止痛、镇静类药物暂时缓解疼痛。

住院期间拒绝探视

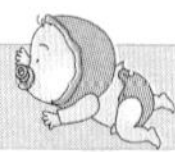

生完孩子，家人会向七大姑八大姨、亲朋好友打电话报喜，有些亲戚朋友还会前来探望。产房里来那么多人，会影响新妈妈休息，使本来就疲累的新妈妈感觉更累，而且还容易使虚弱的身体感染细菌病毒。

刚出生的宝宝非常稚嫩，应该拒绝别人的围观，最好不要与外界接触。

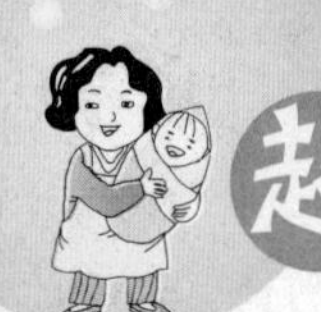

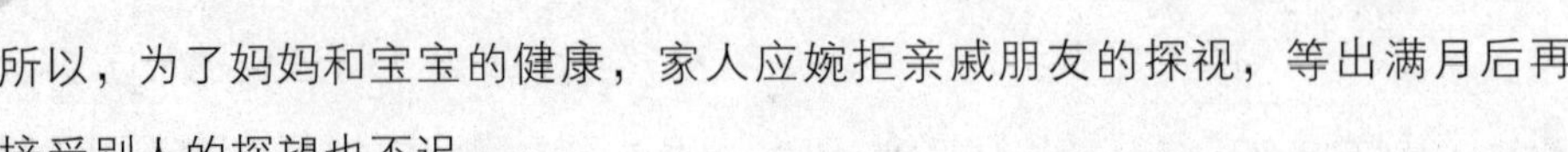

所以，为了妈妈和宝宝的健康，家人应婉拒亲戚朋友的探视，等出满月后再接受别人的探望也不迟。

可是完全阻止亲人和朋友来探望也是不礼貌的行为。具体应该怎样来面对和解决这一问题呢？这时候不妨变被动为主动，向亲朋好友寄出漂亮的贺卡或者邮件，除了列有宝宝的生日、体重和身高，更关键的是要写上类似这样的话"我和宝宝目前还需要充分的休息，1 个月后欢迎来访"。对于别人表示问候的电话、电邮、贺卡以及礼物最好由专人代劳进行回复。

下床要尽早

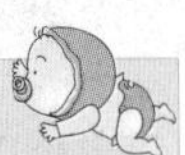

生完孩子，经历了传说中的九级阵痛，无论如何都不想动，只想躺着好好休息。但是，无论是顺产还是剖宫产的新妈妈，产后都应该尽早下床活动。

产后尽早活动对新妈妈的身体非常有益，尤其有利于子宫的恢复及恶露的排出，此外还可促进肠蠕动、防止肠粘连、加强胃肠道功能、增进食欲、减少便秘、预防褥疮及静脉血栓的形成、促进膀胱排尿功能的恢复、减少感染。

但是尽早下床并不意味着生产之后立即下床活动，这是极不现实的事。一般顺产的新妈妈，产后 6 ~ 12 个小时即可下床轻微活动，第二天可在室内随意走动，而剖宫产的新妈妈则因为手术的原因应推迟下床活动时间。剖宫产的新妈妈在术后 6 小时内要绝对卧床休息，6 小时之后也不可下床活动，可在床上活动，如翻身、侧卧等，第二天可在床上坐起，或轻微地起床活动，以促进肠蠕动，尽早排气。

下床活动的注意事项

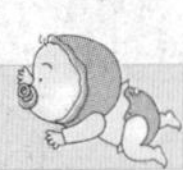

生命在于运动，这对于新妈妈来说同样适用。虽然提倡新妈妈产后尽早下床活动，但是，新妈妈们要注意，下床的时候动作要慢，应先在床边坐一会儿，稍作休息，等到无眩晕症状之后再慢慢下床。

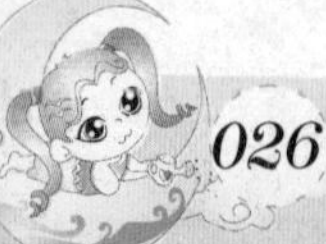

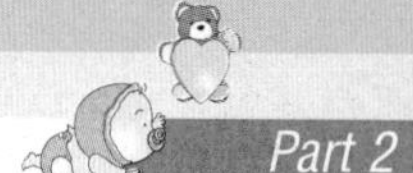
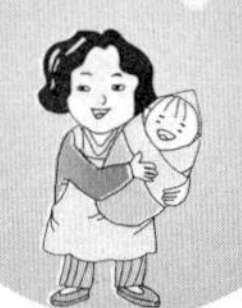

一般来说，如果新妈妈产后无严重的身体疾病，会阴部无裂伤，产后疲惫感消失，身体得到了一定休息，可在产后12小时后坐起来吃饭、喝水，24小时后站起来为婴儿换尿布，两天以后起床活动。第一天下床的时候，宜早晚各在床边坐半小时，从第二天起就可以在室内适当地来回走动两三次，每次半小时左右，然后根据个人的恢复情况逐渐增加活动的次数和时间。

需要提醒的是，剖宫产的新妈妈下床的时候可以用手或者是束腹带支托伤口，以减轻伤口疼痛。

不要小看量体温

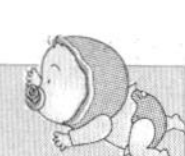

很多新妈妈在生产完毕都进入了一个休息的状态，或者看到新生的宝宝就一味照顾孩子，忽略了自己的身体状况，其实，新妈妈在生产完毕之后要注意测量体温，专家认为，定时测量体温很重要，关系到孕妇的身体健康和恢复状况。

产后发烧是大事，所以一定要定时量体温，如果发现体温持续超过38℃就要当心了。

新妈妈在刚生过孩子的24小时内，由于过度疲劳或产程延长，可能会发烧到38℃，但这以后，体温都应该恢复正常。如有发烧，必须查清原因，适当处置。个别新妈妈乳胀也可能引起发烧，但随着奶水的排出，体温将会下降。如果奶水排出后仍不退烧，就可能是产褥感染或其他原因引起的，需及时就医诊治。

产后排便不宜太晚

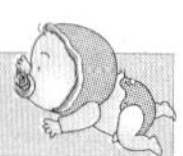

新妈妈最害怕的就是产后便秘。为了预防产后便秘，新妈妈要重视产后第一次大便，不可因害怕伤口开裂而不排便。

一般情况下，产后2~3天内新妈妈会排便，但是由于产后肠肌松弛，腹内压力减小，会阴疼痛，产褥期出汗多等原因，产后第一次排便的时间往往会延后。为了促进产后的排便，建议新妈妈这样做：

适量喝水，多吃新鲜水果，有条件的话，吃全麦或糙米食品。避免咖啡、茶、辣椒、酒等刺激性食物，避免油腻的食物。

常下床行走可帮助肠胃蠕动，促进排便（排便之后，使用清水由前往后清洗干净）。

避免忍便，或延迟排便的时间，以免导致便秘。

如果有便秘情况，可按医生指示使用口服轻泻剂或软便剂。

剖宫产术后 6 小时注意事项

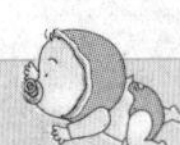

剖宫产后，新妈妈的腹部留下了一条象征着深沉母爱的疤痕，它是宝宝来到这个世界的印记，也是赋予新妈妈神圣使命的印记。但是这条印记需要细心呵护，才能让新妈妈更快地恢复健康。在细心呵护的过程中，剖宫产妈妈要注意下面 2 个事项。

宜平卧

剖宫产的新妈妈在产后六小时内需要头偏向一侧、去枕平卧。因为大多数剖宫产手术采用硬脊膜外腔麻醉方式，术后去枕平卧可以有效预防新妈妈产后头痛；同时，采用平卧位头偏向一侧，还可以预防新妈妈误吸入呕吐物。所以，新妈妈产后 6 小时内躺着休息的时候不宜用枕头。

此外，剖宫产术后护士会将尿管引流袋及输液管妥善固定在合适的位置，并在新妈妈臀下垫好卫生巾，还会定时为新妈妈按摩子宫，观察子宫收缩和阴道流血情况。

宜排气

剖宫产术后 6 小时，新妈妈可能总是被医生或者护士问“排气了吗”。这是因为剖宫产后排气（放屁）与否对新妈妈产后恢复非常重要。家人应根据剖宫产禁食时间，合理安排新妈妈的产后饮食，帮助新妈妈尽快排气。

判断新妈妈肠道功能是否基本恢复的标志就是肛门排气。产后肠胃开始

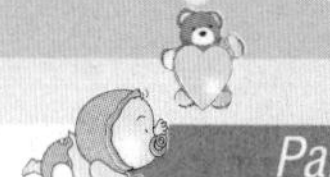

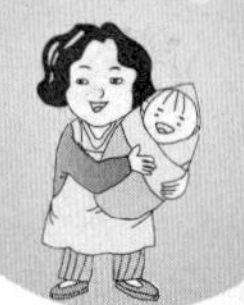

蠕动，意味着新妈妈可以进食了。一般剖宫产 6 小时内新妈妈会出现排气，若超过 48 小时还未排气，则为异常情况，必须找医生检查处理。

如果在术后 6 ~ 8 小时，新妈妈还未排气，可服用少量有助排气的汤，如米汤、萝卜汤。

剖宫产妈妈不应过早出院

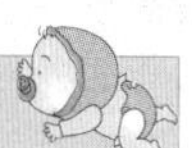

生完孩子，很多新妈妈都想回到家里休养。但是，是不是越早出院越好呢？其实剖宫产的出院时间要根据新妈妈的具体恢复情况而定。

正常情况下，新妈妈经过剖宫产之后需要住院数天。但是假如新妈妈觉得自己的身体恢复得不错，要求提前出院，同时医生也认可的话，可在产后 5 天左右出院。到需要拆线的时候，医院会安排一位医生到家里拆线，并检查术后新妈妈的恢复情况。现在剖宫产大多采取横切口，5 天后就可以拆线了，新妈妈也可以在医院拆线观察一段时间后再回家。假如采用能吸收的线缝合，不需要拆线，则术后 3 天左右就可以出院。

新妈妈最好听医生的建议，合理安排出院时间，这样如果有什么问题，可以及时得到医护人员的帮助，也可以让一家人都比较放心。

出院时的注意事项

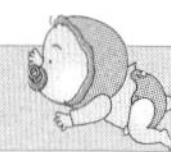

就要出院了，新妈妈一定特别期盼带自己的宝宝回到温馨的家中。但此时，新妈妈和宝宝体质虚弱，需做好准备工作，并注意一些事项，才能保证平安顺利地回到家中。

穿保暖又方便的衣服

出院的衣物应提前准备好，待医生通知你出院时，可避免紧张、兴奋而导致手忙脚乱。要根据季节的不同，准备合适的衣物，衣服尽量遮盖住身体部位，不要将手臂、双腿裸露在外。上衣要准备系扣式的，因为回家途中可能要哺乳，系扣衣服比较方便。上衣有时会接触小宝宝，所以最好选择刺激小的面料。还要准备一双平底鞋，这样走路比较稳。

准备一顶帽子

最好提前准备一顶帽子。如果是冬天，可以选择一顶保暖防风的帽子，围上围巾，以防风吹伤人。春秋时，可以戴上便帽以防风，或包个头巾。即使是在夏天，也应戴个遮阳帽，避免中暑。如果新妈妈怕风，可以戴布帽或用纯棉的方巾把头包一下，这样可以防止风一吹就头痛的月子病发生。

小宝宝不要捂得过严

新生宝宝幼小稚嫩，也要注意防风防寒，但不要捂得过严。夏天不必穿上棉衣棉裤，现在许多新妈妈从医院回家都有车接送，只要用小夹被把宝宝包裹起来就可以了。

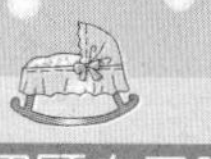
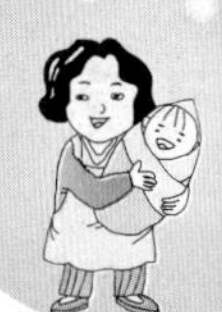

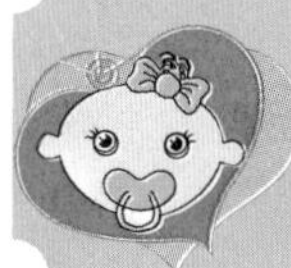

月子期居家环境

居室狭小不宜住

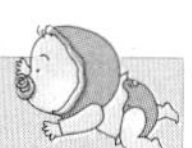

新妈妈坐月子的舒适度会影响到产后的恢复以及宝宝的成长，因此，家人要努力营造舒适的环境，让新妈妈轻松坐月子。

新妈妈坐月子的卧室要拥有一定的空间，因为住房的面积、空间直接影响到新妈妈的舒适度。假如坐月子时屋子很狭小，加上新妈妈和宝宝需要的一些物品又堆积在屋子里，整个屋子看起来特别拥挤，相信新妈妈的心情也会变得糟糕。假如屋子宽敞，屋子里物品摆放整齐有序，新妈妈自然也会心情愉悦。

另外，研究发现：新妈妈居住面积从 3 平方米增加到 4 平方米时，室内细菌总数减少 1/3；如果增加到 8 平方米时，细菌总数减少 2/3。也就是说，住房面积越大，留有的空间越多，室内空气就越清新，人的精神就越愉悦；反之，居住在狭小的空间里，不仅空气浑浊，而且也容易让人感到憋屈。此外，新妈妈产后容易产生压抑的心情，因此更不宜在狭小的空间里坐月子。

适宜的居住环境

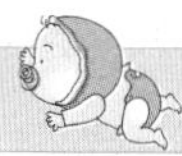

对于新妈妈来说，清洁、卫生、安静的居住环境是必需的。适宜的居住环境，会使新妈妈心情愉悦、精神放松，有助于新妈妈的休养和康复。

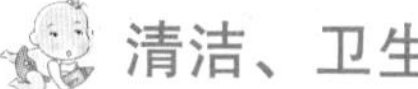

清洁、卫生

在坐月子初期，新妈妈几乎整天都会在卧室中度过，因而干净、整洁的室内环境是很关键的。在新妈妈出院前，可选用3%的来苏水（200～300毫升/平方米）擦拭或喷洒地板、家具及墙面，注意通风。此外，保持卫生间的卫生，及时清除污垢、排除臭气。在新妈妈室内，可放置卫生香，调节室内空气，消毒灭菌。

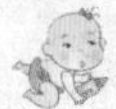保持空气清新

清新的空气，对人的影响非常大，不但有利于休息，还会使心情愉悦。一定要保证室内空气的清新，不能影响新妈妈和宝宝的居住环境。

刚装修的房子不宜住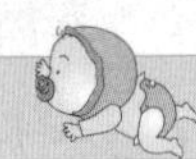

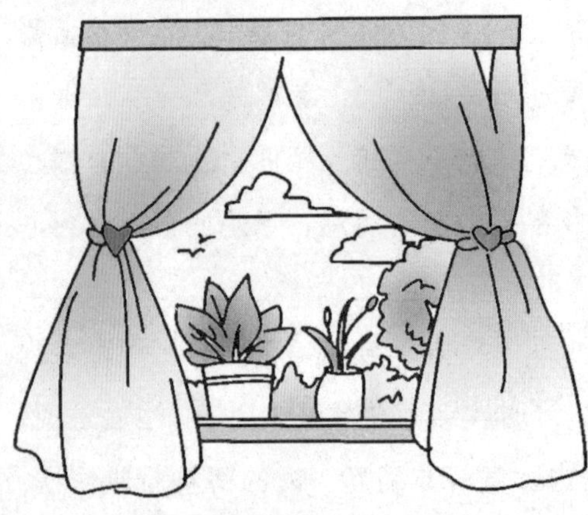

住新房子是一件好事，整洁、干净，但是刚装修完的新房子却不适合马上住进去，尤其是新妈妈和宝宝。因为刚装修好的新房子里，水泥、石灰、涂料等建筑材料含有的甲醛、酚、铅、石棉、聚氯乙烯等有害物质，这些有害物质可通过呼吸道和皮肤吸收，进入血液循环，影响免疫功能，导致疾病的发生。

新妈妈和新生宝宝都不适合住刚装修的房子，这是因为他们的身体都比较虚弱，更容易被这些有毒、有害物质所侵害。例如，气味浓烈的油漆、涂料等会导致皮肤或呼吸道过敏，使得新妈妈出现长疹子、打喷嚏等症状。

因此，为了新生妈妈和宝宝的健康，还是不要把他们安排在刚装修的房子里居住。

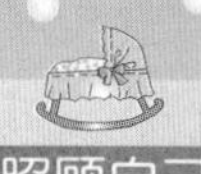
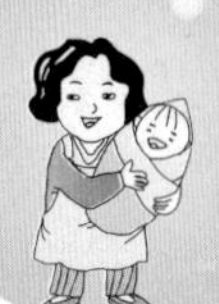

卧室通风有讲究

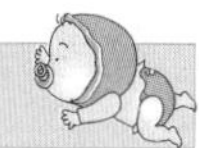

坐月子的居室环境要求之一就是要保持卧室通风。因为保持卧室通风、干燥，能够达到消灭霉菌的功效。因此，新妈妈别迷信坐月子不能打开门窗这种毫无科学依据的说法，而是要经常打开窗，使空气自然流通，让阳光直射进来。阳光具有消毒、杀菌、除湿的作用，能够清洁卧室里的空气。

若是夏天紧闭门窗，新妈妈很容易发生中暑。需要注意的是，打开门窗换气的时候，应先将新妈妈和宝宝暂移到其他房间，避免受对流风直吹而着凉。新妈妈卧室的具体通风时间可根据具体的气候变化和新妈妈体质决定。

保持新妈妈卧室隔一段时间开一次窗户就可以了，开窗通风半小时就能使空气净化。

卧室要保持安静

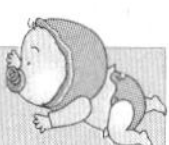

刚刚生产完宝宝，不但家里的亲戚会兴奋得过来探望，朋友、同事也可能会不定时地进行探访。需注意，新妈妈的居室空间有限，如果产后应酬过多、说话过度的话就会劳神，导致虚热忧心，烦躁不安，对休养不利。同时新生宝宝的生活也逐渐形成规律，过多人的探视打扰，肯定会影响宝宝的生活，妨碍宝宝休息。

重要的一点就是在人多的时候免不了会有细菌产生交叉感染，非常容易让身体虚弱、抵抗力较差的新妈妈和宝宝感染疾病。

建议有条件的，最好能安排新妈妈在套房休养，这样既可以让新妈妈在安静的卧室充分休息，亲戚朋友们也能尽情地在客厅表达自己的愉悦之情。

母子入住前要仔细消毒

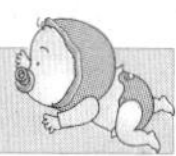

新妈妈出院回家坐月子之前，家人最应该做的事就是搞一次卫生大扫除，对居室进行消毒。

对居室消毒清扫，这是对新妈妈的最大关爱。新妈妈的身体很“娇气”，容易感染、生病——这是所有新妈妈面临的共同问题！对居室彻底消毒，则可减少新妈妈坐月子期间生病的概率。

如何对房间消毒呢？

1 彻底清扫房间，用3%的苏打水（或其他消毒水）喷洒整个地面，每平方米200～300毫升，不留死角。墙壁2米以下也要清洁消毒。

2 卧具、家具也须用苏打水湿擦，不可放过。阳光直射5小时也可以达到消毒的目的。

3 卫生间是藏污纳垢之地，对新妈妈威胁很大，必须彻底清洗，排出臭气！

4 房屋清扫消毒之后要通风，最好让阳光直射进来！

居室消毒要在新妈妈住进来前3天完成！这样可以杀死室内病菌，挥发尽消毒水的味道。

卧室温度、湿度应适宜

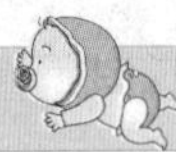

现在生活条件好了，冷了或热了都可以开空调。室内问题，按一下空调就可以解决。屋子里的湿度也是如此，太潮湿了，买个除湿器，把屋子里的湿气带走；太干燥了，屋子里放个加湿器，让屋子里的空气不再那么干燥。

其实，无论是冬天还是夏天，经常开空调并不是一种健康的做法。当屋子里的温度让新妈妈感觉还好时就不要开空调了，但是假如太热了，也可以适当开空调缓解。夏天可以将温度控制在26～28℃，同时放一盆水保持空气湿度，湿度保持在30%～60%。冬天则要将室温控制在20～25℃，也可以在屋子里放一盆水，湿度保持在30%～80%，防止空气干燥。无论如何，控制温度和湿度的同时要保持空气的流通，要隔一段时间就开一次窗户透气。

总之，新妈妈在家坐月子，一定要保持房间温度、湿度适宜。

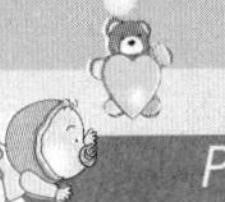
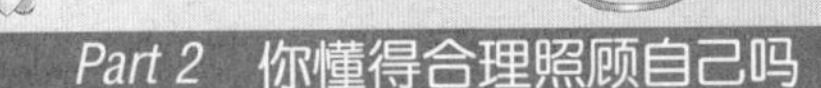

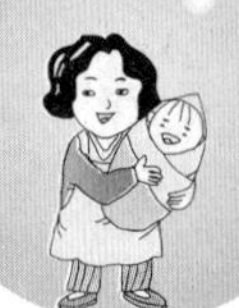

卧室灯光要柔和

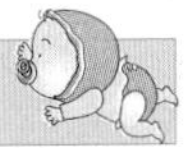

生活中的光一般分两类：一是自然光，二是人造光。无论是哪种光源，若处理不好都会危害人体健康，有些家庭在选用灯具和光源时，往往忽视合理的采光需要，仅考虑豪华的一面，把灯光设计成五颜六色并且耀眼刺目。殊不知，耀眼的灯光除对人视觉危害甚大外，还有干扰大脑中枢高级神经的功能，使人头晕目眩、失眠、注意力不集中、食欲下降等。它对婴幼儿及儿童的健康影响更大，较强的光线会降低婴幼儿的视力。

因此，新妈妈卧室的灯光应暗淡、柔和，这样才显得宁静和温馨。另外，人的脑垂体释放的生长激素，一般在夜间释放的量最多，而且在黑暗的情况下有促进其释放的作用，从而促进人体骨骼的生长发育。因此，新妈妈夜间休息时，应关闭电灯，以利母婴健康。

卧室不宜摆放过多鲜花

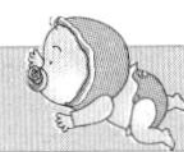

作为丈夫，在母婴室内摆放鲜花、盆景，不仅能让新妈妈看到赏心悦目的景色，心情愉悦，有益于身体的康复，还会让爱妻因为你的体贴而感到欣慰，但在摆放时，要注意数量不宜过多。

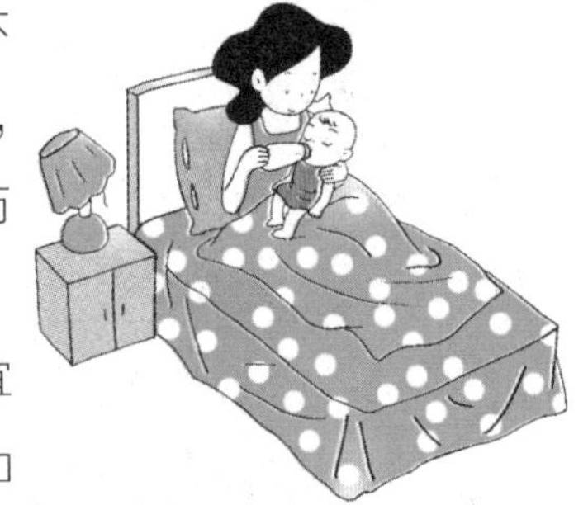

丈夫在母婴室摆放鲜花的时候要注意，不宜选择会散发出过多香气或有害气体的花草，比如丁香、米兰、茉莉花、洋绣球、天竺葵等。可以摆放薄荷、仙人掌、芦荟、万年青、玫瑰、常青藤等可净化空气的植物，让母婴室的空气更清新。

但是，植物除了进行光合作用，每时每刻也都在进行呼吸作用，即消耗氧气，排出二氧化碳。因此，如果在母婴室放置过多的鲜花，到了晚上光合作用停止，而呼吸作用仍在进行，就会消耗室内的氧气量，同时增加二氧化碳的浓度，造成人体缺氧，影响母婴健康。

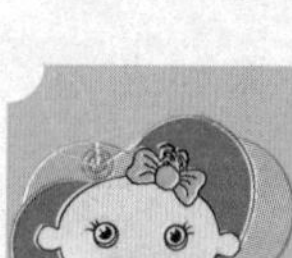

月子期生活细节

了解产后的生理变化

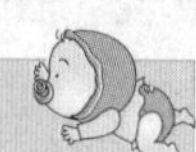

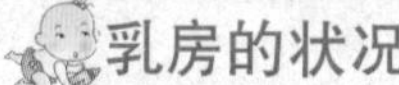

乳房的状况

分娩后2～3天，新妈妈乳房会增大，更为坚实，局部温度增高，开始分泌乳汁，可能会有腋下淋巴结肿大、疼痛等症状。

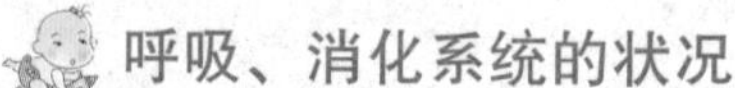

呼吸、消化系统的状况

产褥初期，新妈妈的食欲欠佳，进食少，水分消耗多，肠道内容物较为干燥，再加上腹肌、盆底松弛、会阴伤口疼痛，极易发生便秘。

泌尿系统的状况

新妈妈产后腹壁松弛，膀胱肌张力减弱，加上分娩时先露部分的压迫，可能会出现膀胱肌肉收缩功能障碍，排尿时出现疼痛。

腹壁、皮肤的状况

分娩后，随着黄体酮和雌激素的下降，黑色素细胞分泌的激素也会逐步下降，怀孕期间如乳晕、乳头、脸部的褐斑及腹部的黑中线等色素沉着现象会逐渐消失。

血液循环系统的状况

新妈妈分娩后，巨大的子宫施加于腔静脉的压力消除，静脉血回流增加，导致产后第一天血容量出现明显增加，血细胞压积相应下降。

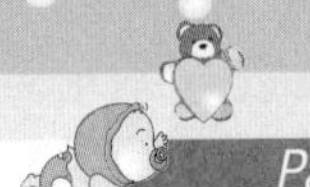
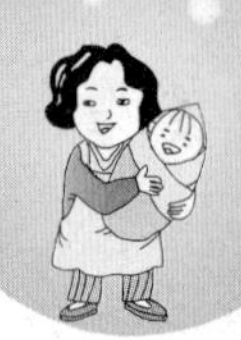

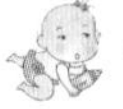
子宫的状况

产后子宫的韧带呈现松弛状态，极易出现移位，尤其是产后第一天，膀胱充盈时会将子宫向上向右推移至右肋下。随着子宫肌纤维的迅速变小，充血及水肿的消退，子宫会逐步缩小，很快会缩小至拳头样大小，子宫收缩越好，就会显得越硬。

产后正常的生理现象

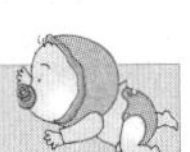

在坐月子期间，新妈妈会出现以下一些现象，都属于正常现象，不必过于担心。

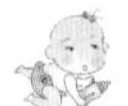
疲劳

经历自然分娩后，新妈妈会感到十分疲劳，注意好好休息。

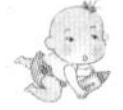
体温略升

产后24小时内，新妈妈的体温会略有上升，但不会超过38℃。

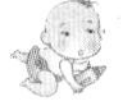
汗多

新妈妈皮肤排泄功能旺盛，大量孕期聚积的体液会被排出，特别是在夜间睡眠和初醒时非常明显，1周后便会逐步消失。

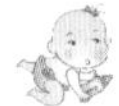
呼吸深而慢

因为新妈妈产后腹压降低，膈肌下降，从妊娠期的胸式呼吸转为腹式呼吸，使得呼吸减慢，每分钟仅14～16次。

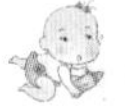
产后宫缩腹痛

产后宫缩痛是由子宫收缩引起的下腹部阵发性疼痛，在持续2～3天后会自然消失。

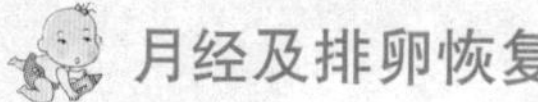

产后6周左右月经会复潮，而哺乳的新妈妈恢复较迟。

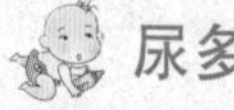

新妈妈尤其是在产后24小时内，会出现尿多的情况。

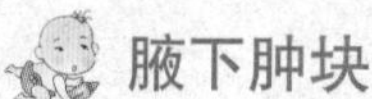

此类肿块不需要求医治疗，疼痛难忍时，可采取热敷法或者用吸奶器将乳汁吸尽，硬块会自然消失。

产后休息很重要

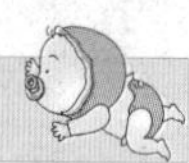

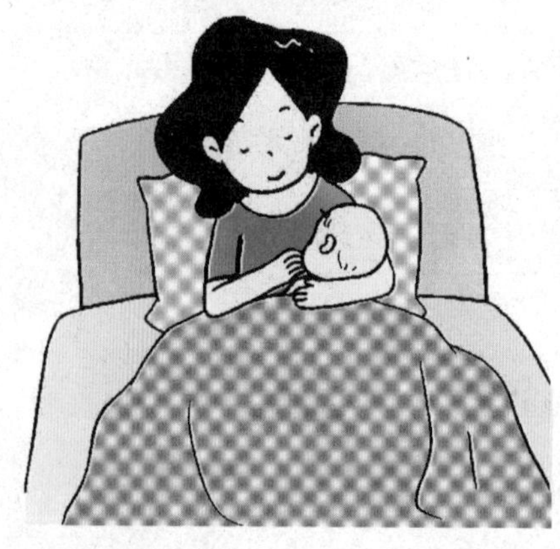

生完宝宝后，新妈妈有好多新的任务要完成，如喂奶、换尿布、哄宝宝睡觉……晚上睡个好觉成了一种奢望。在月子里，宝宝每两三个小时要吃一次奶，还要勤换尿布，宝宝醒后还可能会哭闹一阵，几乎整夜都需要新妈妈的照顾，新妈妈的休息睡眠时间因此大打折扣。劳累加上睡眠质量下降，导致很多新妈妈烦躁起来。

一项最新的调查显示，有超过40%的新妈妈会出现睡眠问题。为了自己和宝宝的身体健康，新妈妈必须保证每天的睡眠时间在八九个小时。

通常情况下，新生宝宝每天大概要睡15个小时，而新妈妈至少要睡8个小时。因此，新妈妈要根据宝宝的生活规律调整休息时间，当宝宝睡觉的时候，不要管什么时间，只要感觉疲劳，都可以躺下来休息。不要小看这短短的休息时间，它会让你保持充足的精力。

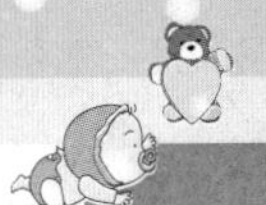
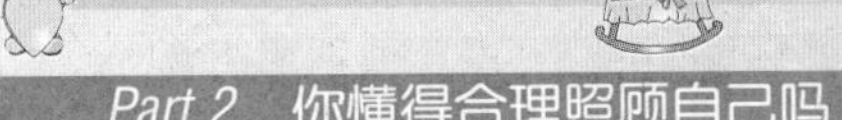
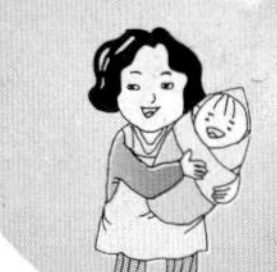

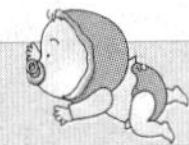

新妈妈产后失眠怎样应对

由于分娩过程中的疲劳，生完孩子以后，大多数新妈妈能睡得很香甜。几天以后，因为想着婴儿，即便是在夜间，新妈妈也会经常醒来，尤其是初次生孩子的母亲。为防止失眠，第一步是在傍晚以后避免饮用茶和咖啡等有刺激性的饮料。还有就寝前的进食与睡眠的关系也要注意。如果腹中的食物太多，则睡眠变浅；相反腹中过分空，也不能很好入睡。因此，无论如何应避免进食过晚，肚子饿的时候，少吃一些易消化的食物再睡，这是常用的有效方法。到了无论如何也睡不着的时候，要与医师商量，用些导睡药（在这种情况下应尽量少用安眠药）。

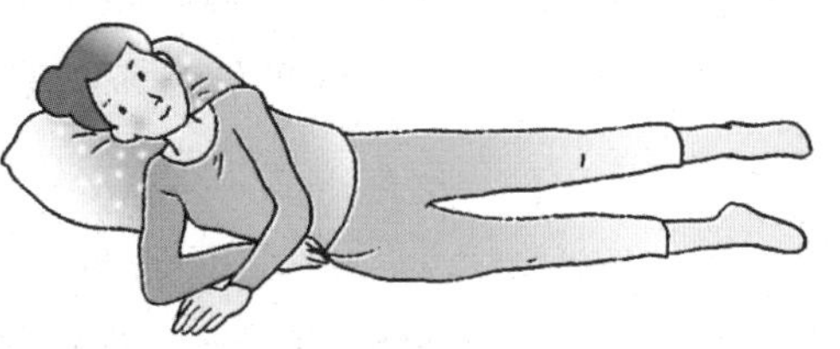

有些新妈妈，对婴儿特别关心，无论什么事情都要自己动手，都要过问，十分劳神，对周围的亲朋表示“信不过”，对丈夫也“信不过”，生怕别人做出不利于婴儿的事情。哺乳是要由母亲来完成的，换尿布，洗澡之类可以交给别人去做的事，但由于母亲不放心，事无巨细全由自己包办。于是心情不能平静，总怕忘了什么，当婴儿睡了时，母亲也不能抽空休息一会儿。夜间睡眠不足是产后常有的情况，凡有了孩子的母亲们，都很难睡一整夜觉。为了补充夜间睡眠不足，必须学会自己小憩一会儿的办法。除中午的午睡外，上、下午只要喂完奶就抽空卧床闭目养神，能睡一会儿就更好了。

长时间睡眠不足，除母体健康受影响外，也会影响婴儿。首先凡睡眠不足或严重失眠者乳汁分泌量都会减少；其次是由于长期失眠造成母亲抑郁和焦虑，这些不良情绪也会影响到婴儿。尤其在怀孕中有高血压等疾病的母亲，如睡眠不好，则血压不会降至正常，产后高血压也是很难治疗的疾病。

当然，失眠者的产后机体恢复必然受到影响，睡不好者往往没食欲，保证不了母体和婴儿哺育所需的营养，这是必然的。产后的贫血、缺钙、消化不良等一起都找上门来，同时会有便秘、痔疮等发生。

另外，睡眠不足还是美容的大敌。由于睡眠不足，肌肉松弛；另外，进食少，营养缺乏，精神疲惫，也容易造成皮肤的营养不良，皮肤将失去光泽和弹性。这也是女性的烦恼啊！

产后科学的卧床休息法

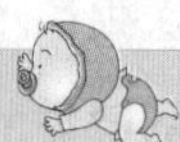

产后第1天，新妈妈很疲劳，应充分睡眠或休息，使其精神和体力得以恢复。为此，在闭目养神数小时后，就可考虑熟睡，此时周围环境应保持安静，家人应从各方面给予悉心护理和照顾。

正常新妈妈，如果没有手术助产、出血过多、阴道撕裂、恶露不尽、身痛、腹痛等特殊情况，24小时以后即可起床做轻微活动，如上厕所，在走廊、卧室中慢走，这有利于加速血液循环、组织代谢和体力的恢复，还可增加食欲，并促进肠道蠕动，使大小便通畅。

有人主张还应适当做一些产后体操，使肌肉、腹壁和体形尽量恢复到孕前状况。如第1～3天做抬头、伸臂、屈腿等活动，每天4～5次，每次做5～6下；1周后可在床上做仰卧位的腹肌运动和俯卧的腰肌运动，将双腿伸直上举，做仰卧起坐和头、肩、腿后抬等运动项目；半月后，可做些扫地、烧饭等家务和一般体操，以利肌肉收缩，减少腰部、腹部、臀部等处的脂肪蓄积，避免产后肥胖症，保持体形美。

卧床休息分平卧、侧卧、仰卧、俯卧、半坐卧、随意卧等。新妈妈卧床休息必须讲究姿势和方法。这些姿势应该交替使用，并辅之以适当活动，以避免固定的一种姿势所带来的疲劳和不适。这是因为新妈妈身体虚弱，气血不足，产前子宫、脏器、膈肌发生移位及子宫要排除恶露，所以必须保证正确卧床养息和充分休息，才有利于气血恢复，排除恶露，使膈肌、心脏、胃下降归位。

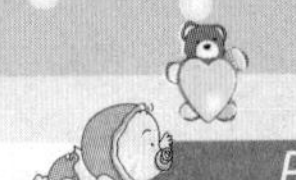
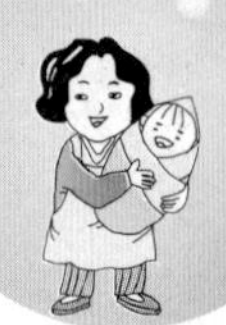

顺产妈妈的科学睡姿

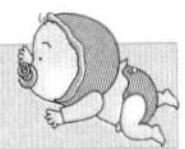

有的新妈妈睡觉时喜欢把宝宝放在自己身边，以便哺乳，但是这样并不妥当。因为这会影响到了新妈妈的睡眠质量。有的新妈妈为了随时观察宝宝就保持一种姿势睡觉。

长期保持一种睡姿，不利于新妈妈产后的恢复。新妈妈可以交替采取侧卧、俯卧等姿势，这不但可以纠正子宫后屈，而且还有利于恶露的排出。另外，把宝宝和新妈妈放在一个被窝里也不利于宝宝的清洁卫生。因此，可以将宝宝放在婴儿床里或放到新妈妈的床边，这样新妈妈睡觉的时候就可以采取自由舒适的姿势，让新妈妈睡得更舒心。

另外，新妈妈睡觉的时候最好不要采取平卧姿势，平卧时间不要太长，以免导致子宫后屈或产后腰痛。

剖宫产妈妈的科学睡姿

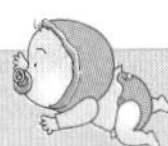

产后合理的睡姿，对剖宫产新妈妈的身体恢复非常重要。

剖宫产手术后前 6 小时：术后回到病房，需要头偏向一侧，去枕平卧 6 个小时。因为大多数剖宫产选用硬脊膜外腔麻醉，头偏向一侧，可以预防呕吐物的误吸，去枕平卧，则可以预防头痛。

剖宫产 6 小时后：6 个小时以后，可以垫上枕头，并应该鼓励进行翻身，以变换不同的体位。采取半卧位的姿势较平卧更有好处，这样可以减轻身体移动时对伤口的震动和牵拉痛，会觉得舒服一些。同时，半卧位还可使子宫腔内的积血排出。半卧位的程度，一般以使身体和床呈 20°～30°为宜，可用摇床，或者垫上被褥。

选择合适的床

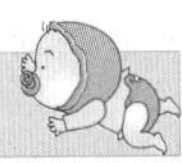

孕妈妈在怀孕的末期，卵巢会分泌一种叫“松弛素”的激素。这种激素

具有松弛生殖器官各种韧带与关节的作用。它有利于产道扩张顺利分娩，但也有一定的副作用，即造成产后一段时间内骨盆的完整性和稳固性下降，使骨盆结构变得松软。在这种生理状况下，新妈妈不宜睡太软的床，否则，可使骨盆受损。

软床一般指弹簧床垫、沙发床、席梦思软床等，由于床面较软，睡觉时身体的重量会将床垫压凹下去，给起床、翻身等动作带来阻力。这对于骨盆尚不稳定的新妈妈来说，非常不利。因为行动时必须格外用力，很容易造成骨盆及其相关部位的不适，以至引起腰骶部疼痛，甚至下肢活动困难，不利于产后身体的恢复。

分娩后在坐月子期间，应当睡一段时间的木板床或床垫较硬的床，待身体恢复后再改睡软床。当然，出于舒适度的需要，在选用木板床时，在床板上应铺厚度适当、软硬适宜的褥子。如果需要选用床垫，也要先确定它有足够硬度和承托力，人躺上去不会形成中间低、周围高的状况。购买时应以平躺于床上，腰部刚好能伸入一手掌为佳，以确保不会影响腰椎正常的生理屈度。

选择合适的被褥

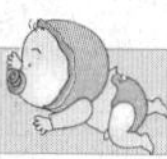

在给新妈妈选择完睡床后，就要给新妈妈准备另一个重要的卧具——被褥。

冬天新妈妈的床铺、衣着均须柔和，床上铺厚垫褥，被盖宜软而轻，衣着宜选棉衣、羽绒服之类，脚着厚棉线袜、羊绒袜。背胸和下体尤需保暖。

可不要小看这些日常的生活用具，它的选择对新妈妈的身体恢复也很重要。褥子应该要比被子稍厚些，这样可以增加卧具的保温效果，而且褥子应该有一定的柔软度，因为褥子的柔软度与睡眠的好坏密切相关。睡在过于柔软的褥子上新妈妈很难翻身，不利于休息和睡眠。总之，新妈妈的被褥应该以不寒不热为佳，并且要经常晾晒，保持洁净卫生。

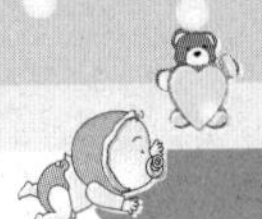
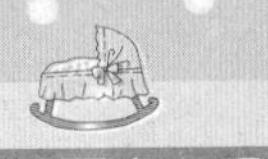
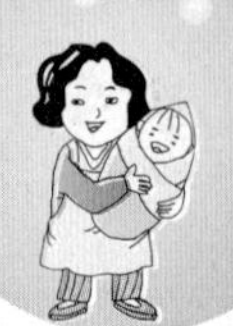

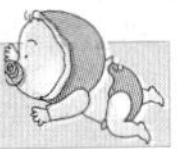

怎样应对产后疼痛

分娩的过程或多或少会给新妈妈的身体带来一些伤害，刚刚生下宝宝，一旦麻醉作用消失，身体的很多部位就会遭受疼痛的侵袭。了解这些疼痛的原因和应对方法有助于帮助新妈妈更快、更轻松地克服疼痛。

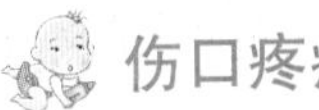

伤口疼痛

一般而言，自然分娩的新妈妈会有会阴部的伤口。伤口的疼痛程度因裂伤的大小、范围而不同，还跟有无血肿，感染有关。

在结束分娩后的数小时内，伤口疼痛最为严重。剖宫产的伤口比自然分娩的伤口疼痛得还要厉害，一般情况下，只要不直接压迫伤口，侧躺、坐时使用中空的气垫圈，均能减少疼痛，必要时也可遵医嘱辅以止痛药物，如注射止痛剂来缓解疼痛。有的医生会建议新妈妈使用束腹带来固定伤口，以减少活动时的牵拉，如果没有意外，伤口疼痛大多在数天到数周内可以消失。

如果会阴肿痛较为严重，产后初期可进行冰敷，1 ~2 天后再进行热敷。如果产后 3 ~7 天出现了伤口红肿、缝合处裂开等状况，很可能是并发感染，此时需使用抗生素治疗。

子宫疼痛

生下宝宝之后，新妈妈大多会感觉小腹有轻微的阵发性疼痛，这是子宫收缩复原的正常生理现象。一般医生会开促进子宫收缩的药物，帮助子宫止血，并将子宫内残留的血块或胎盘碎屑排出，促进子宫逐渐恢复成原有状态。但当子宫收缩力量较强时，就会产生腹痛感。

产后子宫疼痛强烈，可以尝试以下方式进行改善:

1. 告知医生，让医生酌情停止使用促进子宫收缩的药。
2. 请医生开止痛药物。
3. 下床活动，帮助子宫排空。

少看或不看电视

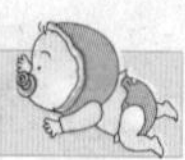

有的新妈妈是电视迷，有追剧的习惯，生完宝宝仍是如此，每天一边给孩子喂奶一边追剧，有时候宝宝吃饱了都不知道。其实这种做法非常不利于新妈妈产后的恢复和宝宝的健康。

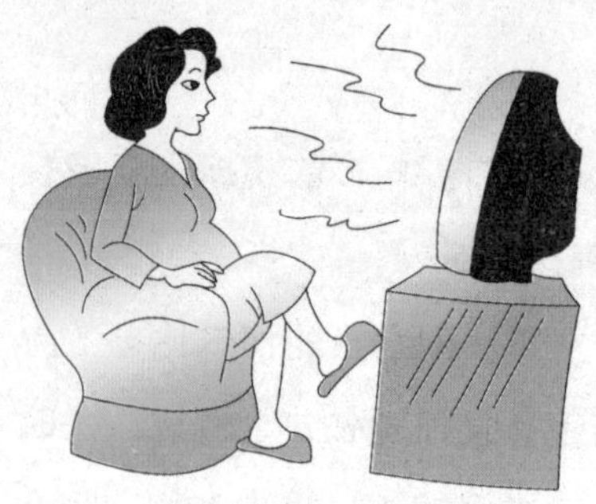

看电视会使新妈妈接收到低剂量的放射性污染，来自电视机的长期的电磁辐射污染，对母婴的身体健康极为不利。而新妈妈坐月子期间身体尚未恢复，长时间看电视，容易双眼疲劳、视觉模糊。新妈妈产后身体虚弱，供血不足易发生屈光不正等眼病。新妈妈长时间盯着电视屏幕，眼部肌肉一直处于紧张状态，因调节过度就会出现头痛、胸闷、恶心、眼睛胀痛、畏光等症状。

因此，新妈妈产后最好不看或者少看电视。尤其是产后1周内最好不看电视。1周后想看电视的，也要控制看电视的时间，每天看半小时即可。等到身体康复后，每天看电视的时间可延长至1小时。

但是为了新妈妈个人的身体健康，避免眼疾的发生，最好每次看电视的时间不超过1小时。

看书、写字要劳逸结合

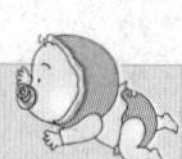

新妈妈产后2周之后，要适应新的生活。每天照顾宝宝，成为日常生活的一部分。当宝宝睡觉的时候，新妈妈可以做一些自己想做的事，例如抽空看看育儿书，或者写写育儿笔记。但是，新妈妈可能听到长辈们说，坐月子千万别拿笔，于是会不知所措。

坐月子真的不能看书写字吗？其实新妈妈只要产后不感到疲劳，适当看书写字是可以的。但是新妈妈在写字的时候，千万不要写长篇文章，费神费力。新妈妈想记录宝宝成长点滴的心情可以理解，假如新妈妈要记录较多的

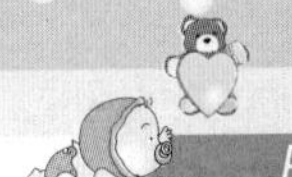

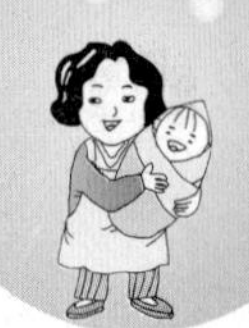

内容，可试着让爸爸帮忙。

另外，新妈妈写日记的本子要尽量选择宽格子的，铅笔也宜用深颜色的。此外，新妈妈也不必强迫自己每天都记录，可根据具体情况而定。

新妈妈怎样保养眼睛

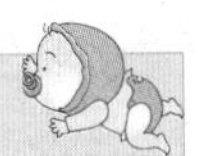

新妈妈坐月子时，眼睛的护理非常重要。如果眼睛失去养分，不仅影响眼睛的生理功能，还会让眼睛变得没有神采。那么怎样保养眼睛呢？

要经常闭目养神

月子里，新妈妈需要更好的休息，白天在照料婴儿之余，要经常闭目养神，这样眼睛才不会感到疲劳。

不要长时间看东西

长时间看东西，会损伤眼睛，一般目视 1 小时左右就应该闭目休息一会儿，或远眺一下，以缓解眼睛的疲劳，使眼睛的血气通畅。

补充合理营养

多吃富含维生素 A 的食品，如胡萝卜、瘦肉、扁豆、绿叶蔬菜，可防止角膜干燥、退化和增强眼睛在无光中看物体的能力。另外，还要少吃一些对眼睛不利的食物，如辛热食物，葱、蒜、韭菜、胡椒、辣椒等。

注意用眼卫生

看书时眼睛与书的距离保持 35 厘米，不要在光线暗弱及阳光直照下看书、写字。平时不用脏手揉眼，不要与家人合用洗漱用品。

妈妈、宝宝分开睡

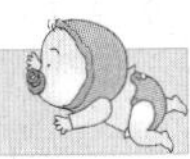

看到可爱的宝宝，新妈妈爱不释手，总想抱着他，亲亲他，睡觉时也喜欢把宝宝放在身边。实际上这是不科学的，这种做法一方面影响新妈妈的休

息，因为新妈妈在翻身的时候，总会担心不小心压着宝宝或者弄醒宝宝，导致新妈妈在睡觉的时候总是采取一种固定的睡姿。

另一方面，也不利于宝宝的健康。当新妈妈在睡梦中不自觉地翻身时，可能会把宝宝压伤而发生意外。因此，新妈妈不要让宝宝和自己睡得太近，可以将宝宝放在婴儿床上，这样新妈妈在睡觉的时候就可以采取自由舒适的姿势了。

当然，我们并不是让妈妈和宝宝分离，在白天妈妈和宝宝都醒着的时候，妈妈要多跟宝宝说说话、逗逗宝宝以及正常哺乳，以加深母子感情。如果新妈妈身体不适、需要休息时，就要尽量把宝宝放在婴儿床上，以免影响新妈妈的睡眠。

久站久蹲都不利

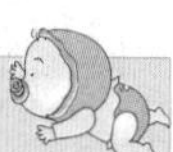

新妈妈产后尤其是坐月子期间是子宫的恢复时期，因此保护子宫对于新妈妈来说非常重要。新妈妈日常生活中的行为也对子宫的恢复产生影响。假如月子期间没有好好照顾子宫，使得子宫受损，对新妈妈今后的生活会产生严重的影响。

为了避免新妈妈的子宫受伤，正确的家居设计和家务安排，会有助于妈妈保持正确姿势，避免对子宫的损伤。

新妈妈避免久蹲久站及频繁或幅度较大的弯腰的几种方法。

1. 将常用物品摆在茶几或矮柜上，例如热水壶。这样可以避免新妈妈频繁下蹲取物品造成子宫下垂及不易复位。

2. 应该把奶锅、奶瓶、刷子及常用厨具放置在柜橱的中上层，以新妈妈伸手即可够着为佳。

3. 在厨房内放置一把椅子，新妈妈在厨房内做家务事时能很方便地坐下去做，有利于子宫的复位。

4. 将宝宝常用物品，例如宝宝换洗衣物、尿布、湿纸巾及纸尿裤放在专

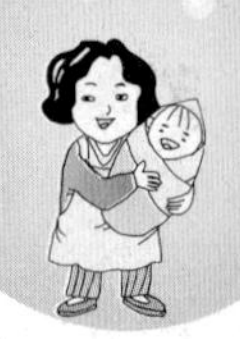

用于给宝宝换尿布的台子上。一般这样的台子有放置物品的抽屉，并且经常与婴儿床或摇篮相连，还有与之匹配的椅子，方便新妈妈取用物品。值得注意的是，新妈妈绝不可在把宝宝放在台子上时离开，即使几秒钟也不可以，以免发生意外。

5 最好购买可以升降的童床和较高的童车，这样，每次从睡床或童车里往外抱宝宝和放宝宝时就可以避免大幅度弯腰。

6 宝宝洗澡的浴盆放在换尿布的台子上或茶几上，并在旁放一把小凳子，避免新妈妈长时间弯腰。

7 把宝宝的沐浴用品放在浴室台架伸手可及的地方，或放在换尿布台的抽屉里。

乳头内陷的分类及其应对方法

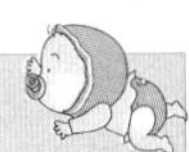

乳头内陷，指的是乳头不突出于乳晕表面，甚至完全凹陷于乳晕表面。产后乳头内陷，极易导致宝宝吃奶时含不到乳头，造成母乳喂养困难。按照轻重程度，乳头内陷分为以下三类：

1 第一类为部分乳头内陷，有乳头颈部，能被轻易挤出，挤出后的乳头与普通人的大小相似。

2 第二类为乳头完全沉没于乳晕中，用手可以挤出乳头，乳头较小，很多并无乳头颈部。

3 第三类为乳头完全埋于乳晕下方，无法使内陷乳头挤出。

关于乳头内陷的问题，都有哪些应对方法呢？如果乳头稍微有些扁，则不用担心哺乳的问题，只要按照以下方法喂养宝宝即可：喂乳前，将乳头轻轻拉出，送入宝宝口中，待其含住乳头并能吸吮后，再将手抽出。

倘若乳头内陷较为严重，整个窝进乳房里面，用手使劲拉才能拉出，此时可不必强行拉拽乳头。经尝试后确实不能哺乳者，应尽早回乳，避免发生急性乳腺炎。

乳头疼痛的应对措施

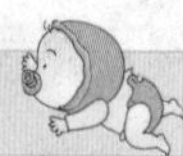

乳头疼痛最常见的原因是宝宝吸吮时含接不正确，宝宝没将乳头和大部分乳晕含到嘴里，仅仅含住了乳头。这样吸吮时只用力嘬乳头，所以母亲会感到疼痛。母亲由此对哺乳产生了顾虑，并可能减少喂哺的次数，缩短哺乳时间，而精神不愉快也影响乳汁分泌。宝宝由于光嘬乳头，吸不到足够奶水，乳房乳汁不能排空，进而使泌乳量减少，最终导致母乳喂养失败。

因此，母亲一旦感到乳头疼痛，应及时找医师或有哺乳经验的母亲帮助改进宝宝吸吮姿势。一般经纠正后，多数情况下，疼痛会立即消失。

如果纠正姿势后，疼痛仍持续不减，或开始喂奶时无乳头痛，以后才出现时，应注意检查宝宝口腔情况。有时宝宝患鹅口疮，可传染到乳头，也会引起乳头疼痛，这样就需要用制霉菌素同时治疗宝宝的口腔和母亲的乳头。

要使母亲免受乳头疼痛之苦，需在孕期学会和掌握乳房护理的方法。不用肥皂或酒精擦洗乳头，因为在乳头或乳晕局部有一种腺体，分泌油脂保护乳头，以防干裂。用肥皂洗乳头，会清除掉这层天然保护膜。此外，宝宝吃奶后要等他自己松开乳头，再将宝宝抱离乳房，切勿从宝宝嘴里强拉出乳头。

若母亲在某些情况下，不得不中断哺乳时，要将一手指轻轻放在宝宝口中使其先停止吸吮，再拔出乳头。

乳房的护理措施

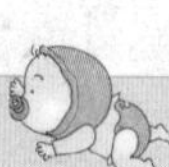

哺乳妈妈的乳房，同时也是宝宝的“粮仓”，乳汁的多少常与妈妈的饮食、睡眠、休息和精神状态有关。除了养成科学的作息规律之外，宝宝的“粮袋”还需要额外的呵护。

1. 可以轻轻按摩或热敷乳房，以协助排乳，减轻乳房胀痛。

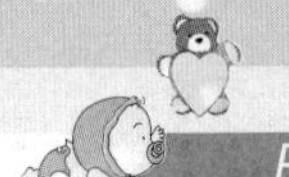
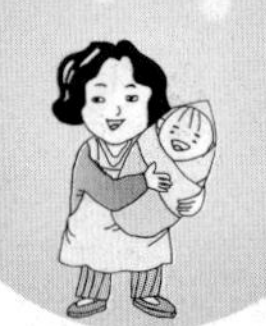

2 每次喂奶让宝宝先吃空一侧乳房，再吃另一侧。下次喂奶反顺序进行。

3 喂奶后，用手挤空或用吸奶器吸空剩余的乳汁，以利于乳汁分泌。挤出几滴乳汁涂抹在乳头和乳晕上，可起到保护作用。要选择纯棉质地的胸罩，注意不要太紧。

4 乳房胀痛有硬块时，可以轻揉乳房根部，由外向里揉，再把乳汁挤出或吸出，以保持乳腺导管通畅，防止发生乳腺炎。

5 如果乳头破裂，可以用乳罩保护乳头，并局部涂10%的安息香酊。破裂严重时应停止喂奶，等伤口长好后再喂奶。

空调、风扇使用时的注意事项

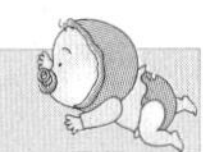

夏季天气炎热，新妈妈久卧在床，身体处于高温、高湿环境中，极有可能发生中暑。因此，新妈妈们该如何预防产后中暑呢?

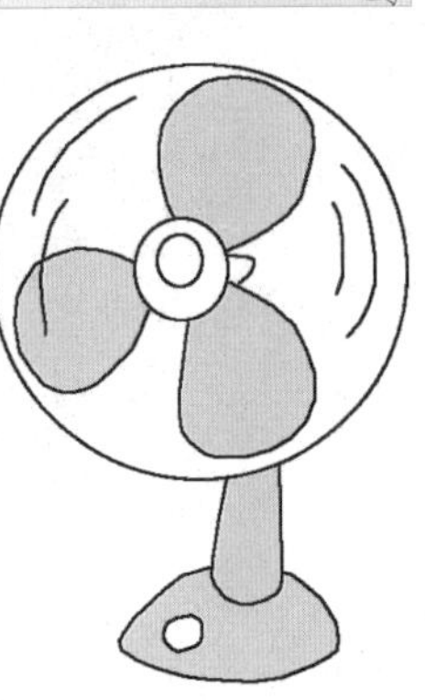

利用电风扇、空调降温是大多数人会想到的办法。但是，新妈妈身体虚弱，抵抗力差，吹风扇、空调时应注意一些事项。

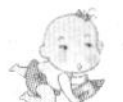

吹空调的注意事项

吹空调需要注意定时交换空气，保持室内空气清新。在中午最热的时候，可以开启空调，室温控制在26～28℃。如果没有睡觉，室温调到25℃也是可以的。洗澡时，把温度升高一些，早晚凉以自然通风为主，不要长时间待在封闭的空调房里。

另外，不能让凉气直接吹到新妈妈身上，排风口朝上，冷气自上而下使室内温度下降。实际上，不只是新妈妈，即使是正常人，也不能对着冷风直吹，这对人体健康影响是很大的。

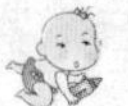

吹风扇的注意事项

吹风扇时，尽量不要让风直接吹到新妈妈身上，可让风扇朝向墙面，风吹到墙上，再反弹回来，能使室内空气流动，保持适宜的温度；此外，不要将风扇放在热风口的上头，避免带进凉风，反而不利于降低室温，妨碍新妈妈身体恢复。

其他降温的方法

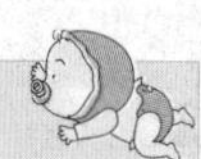

炎热的夏季，除了适当使用空调、电扇降温以外，还有其他降温方法。

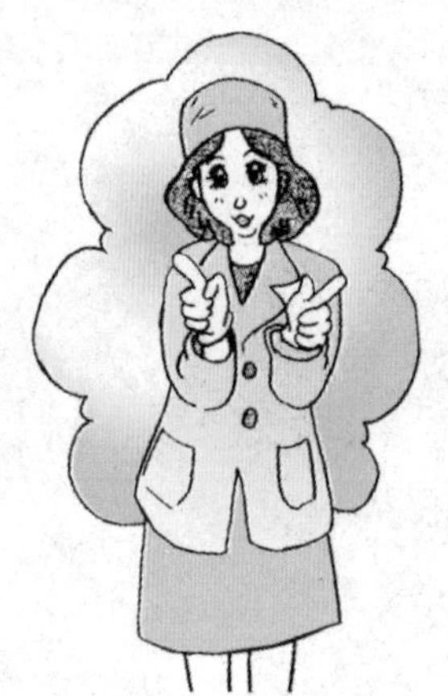

放一盆清水

在新妈妈的房间放一盆清水，可以起到降温的作用。实际上，在干燥的房间里放一盆凉水，有保湿、降温的双重效果。

舒适的凉席

一般来说，新妈妈在分娩后身体较为虚弱，可不用凉席。如果实在感到酷热难耐，出汗较多，可选择麻制、丝制的凉席。与竹凉席相比，麻制、丝制的凉席所带来的凉爽感稍弱一些，但是能起到吸汗、防燥的作用。不过，体质较好的新妈妈可选择竹凉席。

一般情况下，最好不要选用普通的草席。在草席中，可能会有一些微生物，还有味道，不适合初生宝宝。

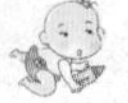

合适的衣服

新妈妈可选择一些纯棉、舒适、宽松的衣服，其吸汗能力强，不会影响到体温调节中枢，避免身体出现异常。

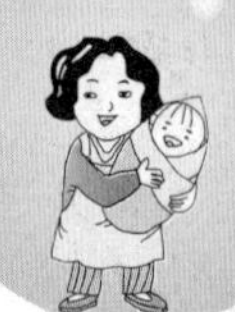

新妈妈何时能做家务

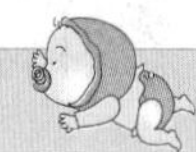

能够开始干些家务是从第 3 周开始，在这之前让家里其他人干，如果是小家庭，丈夫又很忙时，下决心请保姆也是一种好办法，当然也可以请亲朋好友帮助。

新妈妈半个月过后就可以做一些轻便的家务，如擦擦桌子、收拾房间等，这有利于增加食欲、减少大小便的困难。较重的劳动，如洗衣服、提水、抬重物等暂时不能做，要避免因劳累而出现子宫脱垂。

产后应避免马上干一些类似做饭、饭后收拾等长时间站立的工作。如果是想活动活动，厨房温度适宜，可在产后第 3 周，在别人的帮助下从少量活动开始做起。

正式的大扫除要在第 4 周开始，弯腰擦洗、打扫庭院要从第 5 ~6 周后循序渐进做起。使用吸尘器打扫也是如此。

恢复顺利的新妈妈从产后第 3 周开始，可以用洗衣机洗衣服，用手洗要在第 4 周以后。

应对产后记性差的方法

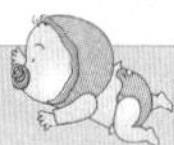

生完宝宝后，很多新妈妈发现自己记忆力下降了，前几分钟做的事、说的话很容易就忘了，还总是丢三落四，所以不由得有些失落，觉得自己记性变差了，老了。其实很多新妈妈产后记忆力都会有程度不同的衰退，新妈妈只要采取一定的方法，产前的记忆力是会恢复的。

多读报、看书

人的大脑功能与其他器官一样，都是“用进废退”，越是使用它，功能就越发达，一旦停用，功能就会退化，所以新妈妈可以在月子里适当看些书、读些报，促进大脑的积极运转，提高自己的记忆能力。

听优美的音乐

轻柔的音乐可以促进新妈妈脑部的血液循环，舒解压力，这不但对改善新妈妈的情绪有很大作用，而且能提高新妈妈的记忆力。但新妈妈不要听节奏强烈的音乐，如摇滚乐等，可能对改善自己的记性有反作用。

不要抽烟

新妈妈切记不要抽烟，抽烟不但自己的记忆力会受损，如果母乳喂养宝宝，还会影响到宝宝将来的学习、记忆能力。

保持好心情

新妈妈要尽量减少产后的压力，做事情尽量慢慢来，凡事往乐观积极的方面去想，每天保持一个好的心情。美好的心情也有利于记忆力的恢复。

日常生活中多动脑

在日常生活中，新妈妈要给自己制造思维、记忆的压力，强迫自己用脑。例如，新妈妈可以做做记忆力游戏，可以有意识地背背菜谱等，这些对大脑都是一种锻炼。新妈妈只有经常进行这些有意识、有针对性的活动，思维能力才会较快地恢复，同时也提高了自己的记忆力。

适度运动锻炼

新妈妈应该安排适当的运动锻炼，适度的运动不但有助于身体恢复，也可改善精神状态，增加专注力，恢复记忆力。

用笔记下来

如果新妈妈常常记不住该做的事，可以把它们有条理地记下来，做完一件事情划掉一件，慢慢地形成思维惯性，联想记忆的能力就会提高。

睡眠要充足

睡眠可以让新妈妈的大脑得到充分休息，对新妈妈恢复体力、保持精力旺盛、提高记忆力都有极为重要的作用。

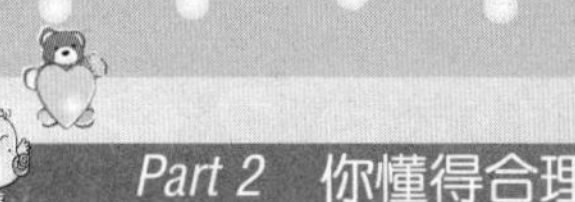

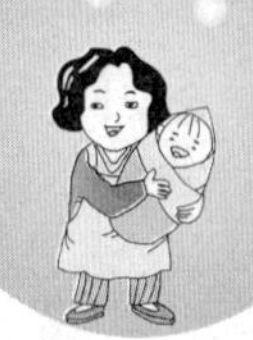

经常梳头有益处

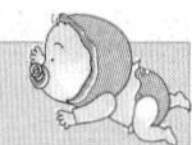

很多新妈妈在产后一段时间内不梳头，怕出现头痛、脱发等，其实这是错误的观点。

梳头不仅是美容的需要，而且梳头可以去掉头发中的灰尘、污垢，还可刺激头皮，对头皮起到按摩作用，促进局部皮肤血液循环，以满足头发生长所需的营养物质，防止脱发、早白、发丝断裂、分叉等。另外，梳头还可使人神清气爽，面貌焕然一新。

不过新妈妈在梳头时宜选择合适的梳子，最好使用牛角梳。因为牛角本身就是中药的一种，牛角制品也就有一定的保健作用。且牛角梳坚固不易变形，梳齿排列均匀、整齐、间隔宽窄合适，不疏不密；梳齿的尖端比较钝圆，梳头时不会损伤头皮而引起头皮不适。不宜选用塑料及金属制成的梳子，这类梳子易引起静电，不易梳理且容易使头发干枯、断裂。

新妈妈梳头应每天早晚进行，不要等到头发很乱甚至打结了才梳，这样容易造成头发和头皮损伤。

头发打结时，从发梢梳起，可用梳子蘸 75% 的酒精梳理。最好是湿发、干发用不同的两把梳子，减少细菌的传播次数。再则，新妈妈常使用的梳子要经常清洗，这样做既保养了梳子又有利于健康。

怎样预防产后脱发

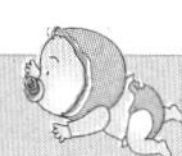

产后脱发大多属于生理现象，一般在 6 ~ 9 个月后即可恢复，重新长出秀发，不需要特殊治疗。

女性在孕期和哺乳期要保持心情舒畅、乐观，避免出现紧张、焦虑、恐惧等不良情绪，使头皮得到更多的营养。

新妈妈要注意平衡膳食，不要挑食、偏食，多食新鲜蔬菜、水果、海产品、豆类、蛋类等，以满足头发对营养的需要。

新妈妈要经常用木梳梳头，或用手指有节奏地按摩头皮，可以促进头皮的血液循环，有利于头发的新陈代谢。经常洗头可清除掉头皮上的油脂污垢，保持头皮清洁，有利于新发生长。

在医生指导下，新妈妈适当服用一些维生素 B_1、维生素 B_6、谷维素、养血生发胶囊及钙片，对防止产后脱发有一定的益处。

用生姜片经常涂擦脱发部位，可促进头发生长。将何首乌浸泡在醋液中，一个月后，取醋液与洗发水混合洗头，吹干后再将何首乌醋液喷一些在头发上，不仅可防止脱发，还有美发、养发的功效。

将黑芝麻炒熟、捣碎，加糖拌匀，每天 2 ~ 3 次，每次 1 ~ 2 匙，持续服用 1 个月，会有明显的效果。

不要碰凉水

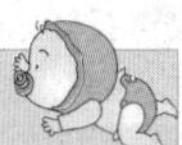

很多新妈妈在生小孩之前就曾受到妈妈或者婆婆的告诫，生孩子后千万别碰凉水，否则会落下病根，例如关节疼痛、关节屈曲等。其实，这可能与新妈妈的体质有关，但是为了防止病痛症状的出现，新妈妈月子期间还是不碰凉水为妙。

因为新妈妈产后气血两虚，元气亏损，风寒容易乘虚侵入身体，使得新妈妈对外在温度、湿度变化的调节能力下降，尤其是四肢关节、头等部位最为敏感。所以凉风正吹或者以冷水洗涤，非常容易造成关节酸痛、头痛等长久伤害。

此外，新妈妈还应该注意尽量少接触冰凉、寒冷的环境。假如在冬天坐月子，坐月子期间新妈妈要避免频繁地接触冷水。而在夏天坐月子的新妈妈也不要贪图凉快一直待在空调房里。另外，新妈妈经常开启冰箱门，频繁接触到冰箱里冒出的凉气，对产后恢复也有害无益。

怎样护理顺产侧切伤口

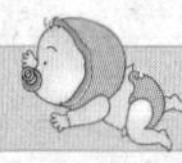

会阴位于阴道口、肛门交汇处这一特殊部位，很容易被尿便污染，加之

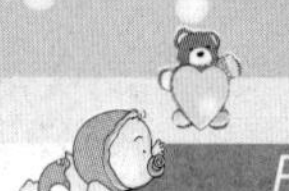
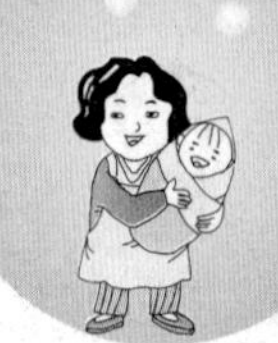

又有产后的恶露通过，非常易于发生感染，使伤口不易愈合。因此，在医院时医生也会一再叮嘱，回家后要在护理上多加注意。那么，新妈妈要如何呵护好敏感的会阴部位呢?

1 在产后的最初一周内，恶露量较多，应选用消过毒的卫生巾，并经常更换。尤其是在拆线前，每天最好用 1∶2000 新洁尔灭消毒液冲洗会阴两次。

2 大小便后，要用温水冲洗外阴，由前向后擦净，以保持伤口的清洁干燥，防治感染。

3 伤口痊愈不佳时，要坚持清洗外阴，每天一两次，持续两三周，这对伤口肌肉的复原极有好处，清洗外阴的药水配置，应根据医生的处方或遵医嘱。

4 做了会阴侧切的新妈妈，要随时防止会阴切口裂开，避免做下蹲、用力动作，避免摔倒或大腿过度外展而使伤口裂开；大便时，宜先收敛会阴部和臀部，然后坐在马桶上；发生便秘时，可用开塞露或液体石蜡润滑；坐立时身体重心偏向右侧。

产后性生活从何时开始

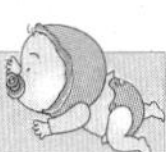

妈妈在产后跟爸爸多沟通，让爸爸知道这时候的你是多么虚弱，让他来好好配合你的恢复，产后 6 周之内应避免性生活。

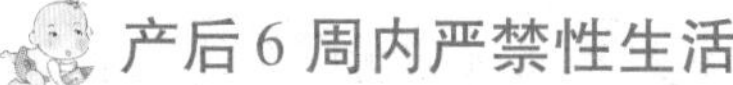

产后 6 周内严禁性生活

妈妈在生产后，子宫、宫颈、盆腔和阴道都有不同程度的损伤，如果过早地开始性生活，这些器官很容易受到伤害，导致妇科炎症。

产后，妈妈的宫颈口全部张开，需要较长时间才能慢慢闭合。如果在宫颈口尚未闭合时，就开始性生活，妈妈的子宫完全开放得不到任何保障，性生活中带入的细菌就会长驱直入妈妈的子宫，感染子宫，使子宫内膜、输卵管等发炎，严重影响妈妈的健康。

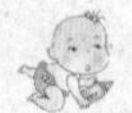 产后6周可以恢复性生活

一般来说，由于子宫颈口会在产后6周恢复闭合状态，宫颈、盆腔和阴道的伤口在此时也基本愈合，所以新妈妈和新爸爸可以在产后6周开始性生活。但是这种情况也是因人而异的。如果没有特殊情况或者未感到疼痛，提前进行性生活也是无妨的。但是新爸爸一定要注意，进入妻子体内的时候，一定要温柔一些，使用润滑液效果会更好一些。

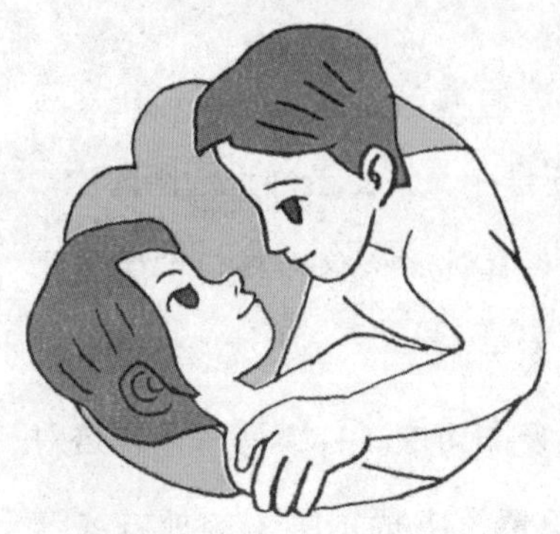

新妈妈生育后的第1周，大部分的新爸爸会性欲旺盛，但是新妈妈的性欲却不会这么快就有所提升。大部分妈妈产后1个月之内不会有性欲。这个时候，新爸爸也考虑到妻子的产后护理而有所节制。大约2个月后，夫妇两人的性欲会提升到同一水平。

另外要注意，剖宫产妈妈恢复性生活则需较长时间，一般需在产后3个月才能开始性生活，因为剖宫产除了腹部的切口外，子宫上的伤口也需要一段时间的愈合，所需要的复原时间会比自然分娩的女性更长一些，若性生活过于粗暴，也可能会引起伤口的疼痛。因此，刚开始进行性生活时爸爸动作要轻柔、温和，不要太粗暴，并要做好避孕措施。

产后同房时需注意的事项

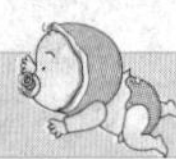

有些新妈妈产后性生活出现问题的原因在于：产后第一次同房准备不充分，明明生理、心理问题一大箩，但看着丈夫期待的眼神，实在不好意思拒绝，半推半就地做完了事，以致出现了一些意外状况，给日后的性生活蒙上了阴影。

产后“第一次”要注意避免这些情况。

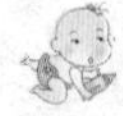 产后性生活开始时间过早

前面我们说到，新妈妈至少要到产后6周才能开始第一次性生活。提前开始性生活，除了会影响伤口愈合之外，有时也会影响子宫收缩，造成子宫

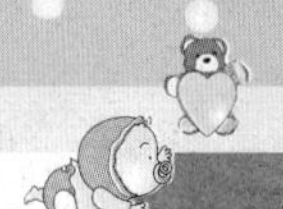
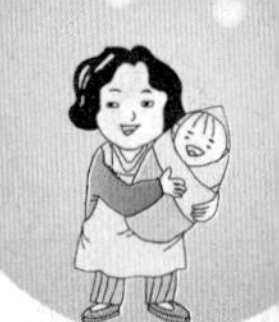

发炎，因此产后开始性生活前新妈妈必须确认身体恢复良好，会阴表面组织早已愈合，无贫血、营养不良或无阴道会阴部炎症。

此外，还要注意精神状况是否良好，对性生活有无排斥心理。尽量选在两人都想做爱的时候进行产后第一次性生活。“第一次”的成功，对日后的性生活状态非常有帮助。

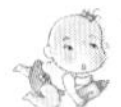

产后第一次同房时恶露未净

如果新妈妈恶露未净，应推迟产后“第一次”同房的时间，因阴道有出血，标志子宫内膜创面还没愈合，同房时会带入致病菌，引起严重的产褥感染，甚至发生致命的产后大出血，所以恶露未净时绝对禁止性生活。

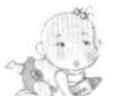

新爸爸过于“勇猛”

新爸爸长时间没有性生活，“第一次”难免会比较强烈，但不能只在意自己的想法不顾及妻子的感受。新爸爸对于产后“第一次”一定不要过于“勇猛”，动作应轻柔、缓慢，否则容易给妻子薄弱的阴道造成裂伤。另外，当妻子在生理、心理上排斥性生活时，新爸爸要理解、体贴，并一起讨论如何解决这个问题。

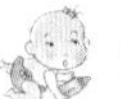

外阴干燥时强行同房

一般产后新妈妈外阴会比较干燥，容易造成行房障碍，这时夫妻双方不要强行进行性生活，否则容易造成伤害或对“第一次”不满，而影响之后的性生活。建议夫妻两人在“第一次”时准备阴道润滑剂。

另外，治疗外阴干燥，可以通过外用或口服一些雌激素制剂来改善症状。

月子期间是否要避孕

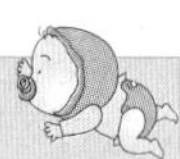

有人认为，产后不来月经，不会怀孕，无须采取避孕措施。这种认识不全面。因为产后卵巢排卵功能恢复的时间因人而异，一般来说，如果产后不哺乳，月经常在产后28 ~42 天来潮，有的3 个月左右恢复月经。大多数人第

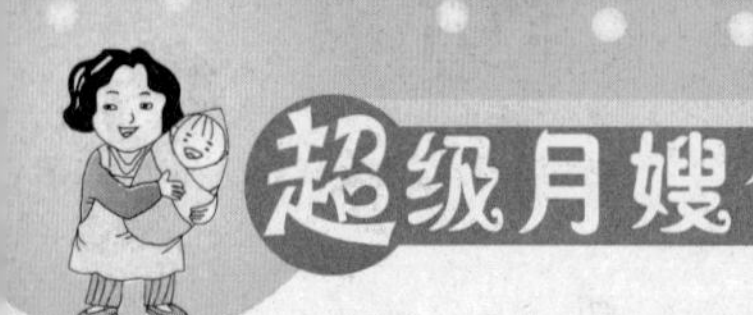

一次月经比平时量多，多无排卵，不哺乳的少数人，也偶有排卵。绝大多数妈妈产后2~3个月经周期后，卵巢功能完全恢复正常，月经量也恢复正常，且有排卵。

哺乳期虽然不来月经，但仍然有排卵，故有的新妈妈在哺乳期同样可以怀孕。有的妈妈，当卵巢功能刚恢复排卵功能第一次排卵时，排出的卵细胞很快遇到精子，变成受精卵。这一切说明，所谓“哺乳期是安全期”的说法是错误的，哺乳妈妈不论是否已经恢复月经都具有受孕的机会。因此，哺乳期妈妈在恢复性生活后，一定要避孕，以免造成不必要的麻烦。

哺乳期受孕对新妈妈健康十分不利，分娩的创伤还未全面恢复（尤其是带有瘢痕的子宫），又要怀孕或做流产术，当然是件痛苦而又损坏身体的事。哺乳期受孕不光对子宫复原有影响，且新妈妈承担哺乳和养胎的双重任务，势必导致营养不良、贫血等。因此，新妈妈千万不可疏忽大意，哺乳期也必须采取避孕措施。

产后科学回奶的方法

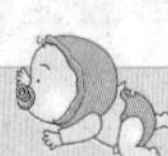

新妈妈因患活动性肺结核、传染性肝炎、严重心血管病、肾脏病、某些血液病、内分泌疾病或体质虚弱等，不允许喂奶，以及因工作、学习、婴儿等方面原因不能喂奶时，需要及早计划回奶。

需回奶者最好在分娩后就开始用药，以抑制泌乳反射的建立，尤其要避免婴儿吮吸乳头。大剂量的雌激素、孕激素、雄激素都能抑制泌乳，其中以雌激素效果最强。可口服乙炔雌酚5毫克，每天3次，连服3~5天；或肌内注射5毫克，每天1~2次，连续2~3天。若已经下奶再用药效果则比较差。除使用药物外，还要少进汤水，乳房过胀可用芒硝敷于两侧乳房，待药物变潮成不透明粉末时再换新药，一般2~3天有效；也可用焦麦芽煎水服，以减轻涨奶。

因病或其他原因不能哺乳或婴儿至2岁左右需断奶者，应尽早回奶，可选用下列方法：

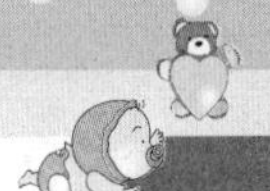

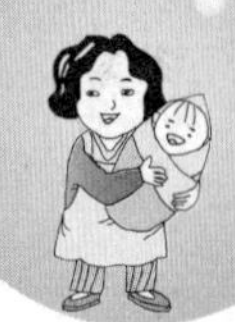

1 在饮食方面要适当控制汤类饮食，不要再让孩子吸吮乳头或挤奶。

2 用生麦芽或炒麦芽 90 克，水煎服，2 天 1 剂，连服 3 天。

3 倍美力 2.5 毫克，每天 3 次，连服 5 天。

4 大剂量维生素 B_6，每次 200 毫克，每天 3 次。2 天后改为 100 毫克，每天 3 次，共服 3 天。以上方法可酌情选用或配合使用。

春季月子护理须知

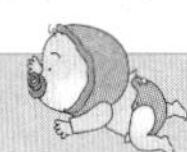

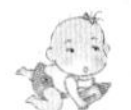

注意春季保暖

春寒料峭，尤其是天气还没有转暖却停止了供暖，让人觉得室内比冬季时还冷。对于体质虚寒的新妈妈来说，在这个季节坐月子，保暖很重要，千万不能着凉。

不吃燥热、辛辣、油腻食品

春季好多蔬菜都陆续上市了，新妈妈可以适当吃些新鲜的蔬菜。尽管补养很重要，但分娩后最初几天还是应该吃些清淡、易消化、营养丰富的食物，不要吃燥热、辛辣、油腻这类会加重内热、增加肠胃负担的食品，特别是在比较干燥的春季坐月子的新妈妈，更应该避开这些食物。

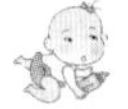

适温洗澡

春季坐月子的新妈妈可以在产后 3 天洗浴，室温在 20～22℃，浴水温度在 37℃左右。浴室不要太封闭，不能让新妈妈大汗淋漓，以免头晕、恶心。但春季风沙较大，尤其在北方春季的风很大，新妈妈洗浴时一定不要开窗户，以免受风。

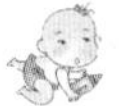

预防传染病

春季是传染病的易发季节，新妈妈要注意休息，避免过多接触外来人员；也要注意餐具、衣着等的清洁卫生，避免细菌传播。

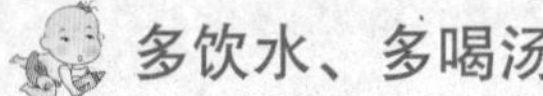

多饮水、多喝汤

春季空气比较干燥，尤其是北方，室内外湿度比较小，新妈妈要注意多饮水，母乳喂养的新妈妈更应保证充足的水分；这样不仅可以补充由于空气干燥过多丢失的水分，还可以增加乳汁的分泌。

衣着要适宜

春季新妈妈穿衣也要注意，虽然气温回升了，但还是不稳定，忽冷忽热，早晚比较冷，新妈妈要注意适当着衣，早晚注意增减衣服。

保持空气流通

居室应该定时开门窗，让春天的新鲜空气进入房间，让新妈妈和宝宝呼吸到新鲜的空气。室内湿度在60%左右、温度在20℃左右比较合适。

夏季月子护理须知

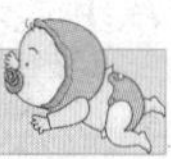

衣着要宽松

新妈妈应穿宽松的长袖衣和长裤，最好再穿上一双薄袜子，在保证身体凉快的同时，也要预防受凉。

洗澡时要防风、防凉

夏天坐月子的新妈妈，不洗澡是不大可能的。但洗澡时，一定要防风防凉，洗完后立即把身体擦干，穿好衣服后再走出浴室。

勤于护理私处

新妈妈的会阴部分泌物较多，因天气炎热，又会出很多的汗，因此新妈妈每天应用温开水或1∶5000高锰酸钾溶液清洗外阴部，勤换会阴垫并保持会阴部的清洁和干燥。

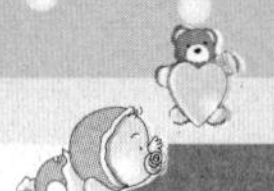
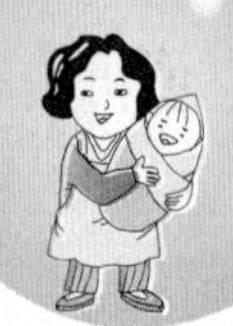

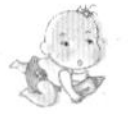
乳房护理

因为夏天容易出汗，新妈妈应该经常用温水清洗乳房，这样可以避免滋生细菌，一方面防止了乳房疾病，另一方面也保护了宝宝。

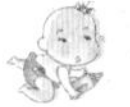
保证吃好、休息好

分娩会使新妈妈极度劳累，加上夏天炎热，新妈妈身体更是疲累，因此新妈妈最重要的事就是保证良好的睡眠，只有充足的睡眠才能保证新妈妈的好精力。另外，饮食也是缓解新妈妈疲劳、增强新妈妈体质的重要途径，新妈妈在睡足之后，应吃些营养高且易消化的食物，同时要多喝水。高营养、高热量、易消化的食物，会促使新妈妈的身体迅速恢复及保证乳量充足。

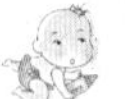
居室要舒适

我国的老一辈人认为，坐月子要将门窗紧闭，不论何时新妈妈都要盖厚被，这是十分危险的，尤其是在夏季，新妈妈极易因此而中暑。居室内应该经常通风，让空气保持流通。室内温度不要太高，也不要太低，或者忽高忽低。如果室内温度过高，新妈妈可以适当使用空调，室温一般以25～28℃为宜，但应注意空调的风不可以直接吹到新妈妈身上。

秋季月子护理须知

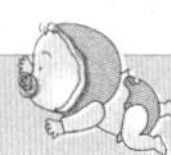

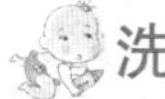
洗头洗澡照常

新妈妈秋季坐月子切忌又捂着又不洗澡，这一方面不利于个人卫生和伤口的恢复，另一方面，在气温还很高的时候，新妈妈不洗澡、不洗头很容易发生产后中暑。

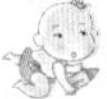
及时更换衣服

由于秋天温差较大，新妈妈应该注意及时更换衣服，中午较热的时候可以适当少穿，但仍应穿长裤和较薄的衣衫，穿布袜和平底布鞋。产褥期本来

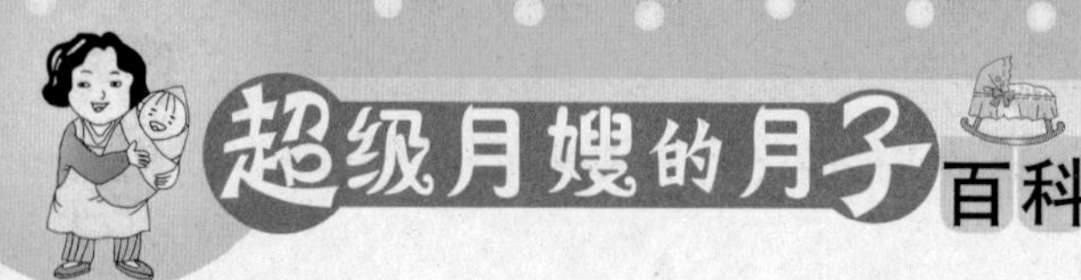

褥汗就多，不要再特意加衣服，以免大量出汗，反而容易感冒。秋天风多，新妈妈一旦要到室外去，一定要戴顶薄帽，以免受风感冒。

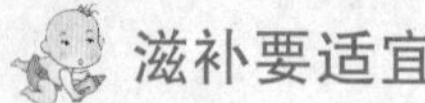

滋补要适宜

秋天不像夏天那么炎热，正是滋补的季节，但也并非补得越多越好，而是应该按照“需啥补啥”的原则，针对自己身体的薄弱处进补。不要盲目进补大量营养品，这不仅对新妈妈的身体健康恢复无益，甚至还会给肠胃增加极大的负担，影响新妈妈的消化功能和体内营养均衡，得不偿失。

注意室内温度和湿度

秋天白天气温较高，室内的温度也会上升，如果温度在 25 ~ 26℃，可不必开空调，要注意保持室内空气清新；如果气温高于 28℃，就应当轻微开窗通风或短时开空调以便使室温合适。另外室内的湿度也要适合秋季的气候特点，室内适宜的湿度使新妈妈感到舒适，对于宝宝更是重要，宝宝皮肤娇嫩，干燥的空气会对他造成伤害。

冬季月子护理须知

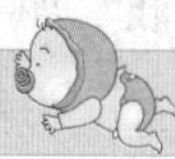

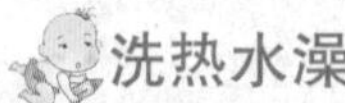

洗热水澡

新妈妈产后皮肤分泌旺盛，多汗，洗热水澡首先可以保持身体的清洁卫生，减少发病；其次还能促进新妈妈的血液循环，让身体暖和起来，解除分娩疲劳，舒缓精神。但要注意的是不要盆浴，淋浴时间也不宜过长，5 ~ 10 分钟即可。新妈妈洗澡时要保持空气适当流通，如果有排风扇，可以开启，以免蒸汽过多导致新妈妈缺氧、虚脱。

注意穿衣保暖

冬季坐月子的新妈妈，可以穿一些比较宽松、纯棉、便于解开的衣服，尽量不要穿套头衣服。新妈妈要特别注意腿、脚的保暖，下肢保暖做得好，全身都会觉得暖和。新妈妈要穿上棉质的袜子，选择厚底软鞋。

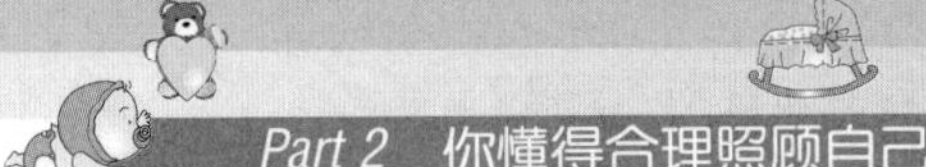
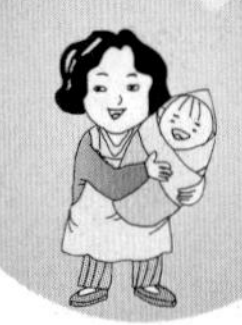

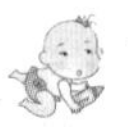

可以适当温补

新妈妈进补一般以补气、补血为主。在冬季，新妈妈适合温补，温补食物可促进血液循环，达到气血双补的目的，而且筋骨较不易扭伤，腰背也不会酸痛。新妈妈一定要避免吃生冷的食物、冰品或喝冷饮。

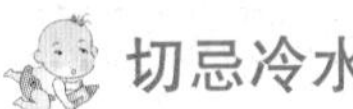

切忌冷水

新妈妈忌寒凉，冬季坐月子的新妈妈更应该注意这一问题。在日常生活中，自己的手脚不要接触冷水，以免引起腹痛及日后月经不调、关节痛等。

居室环境温度、湿度要适宜

新妈妈和宝宝的居室一定要空气清新，注意定时通风换气。温度要适中，以 20～25℃为宜，太冷易使新妈妈、宝宝患上感冒，甚至肺炎。新妈妈和宝宝最好住朝南的房间，能够享受到充足的阳光，这会让新妈妈感到心情舒畅，并有利于观察宝宝的一些变化。

房间相对湿度以 55%～65%为益，湿度太低，空气干燥，可使鼻黏膜受损、咽部发干；而湿度太高，新妈妈和宝宝皮肤不能排汗，发冷，会感到气闷不畅，且易产生细菌，新妈妈和宝宝都处于身体虚弱时期，抵抗力差，经不起细菌的侵蚀，极易得病，所以湿度一定要适宜。

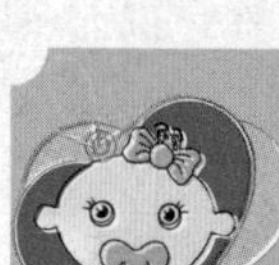

月子期卫生护理

新妈妈科学清洁自身的方法

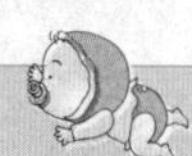

新妈妈很易出汗，所以要常擦拭身体（以代替沐浴）保持干爽舒适，但最好不只用水洗，而是用水与酒混合在一起擦拭。

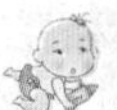

脸部的清洁及保养

洗脸及刷牙不必用酒或盐，但须用开水晾至适合自己的温度时再使用。另外，脸部的清洁及保养，可以使用适合自己的洗面乳及保养品。

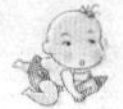

局部的消毒

可以在茶水（即泡茶将茶叶滤掉的茶水）中放入适量的盐与酒精（药用酒精）混合使用，用这样的水来清洗阴部及肛门，有收敛的作用。

产后护齿很重要

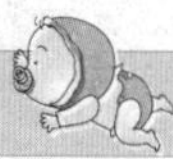

有些老年人有“新妈妈刷牙，以后牙齿会酸痛、松动，甚至脱落……”的说法，其实，这种说法是不对的。新妈妈生产时，体力消耗很大，体质下降，抵抗力降低，导致病菌容易通过口腔侵入机体致病；同时由于人体激素的急剧变化和钙质的大量排出（通过乳汁），新妈妈的牙齿极易出现松动现象。所以为了健康，新妈妈不但应该刷牙，而且必须加强牙齿的护理和保健。具体来说，新妈妈产后牙齿的护理有以下注意要点。

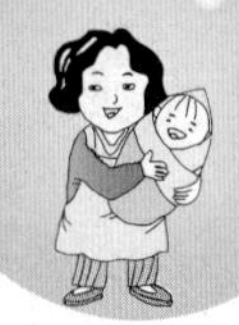

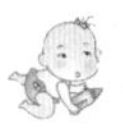 及时清洁牙齿

新妈妈应该做到餐后漱口，早、晚用温水刷牙；另外，还可用些清洁、有消毒作用的含漱剂，在漱口或刷牙后含漱，含漱后15～30分钟内不要再漱口或饮食，以充分发挥药液的清洁、消炎作用。

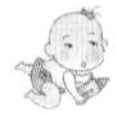 刷牙时用力要适宜

刷牙用力过大会导致牙齿过敏、继发龋坏甚至使牙髓暴露，也会使牙龈损伤、退缩，露出原来被包埋的牙根部，加重牙齿敏感症状，所以新妈妈在早晚刷牙时用力要适宜。

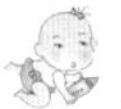 不要剔牙

剔牙其实是一种不良的生活习惯。虽然偶尔剔牙不会造成多大的损害，但长期剔牙会剔得越来越用力、越来越频繁，这就会使柔软的牙龈不断退缩，使牙颈甚至牙根暴露，造成牙齿敏感，增加患龋齿和牙周炎的机会。

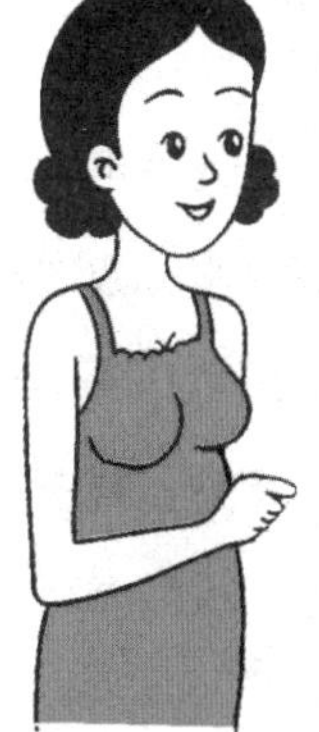
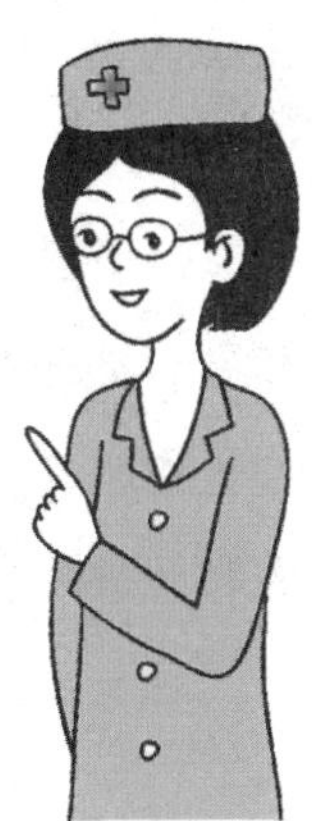

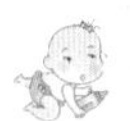 要双侧牙齿轮流咀嚼

如果新妈妈咀嚼时集中在某一侧，会造成肌肉关节及颌骨发育的不平衡，轻者影响美观，重者造成单侧牙齿的过度磨耗及颌关节的功能紊乱，而另一侧则会呈失用性退化。所以新妈妈在日常饮食中要养成双侧牙齿轮流使用的好习惯。

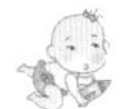 不要把牙齿作工具使用

有的新妈妈有用牙齿开瓶塞、咬缝线的习惯，这些做法容易把牙齿咬折，使牙齿移位。

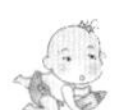 不要咬过硬食物

月子期间，新妈妈的牙齿有松动现象，所以不要吃那些过硬的东西，否则到老时，牙齿会出现问题，比如牙齿折裂、咬物痛、张口受限等。

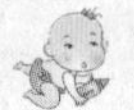不要紧咬牙

有的新妈妈在用力时，或情绪激动时，都会紧咬牙，这对牙齿的健康是不利的，会导致牙齿过度磨耗，容易出现牙折等症状。

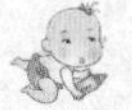不要自行随意服药

有些新妈妈出现牙齿疼痛等症状，就自己盲目乱服止痛药，这是不可取的。因为一些药物会与牙本质结合，使牙齿颜色变黑，更严重时会造成牙表面缺损。所以，出现牙齿疼痛等症状时，应及时去医院就诊。

坚持每天刷牙

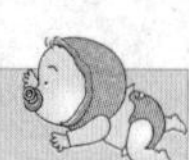

月子里，新妈妈进食各种营养丰富的食物，这些食物中含有大量的糖类、高蛋白类营养成分，假如新妈妈吃过之后没有及时清洁口腔，会容易造成坏齿，引起口臭、口腔溃疡等。因此新妈妈每天应坚持刷牙漱口，及时清除口腔和牙缝之中的陈腐物，保护牙齿、口腔。

月子里的刷牙方法也是一门学问，新妈妈要掌握技巧才能保护好牙齿。

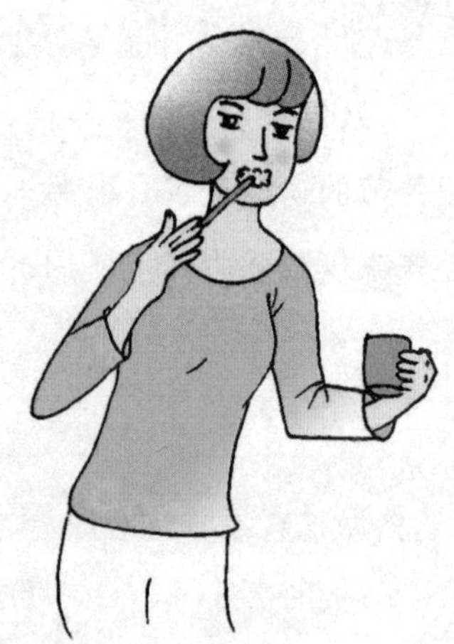

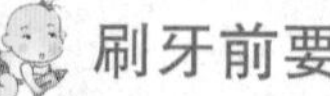刷牙前要用温水将牙刷泡软

新妈妈应选用软毛牙刷刷牙，刷牙前用温水将牙刷泡软。坚持每天早晚各刷一次。用餐后要及时漱口，可适当使用药液漱口。当漱口或者刷牙之后，千万不可再进食，尤其是甜食。假如新妈妈实在控制不住自己吃夜宵的习惯，吃完之后要记得再刷一次牙。

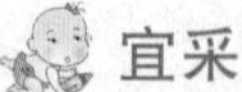宜采用竖刷法

月子期间刷牙不能特别粗鲁，“横冲直撞”，不要横刷。正确的刷牙方法是上牙从上往下刷，下牙从下往上刷，咬合面上下来回刷，而且里里外外都要刷到，这样才能保持牙齿的清洁。

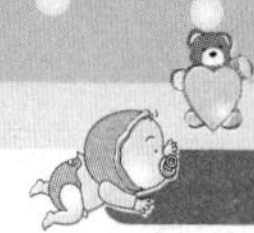
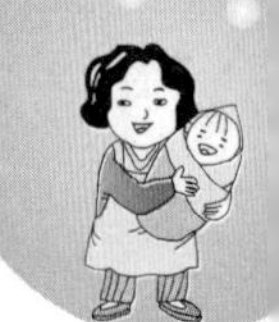

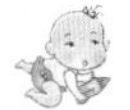

产后3天内最好用指刷法

中医认为，指刷法具有活血通络、坚齿固牙、避免牙齿松动的作用。新妈妈采用指刷法时，先用温水将右手食指洗净，或用干净纱布缠住食指，再将牙膏挤于指上，把手指当成牙刷来回上下擦拭，然后用食指按摩牙龈数遍。

洗脸要使用温水

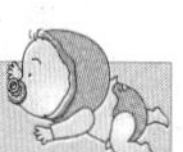

洗脸，因是生活小事，往往不被重视。其实每天洗脸是调节皮肤含水量的一种护肤措施。

恰当的方法洗脸能洗去皮肤表面的污尘粉垢，使表皮保持一定温度。常用温水（25～30℃）洗脸，能软化角质层，使皮肤保持清新润滑。

据分析，低于25℃的水会使面部血管收缩、毛孔关闭，久用可能使脸面失去红润的色彩和光泽。因为冷水会阻抑面部皮脂的分泌，没有必要的皮脂润泽，就会失去天然的光彩。使用超过30℃的热水洗脸，容易洗去面部皮肤上的生理物质，不仅有损面部的光泽，而且使皮肤粗糙干裂，影响美丽。所以，洗脸时最好使用温水。

月子里不洗澡的危害

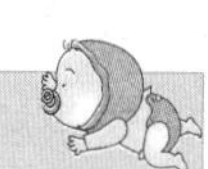

因为产后汗腺很活跃，容易大量出汗，乳房胀还会淌奶水，下身又有恶露，全身发黏，所以产妇应比平时更讲卫生。按科学规律，产后完全可以照常洗澡。及时洗澡可促进全身血液循环，加快新陈代谢，保持汗腺孔通畅，有利于体内代谢产物通过汗液排出；还可调节植物神经，恢复体力，解除肌肉和神经疲劳。一般来说，产

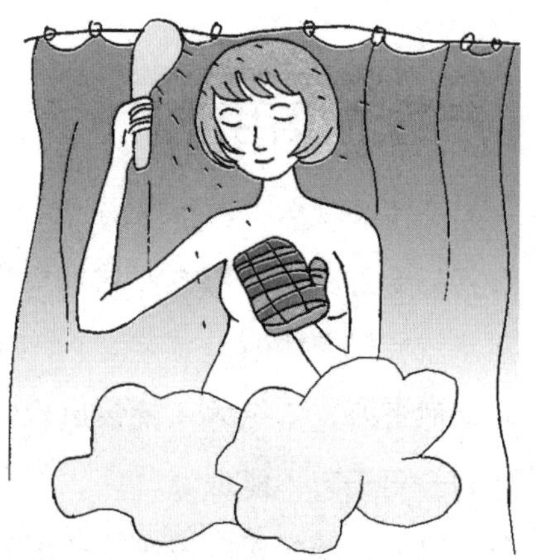

后1周可以擦浴，1个月后可淋浴，但不宜在澡盆内洗盆浴，以免洗澡用过的脏水灌入生殖道而引起感染。

用擦浴应对出汗多

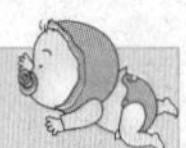

新妈妈最为苦恼的问题就是产后出汗，一觉醒来，一身的汗水，黏糊糊的，特别难受。尤其是夏天坐月子的新妈妈会更加难受，感觉出汗就像流水一样。这是因为新妈妈产后的排泄比较旺盛，身体要将妊娠期间体内聚积的大量水分通过皮肤排出体外，这是正常的生理现象，即医学上所说的褥汗，这种情况一般在产后几天会自然好转，不必治疗。

新妈妈必须要做的工作就是随时用干毛巾擦汗，及时更换干净的衣服，最好每晚用温水擦浴1次，保持身体清洁、干爽。但是新妈妈擦浴的时候需要注意一些问题。

因为新妈妈汗液分泌过多，非常容易造成皮肤沾染细菌，而且坐月子期间新妈妈抵抗力较差，细菌大量繁殖，侵入肌肤，易引起皮肤炎症；严重时还可能引发一系列月子病。因此，新妈妈在洗澡时应该注意控制时间和温度。一般每次擦浴时间为10～15分钟，浴水温度以34～36℃为宜，浴室的室温应不低于20℃。此外，擦浴后应及时更换衣服。有条件的家里也可采用淋浴的方式清洁身体。

产后洗澡用淋浴

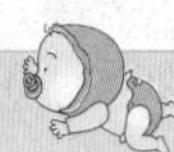

在传统观念中，新妈妈坐月子就应该老老实实躺在床上，因为新妈妈在分娩后全身皮肤的毛孔及盆骨骨缝都呈现张开的状态，如果在月子里洗澡，风寒就会侵袭体内，并滞留于肌肉和关节中，导致周身气血凝滞、流通不畅，年轻时还好，年纪大了就会出现月经不调、身体关节和肌肉疼痛等状况，所以月子里千万不能洗澡。

其实，新妈妈应该在月子里洗澡。长时间不洗澡，一方面会散发出很难

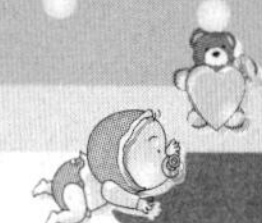

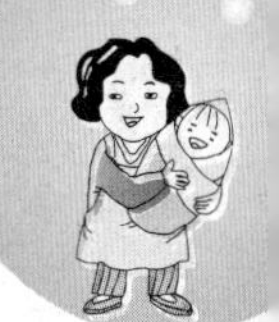

闻的气味，另一方面皮肤黏膜上积累的大量病菌会乘虚而入，引起毛囊炎、子宫内膜炎、乳腺炎等，甚至发生败血症，而洗澡就是解决这些问题的基本方法。

那么，洗澡时应该选用盆浴、淋浴，还是坐浴呢？其实，产后一个月内，新妈妈洗澡只能用淋浴，千万不要洗盆浴，也不能坐浴。因为产后，在子宫腔、阴道、会阴等处都有不同程度的创面，洗澡时，寄生在皮肤或阴道的细菌和洗澡用具沾染的细菌，都会随洗澡水进入产道，增加感染概率。轻则出现会阴伤口发炎、子宫内膜发炎，重则向宫旁组织、盆腔、腹腔、静脉扩散，甚至细菌在血液内繁殖，引起败血症，所以产后洗澡宜用淋浴。

洗澡时的适宜温度

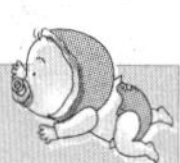

秋季来临，天气逐渐变凉，没有夏季那么炎热了，新妈妈洗澡的时候要注意室内和室外的温差。有的新妈妈洗澡时喜欢把水温调高一些，使得浴室内的温度较高，洗完澡之后没有包裹好自己就走出浴室，这样很容易着凉。那么如何控制好浴室的温度呢？

浴室温度要讲究“冬防寒，夏防暑，春秋防风”，夏天不要贪凉，冬天也不能太热。

新妈妈淋浴的时候，不要充当第一个进入浴室淋浴的人，要等家人洗完澡后再进去，这样浴室里的温度就不至于太低。

同时新妈妈淋浴后要擦干身上的水珠，及时穿上衣服再出浴室，用干毛巾擦干头发，再包裹头发或者用吹风机吹干头发。另外，头发干透之后，新妈妈可以喝一杯热牛奶补充体力，或稍微卧床休息一会，减轻劳累感。

此外，新妈妈淋浴的水温要适度，不能过凉也不能过烫，温水即可，这样既不会着凉，也不会刺激新妈妈剖宫产的伤口。

洗澡时间不要太长

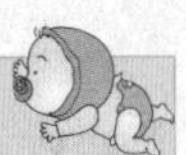

坐月子期间洗澡，可以说是新妈妈放松身体、消除疲劳的好时机，具有活血、行气的功效。月子期间及时洗澡对于新妈妈来说益处多多。

1. 消除疲劳，愉悦心情。
2. 促进会阴伤口的血液循环，加快伤口愈合的速度。
3. 使皮肤清洁，也避免皮肤和会阴发生感染。
4. 提高新妈妈睡眠质量，增加食欲，使新妈妈气色好转。

因此，月子期间，若是新妈妈会阴部没有伤口，消除疲劳之后就可开始洗澡了。但是新妈妈需要注意的是：洗澡的时间也是有讲究的，切不可贪图舒适，将洗澡的时间延长。一般每次洗澡的时间为 5 ~ 10 分钟即可，另外，洗完澡后新妈妈要尽快擦干身体、穿衣，避免吹风着凉。

此外，分娩不顺利、出血过多、平时体质比较差的新妈妈不宜太早淋浴，可改擦浴。

新妈妈会阴擦洗事项

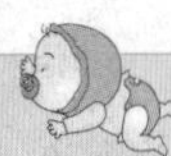

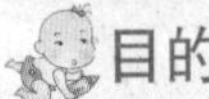

目的

保持会阴部清洁，使新妈妈感觉舒适；防止生殖道和泌尿道的逆行感染；促进会阴部切口愈合。

用物准备

会阴垫 1 张、冲洗壶或擦洗盘 1 个（冲洗壶内盛消毒液，如 0.02% 的碘伏溶液）、大棉签、浸透消毒药液的棉球、大便器 1 个、医用垃圾桶 1 个。

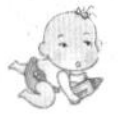

操作方法

1 携物至床旁，向新妈妈解释操作的目的和步骤，并请家属暂时离开病房。

2 抬高床头（胎膜早破者除外），将会阴垫或大便器置于新妈妈臀下，并注意保暖。

3 用消毒棉球或蘸消毒液的大棉签擦洗会阴部。顺序为从上到下、由内向外，最后擦洗肛门，如果会阴部有切口，则最先擦洗切口部位；结束时用干棉签或干棉球擦干会阴部（注意每次每侧擦洗都要换棉球）。

4 取出会阴垫或大便器，协助盖好被子，取舒适卧位。

护理要点

1 操作时应注意观察新妈妈阴道分泌物的性状、颜色及有无异常气味。

2 会阴部有切口者，注意切口有无红、肿、热、痛及伤口愈合情况；留置尿管者应擦净尿管，并观察尿管是否通畅、有无脱落等情况。

3 有会阴切口感染者应最后擦洗，以免交叉感染。

新妈妈热水泡脚的益处

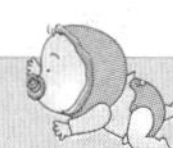

自古民间就有“养树需护根，养人需护脚”的说法，睡前用热水泡脚的做法现在越来越受到人们的欢迎。热水泡脚可以促进脚部血液循环，降低局部肌张力，具有舒筋活络、消除疲劳、改善睡眠、温暖全身的功效。

热水泡脚对新妈妈非常有益，新妈妈千万不可受旧风俗的影响，因怕脚心着凉引起脚后跟疼痛、腿脚麻木而不敢洗脚，甚至睡觉时也不脱袜子。其实这种担心是毫无根据的。

事实上，每天用热水泡脚 10～20 分钟能活跃神经末梢，调节自主神经和内分泌功能，起到强身壮体、延年益寿的作用。对新妈妈来说，经历分娩以后已经筋疲力尽了，热水泡脚既保健又解乏。因此，每天用热水泡泡脚，对恢复体力、促进血液循环、缓解肌肉和神经疲劳大有好处。

“三勤”要牢记

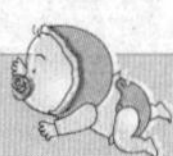

月子期间，新妈妈经常会遇到大汗淋漓的尴尬，刚穿上没多久的衣服又湿透了，甚至可以拧出水来，如果不及时更换，会感冒着凉。而且湿而脏的衣服也不利于新妈妈的早日康复。所以，新妈妈在月子期间要牢记“三勤”，即勤换、勤洗、勤晒。

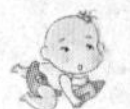

勤换

为了保证清洁、卫生，新妈妈的内衣、内裤要天天更换，被罩、床单也要勤换。

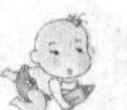

勤洗

换下来的衣物要及时洗涤，注意洗净汗渍、血渍、奶渍。乳汁留在衣服上时间过久，会变成酸性物质，损蚀织物纤维。

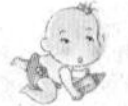

勤晒

衣物洗净后最好放在太阳底下暴晒消毒。遇到天气不好或是生活在潮湿的环境里，最好能用电熨斗把衣物熨干，这样可以防止衣物长时间不干，滋生细菌。另外，被子也要拿到阳光下经常暴晒，避免细菌的滋生。

洗头也有大学问

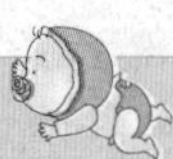

新妈妈千万不要被“月子不能洗头”的旧习俗所束缚，产后新妈妈新陈代谢较快，汗液增多，会使头皮及头发变得很脏，产生不良气味，新妈妈应按时洗头，保持个人卫生。洗头还可促进头皮的血液循环，增加头发生长所需要的营养物质，避免脱发、发丝断裂或分叉，使头发更密、更亮。实践证

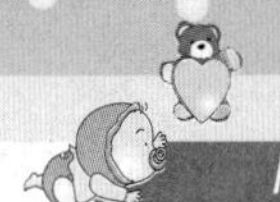

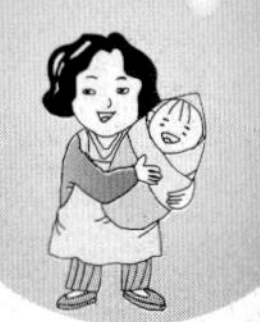

明，产后正常洗头好处很多。虽然洗头有好处，但是需要注意以下事项：

1. 洗头时应注意清洗头皮，用手指轻轻按摩头皮。
2. 洗头的水温一定要适宜，冷暖平衡即可，最好在37℃左右。
3. 产后头发较油，也容易掉发，因此不要使用太刺激的洗发用品。
4. 洗完头后，及时把头发擦干，并用干毛巾包一下，可用吹风机吹干，避免着凉。
5. 洗完头后，在头发未干时不要扎起头发，也不可马上睡觉，避免湿邪侵入体内，引起头痛、脖子痛。

清洁乳房每天都需要

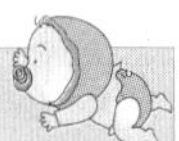

新妈妈产后需要用心呵护自己的乳房，宜每天清洁乳房。产后经常清洁和护理乳房，可以促进乳腺管通畅，减轻胀奶，促进乳汁分泌；还可以健美乳房，防止胸部下垂，预防宝宝发生感染现象。

有的新妈妈在哺乳期经常使用香皂擦洗乳房，这样做不但对乳房保健无益处，而且还会因乳房局部防御能力下降，使乳头干裂而招致细菌感染。

新妈妈若想保持哺乳期乳房局部的卫生，只要用温开水清洗即可，尽量不用香皂，更不要用酒精之类的化学性刺激物质清洗乳房。

乳房护垫应对乳汁渗漏

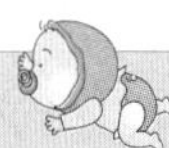

新妈妈如果担心乳汁流出，可穿戴乳房护垫，这样便能有效地避免乳汁渗漏的尴尬。

目前，市面上的防溢乳垫，都是采用吸力超强的高分子聚合物来迅速吸收溢出的乳汁的，表面多采用轻薄、柔软的材质，能给皮肤最温柔的呵护，有些乳垫还加有防漏衬里及防漏侧边，以确保万无一失。具体来说，按照表面材质，乳房护垫可分为涤纶乳垫、拉绒棉乳垫和全棉乳垫等。涤纶乳垫易清洗，但不透气，乳头部分皮肤长期潮湿闷热易生皮肤病；拉绒棉乳垫柔软舒适、吸水性强、吸水量大，缺点是使用时间长会有掉絮现象，而且价格较同类产品略贵；全棉乳垫柔软透气，吸水性强，但需要及时清洗。

按照使用方法，乳房护垫又可分为可洗型和抛弃型两种。可洗型多由棉等天然织物做成，舒适贴身，透气性强，可多次使用，经济实惠，然而这种乳房护垫需要及时清洗，而且奶渍的清洗不是非常方便；抛弃型乳垫轻薄小巧，背面带有固定位置的粘胶，使用和携带方便，一次性使用，无须清洗，但需要1天更换数次，使用成本较高，并且皮肤敏感的新妈妈容易对某些材料过敏。

综上所述，每种乳房护垫都有利弊，妈妈需要酌情选用，以便安全卫生又轻松地度过哺乳期。需要注意的是，如果新妈妈使用胸垫来防止乳汁渗出沾湿衣服的话，应避免选购有塑胶边或支撑环的胸垫。

新妈妈如何应对积乳

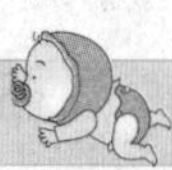

积乳（乳汁瘀积）常发生在乳汁过多和授乳方法不当的新妈妈身上。其最初症状是感到乳房肿胀、胀痛，乳房内能触及一硬块，有压痛，皮肤表面色泽可正常或微红。积乳时还常常伴有发热。此时若不能及时将乳汁排出，即可发展成急性乳腺炎。

处理方法主要是排出乳房内的乳汁，如用手挤压、吸奶器抽吸等。按摩也不失为一种简捷有效的手段，患者本人及家人就可以操作。方法为：乳汁不畅时，先热敷乳头，然后搓捻乳头数十次，再向外轻轻牵拉乳头。对已形成乳房肿块者，先热敷乳房，继而按摩乳房，同时挤压乳房，使乳汁排出。操作者应注意保护乳房皮肤。绝大多数早期患者经手法按摩处理后，乳络得以疏通，肿块随之消失。

积乳者用鼻闻中药牙皂粉，效果也不错。具体方法为：

1 将牙皂（或猪油皂）研成细粉，用一层纱布将牙皂粉包成一个与新妈

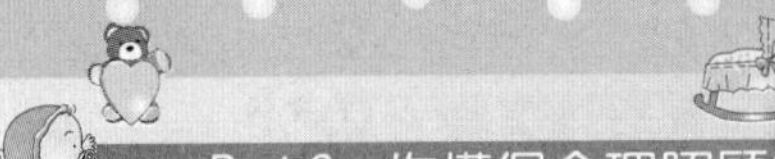

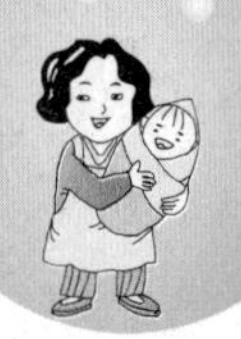

妈鼻孔大小相同、如花生仁样的小包。

2 将该小包先在75%乙醇或白酒内轻蘸一下后取出，使药包外湿里干，不要浸泡。

3 将该小包塞入新妈妈积乳乳房同侧的鼻孔内12小时。通常1～2天内的积乳，塞1次就会排出。必要时过8～12小时后可再塞一次。此法可起到促使积乳排出，使乳腺管疏通的效果。积乳期间新妈妈若有发热，可用麻黄10克煎服，即可退热，若无感染征象，一般无须使用抗生素。

另外，新妈妈应注意掌握正确的哺乳方法，每次哺乳完毕，应尽量将余乳排空。应避免过食肥且油腻的食品，以免酿成湿热。保持心情舒畅，保证足够的休息和睡眠，将更有助于乳汁的分泌与调节。

月子里要预防腰腿手足痛

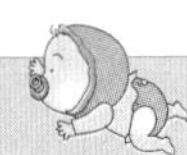

分娩后，产妇不仅常出现腰腿痛，而且手指及足跟部也会出现疼痛。腰腿痛主要是因骶髂韧带劳损或分娩时骶髂关节损伤所致；手指痛是由于产后体内内分泌的改变，使手部肌肉及肌腱的力量、弹性下降，关节囊及关节附近的韧带张力减弱致关节松弛和功能减弱，使手稍有负重便会引起手腕及手指关节痛，且经久不愈；由于坐月子活动减少，足跟部的脂肪垫变得薄弱，当下床活动时，会引起足跟部疼痛。为预防产后腰腿手足疼痛可采取下述措施：

1 产后过早持久地站立和端坐，易导致产妇妊娠时松弛的骶髂韧带不易恢复，造成劳损，因此，产后如无特殊情况，应及早下床活动、散步，并做些产后保健操等运动，这样既可避免产后发生腰腿手足关节疼痛，也有利于产后身体的恢复。

2 勿过早劳动和负重。产后如过早、过多地从事家务劳动和干重活，或过久地抱孩子、接触冷水，不仅会增加骶髂关节损伤的机会，引起关节囊周围组织粘连，造成腰腿痛，而且会使手关节、肌腱和韧带负担过重，引起手腕关节及手指关节疼痛。

3 慎起居。产后注意加强营养，慎起居，避风寒，生活规律，可有效地预防腰腿手足痛。

4 做产后体操。每天坚持做产后体操，适当运动，对预防腰腿手足痛，促进身体康复极为有利。

勤剪指甲讲卫生

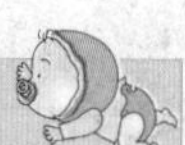

民间有坐月子期间新妈妈和宝宝不能剪指甲的习俗，老人们认为剪指甲会有剪刀风。其实这只是一种民间说法，并无科学依据，因此，新妈妈还是要勤剪指甲，搞好个人卫生。

其实，新妈妈月子里不剪指甲可能会引起一些不必要的麻烦，例如不剪指甲使得藏在指甲里的细菌进入新妈妈体内，影响新妈妈身体恢复。同时指甲过长，新妈妈在护理宝宝的时候还有可能划伤宝宝，甚至导致宝宝的皮肤发炎。

月子里勤剪指甲是为了干净卫生。新妈妈在剪指甲的时候最好使用专用指甲刀，这样能更好地保护新妈妈的指甲，避免手指被指甲刀划伤。同时指甲不能剪得太短，否则会伤害到指甲的内部。

另外，新妈妈还要做好补水工作，多吃富含维生素的食物，调节好室内的温度、湿度，防止指甲出现倒刺。如果出现倒刺，需要用湿毛巾软化后用指甲刀剪掉，不要硬拽。

恶露不尽怎么办

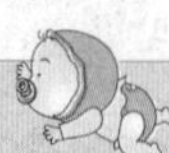

胎儿娩出后，在一定时间内新妈妈阴道仍有血样分泌物流出，即前面提到的“恶露”。虽然每个新妈妈都有恶露，但每个人排出的量是不同的，平均总量为500～1000毫升。另外，每个新妈妈排净恶露的时间也不同，正常的

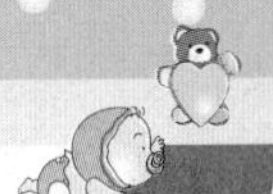
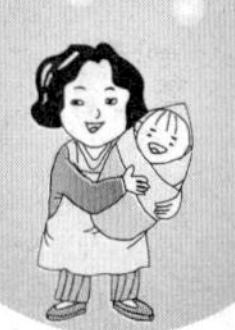

一般需要2~4周，少数可以持续1~2个月。如果产后3个月恶露仍淋漓不净，就属于恶露不止。

如出现恶露不止应绝对卧床休息，尽量减少活动，避免行走、站立，以免使中气下陷，导致子宫下垂。要注意保持新妈妈卧室清洁整齐，夏天应做到凉爽通风，不使新妈妈出汗过多，不可吹穿堂风；冬天注意保暖并保持室内湿度，不要使空气干燥。

新妈妈如果在月子中过度悲伤、忧愁，或过度思虑、操劳，也会造成恶露过期不止。除改变外部条件外，还需要避免语言刺激，帮助新妈妈排解忧愁，给予开导、安慰。

在饮食上要注意清淡，多吃新鲜水果，如梨、橙、柚子、苹果等，可洗净切块煮热温食。蔬菜宜多食萝卜、菠菜、藕、冬瓜、丝瓜等，还可常吃冬苋菜粥、藕汁粥、青萝卜粥、菠菜粥等。平时要多饮水，忌吃辛辣、煎炒、油腻之食物。

新妈妈出现产后恶露多，过期不净，颜色鲜红或紫红，质黏稠，有臭味，自觉发热、口干咽燥等现象，除了需要咨询医生之外，饮食尤其要注意新鲜、清洁卫生，预防热邪侵袭。

按摩子宫可以帮助子宫复原及恶露的排出，亦可预防因收缩不良而引起产后出血。按摩方法是：

1 找出子宫的位置：肚脐下触摸到的一个硬块。

2 用手掌稍施力量于子宫位置环形按摩。需要注意的是，当子宫收缩疼痛厉害时，应停止按摩，俯卧姿势可减轻疼痛，疼痛影响到休息时要及时咨询医护人员。

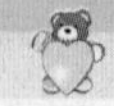

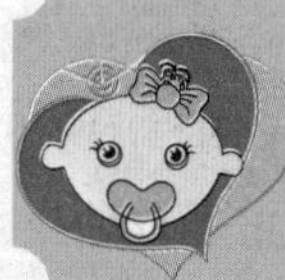

月子期衣着穿戴

产后穿衣有讲究

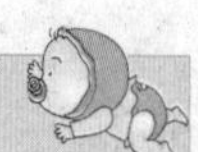

坐月子期间，新妈妈的衣着要随着气候变化而进行相应的增减调配，穿着应注意以下几点：

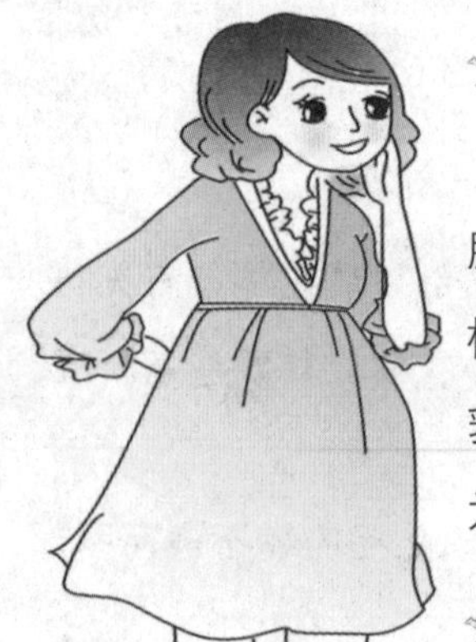

衣着应宽大舒适

很多新妈妈怕产后发胖，体形改变，就穿紧身衣服，进行束胸或穿牛仔裤来掩盖已经发胖的身形。这样的衣着不利于血液流动，特别是乳房受挤压极易患乳腺炎。产后衣着应该略宽大，贴身衣服以纯棉质地为好。

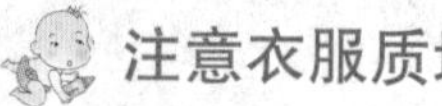

注意衣服质地

新妈妈的生理状况较为特殊，毛孔呈开放状态，易出汗，又要喂养宝宝。因此，新妈妈的衣服应以棉、麻、丝、羽绒等质地为宜，这些纯天然材料十分柔软、透气性好、吸湿、保暖。

另外，在内衣选择上要以吸汗、透气性好、无刺激性的纯棉材料为主，且以宽大舒适为宜，不要过于紧身。不宜穿化纤类内衣，每日应更换内衣裤。

衣着要厚薄适中

天热最好穿短袖，不要怕暴露肢体，如觉肢体怕风，可穿长袖。夏季应注意防止长痱子或引起中暑，冬季应注意后背和下肢的保暖。

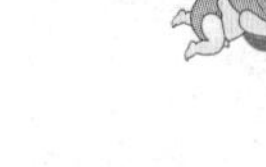
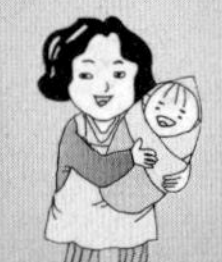

新妈妈哺乳装的选择

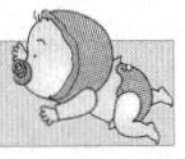

质地

哺乳装的材质最好是纯棉的，因为纯棉的不仅透气，而且吸汗、柔软、耐洗。

颜色

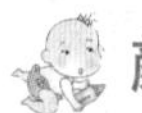

根据婴儿心理学，宝宝的眼球虽尚未发育完全，但是其看到浅色会产生安定、平静的感觉，所以新妈妈的哺乳装最好以浅颜色为主。

浅蓝、粉红、浅绿……这些颜色能让新妈妈看起来健康、活泼，又不失母性的风采。如果衣服有些小碎花之类的图案，还能掩饰有些粗圆的腹部。

搭配

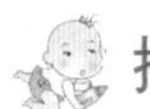

上班族的哺乳新妈妈，最好穿衬衫式的哺乳装，方便搭配长裤，天冷时也可以添加毛衣保暖；如果是全职妈妈，穿 T 恤则比较方便。外出时，则可穿西装或哺乳装，并搭配哺乳用婴儿背带。喜欢穿一般衬衫的哺乳妈妈，哺乳时要从第 3 个扣子开始解扣，前 1 ~2 个扣子记得扣上。

不同体形巧穿衣

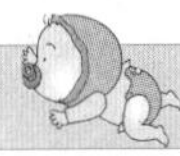

标准体形的人在我们生活中毕竟是少数，针对不同体形的人，可以选择不同的穿衣方式，同样可以穿出自己的味道。

体形过瘦者的穿着

当了新妈妈，生活一下子烦琐了很多，加上工作，会使原本丰盈的体态变得消瘦。围巾、短项链、高领衫、头发，都可以掩饰瘦削身材的缺陷。

上下异色的衣服，大喇叭裙，腰间的皮带，都会创造一个适当的腰围。衣服的花式不要太繁。蝴蝶结、荷叶边不适合瘦体形妇女，这些装饰都要避免使用，因为它们都会让人联想“瘦”字。

丰盈和柔软是衣着的两个原则，冬天穿蓬松的毛料和毛皮，能起到隐藏裙下的细腿的效果，应避免直条花样和垂直的样式，因为它会显得更瘦。

瘦削给人的联想是敏锐、尖刻、活泼。女人再瘦都有动人之处，只是注意不要穿得太露或太紧。

对于衬衫，软垂的高翻领、流畅的长袖和碎褶的大喇叭裙都是可取的。多层次穿法能增加趣味，又能掩饰瘦削。不要穿粗重的鞋，它会使已够干瘦的细腿更显细弱。

体形过胖者的穿着

原本身材高的人，产后一发胖，就会变得又高又胖，如果穿花饰太多的衣服，看上去非常强壮，高胖体形的人宜穿运动装。

瘦长、平胸、弓背者的穿着

太紧身的旗袍会使过胖的体形显得更臃肿，同时也会使过瘦的身材更显瘦骨嶙峋。理想的设计是把旗袍的宽松度放宽 2 厘米左右，如果腿较短，不妨将腰线提高 1 ~ 2 厘米，在视觉上达到修长的效果。

有的新妈妈由于体弱、哺乳时姿势不对或产后劳累等，往往会变得瘦长、平胸或略带弓背，这样的人穿了风衣就会显得像挂在身上一样，让人觉得难看，决不会有风度翩翩之感。

穿衣要根据气温进行选择

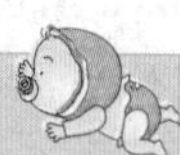

坐月子不能“捂”，也不能冻着了，否则会落下月子病。那么新妈妈坐月子期间应该怎样穿衣呢?

其实很简单，新妈妈应牢记一句话：穿衣随季节气候的变化而进行相应的增减调配。

例如，春秋季节坐月子，新妈妈的衣服要穿得比平常人稍厚一些，穿薄棉线袜，以没有热感为佳。

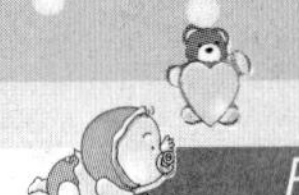
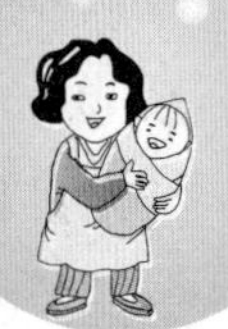

夏天坐月子，新妈妈就不宜穿得过厚，应该穿棉布单衣、单裤、单袜，以避风为准。被褥要选用棉毛巾制品，因为新妈妈产后易出汗，棉质的衣物更容易吸汗祛湿，总之以不寒不热为最好。若汗液把衣服弄湿了，要及时更换，防止受潮。

冬天坐月子，新妈妈需要穿棉衣羽绒之类的衣服，脚穿厚棉线袜。注意背部、腰腹部和下体的保暖。

总之，新妈妈坐月子怎么穿要根据天气和季节来定，适时增减衣物，这样才能更好地促进身体的恢复。

不同肤色的新妈妈穿衣技巧

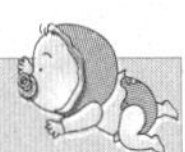

只要你够细心，只要你掌握了穿衣技巧，即使你的肤色很与众不同，也能把自己打扮得美丽。

暖肤色者打扮要领

新妈妈常有金褐色、灰黄色、桃色、瓷色、有斑点的象牙色等暖色皮肤。暖色肤色的新妈妈在服饰颜色的选择时不适合一些传统商业色彩，如灰色、海蓝色，它们不能充分显示新妈妈的自然色彩。而金棕色、黄色、驼色、铁锈红则会有效地突出新妈妈的自然色彩。黄色、红色或淡绿色都比较适合新妈妈，奶油色的服装也可以。如果肤色是略带蓝色，选择绿色的服装会使新妈妈看上去特别漂亮。如果不需要特别强调新妈妈的脸，那就不要穿黑色裙装或长裤。

明亮皮肤者打扮要领

新妈妈也会有瓷白色、暗棕灰色、米黄色等肤色。这类肤色的女性，穿深色的服装或仅用一种深色如黑色、巧克力色、蓝色作为基色并与其他淡颜色搭配的服装，能起到很好的效果。

这类肤色的新妈妈应该使用颜色搭配的服装来改善形象。艳黄色的上衣将会削弱黑色服装给人带来的不舒服的感觉，热烈的粉红色比海蓝色更加女性化。柔和的单一色服装对别人来说可能很雅致，但对这类肤色的新妈妈来说可能不太合适，不管这个类型的服装价格如何，看上去都会令人反感。

淡色皮肤者打扮要领

新妈妈肤色也有象牙白、瓷色、桃色的。这类女性可谓天生丽质，然而也得会穿着才能更美丽。

这些肤色的新妈妈应穿中性色彩的服饰，如驼色、石青色、灰褐色、柔和的蓝灰色和浅蓝色，避免穿黑色的服装。黑色和巧克力色看上去苍白无力，象牙白则比较适宜。如要穿海蓝色的服装，最好选择柔和一些的淡颜色，如杏黄、浅黄、柠檬、玫瑰红或天蓝色与之相配。

如果喜欢艳丽的服装，也未尝不可，但不要给人太招摇的感觉。不要穿明亮的品蓝色服装。深紫色的服装也许会显得过于惹眼，但如果用蓝色与之相配，看上去很漂亮。蓝绿色对浅肤色的新妈妈来说是最好不过的颜色，并且它也是最易于让人接近的颜色。

如果肤色非常清晰，不太蓝也不太深，那么红色最适合。当你需要一件新的上装来突出裙子或裤子时，杧果色和橙红色是最好的选择。

深色皮肤者打扮要领

深色皮肤的新妈妈给人充满活力的感觉，可穿强烈中性色彩的服饰，如黑色、巧克力色、海蓝色，并用鲜艳的颜色来衬托，如品蓝色、红色、艳黄色、青绿色等。如果这类女性喜欢相反的颜色，则应穿浅色的服装同时用黑色来反衬单调的色彩。

如果想选择色彩较为丰富的，赤褐色、紫色、橄榄色、深绿色均可。

这类肤色的新妈妈穿淡色的服饰看上去会呈病态。如果这类女性喜欢穿浅颜色的服装，可以选用白底浅色的，如最淡的品红色、蓝色和柠檬色。

柔和皮肤者打扮要领

如果新妈妈的皮肤呈玫瑰红、棕色、浅橄榄色，无论穿浅色还是深色的服装都适合。鲜艳的服装看上去会非常漂亮。

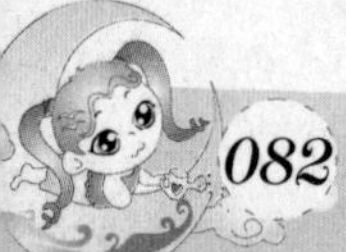

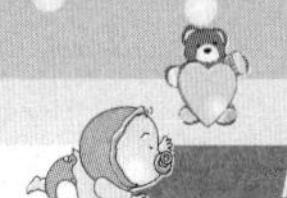
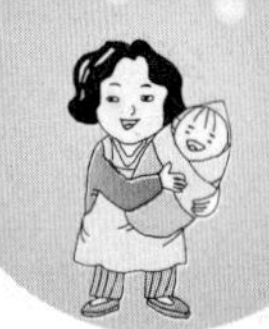

这类肤色的新妈妈穿颜色强烈一些或与浅色搭配的服装比较合适。如果试图穿单一色调的服装，那么特别浅或特别深的颜色会使其看上去很漂亮。

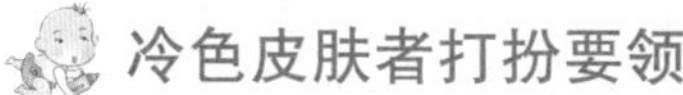
冷色皮肤者打扮要领

新妈妈的皮肤也有淡红色、棕红色、棕灰色、中度橄榄色的。她们如果用紫红色、淡黄色、玫瑰红来搭配白色服装，将有损形象的严肃性。

选择服饰颜色时应注意不要穿棕色、米色、土黄色和奶油色，穿蓝色或品红色服装看起来很合适。中性色调的海蓝色或巧克力色也可以。

浓妆艳抹害处多

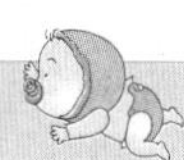

新妈妈体质虚弱，皮肤功能与产前相比有较大改变，通透性增加，对化妆品的吸收性也增加。化妆品都含有防腐剂等化学物质，有的化妆品还含有重金属等有害物质。在使用色底、色霜、粉底等化妆品时还形成遮盖层，不利于皮肤排汗，干扰产后恢复。

有害物质通过乳汁传给婴儿，影响婴儿健康成长，有时还会造成婴儿过敏。由于婴儿的解毒能力和耐受性比成人低得多，所以危险性更大。

另外，妈妈的气味对婴儿影响特别大，新生宝宝出生 50 小时，就能对各种气味做出生理反应，绝大多数婴儿能将其头部准确地转向有母亲气味的地方，并能唤起愉快的情绪，增进食欲。新妈妈若浓妆艳抹，浓郁的化妆品香味和各种挥发性物质就会掩盖自己原来的气味，婴儿的辨认及情绪都会受到干扰，影响哺乳。

可见，新妈妈不能浓妆艳抹，但合理的必要的皮肤护理还是可以的。

化点淡妆，重拾自信

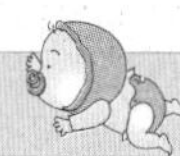

一些新妈妈由于妊娠，面部出现了黄褐斑；还有一些新妈妈在产后，面临着肌肤干燥、面色发暗、气色欠佳等情况。新妈妈切不可因此而“破罐子

破摔”，可以化点淡妆，将自己打扮得漂亮一些，取悦他人和自己，让心情更加愉悦。

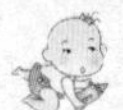

以洁肤、护肤为主，忌浓妆艳抹

新生宝宝的嗅觉颇为敏锐，常依靠妈妈身上特有的气味来辨认妈妈。如果妈妈浓妆艳抹，会驱散身体原有的气味，宝宝便会认为这不是自己的妈妈，因而情绪低落，不愿与妈妈亲近，继而会哭闹，甚至拒绝吃奶和睡觉，这对宝宝的身心健康极为不利。因此哺乳期新妈妈的化妆，主要应以洁肤、护肤为主。

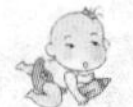

注意化妆品的质量，避免有害成分

购买化妆品一定要注意化妆品的质量和所包含的成分。劣质化妆品常常会出现有害成分严重超标的情况，常见的是铅含量超标，铅被母体吸收会进入乳汁中，损害宝宝健康。

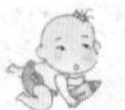

避免化妆品的刺激

每种化妆品都有程度不同的刺激性，严重者甚至会导致皮肤过敏。宝宝的皮肤特别娇嫩，应该注意不要让化妆品伤害宝宝的皮肤。

哺乳期间拒绝烫发、染发

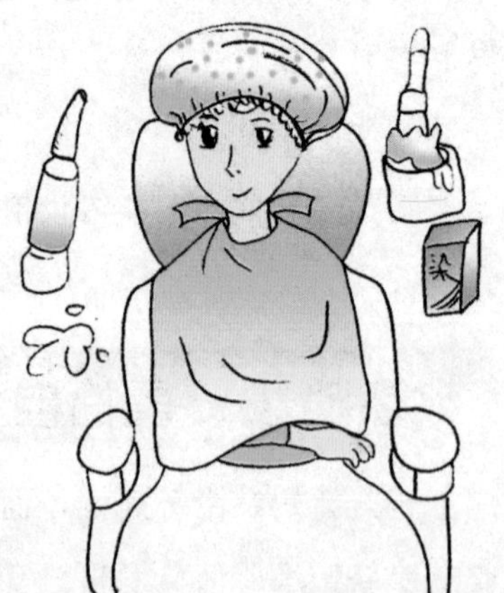

烫发和染发都要用到化学药水，这些化学药水含有对人体有害的重金属元素，染发时头部皮肤一定或多或少地吸收到了这些重金属，这会加重肝和肾的负担。这些有害的化学物质有部分会进入乳汁中，宝宝吃了这样的乳汁会吸收到有害的化学物质，对宝宝生长发育是非常不好的。

宝宝处在生长发育的关键时期，新妈妈千

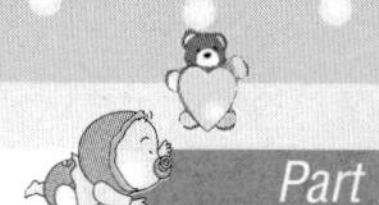
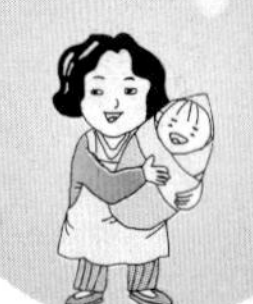

万不要为了一时的美丽而影响宝宝的成长。如果实在想烫发、染发，最好等宝宝断奶后。

产后不要戴首饰

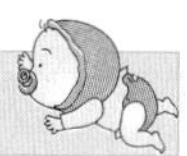

很多新妈妈都曾听说过孕期不宜佩戴首饰，也严格去遵守了。那么这是否意味着，过了孕期就可以立即佩戴首饰呢?

有一些新妈妈分娩之后，认为万事大吉了，就把曾经放在首饰盒里的首饰拿出来重新戴上。然而，新妈妈分娩之后是不适宜马上佩戴首饰的，尤其是哺乳期间的新妈妈更要避免佩戴首饰。

这是因为，刚出生的宝宝皮肤非常娇嫩，假如新妈妈哺乳期佩戴首饰，首饰不小心碰到宝宝，就有可能给宝宝带来伤害，例如刮伤宝宝的皮肤。

同时，新妈妈所佩戴的首饰并不是每天都擦洗，很容易积攒细菌，很不卫生，新妈妈和宝宝接触会增加宝宝感染细菌的机会。宝宝刚来到这个世界上，还未适应周围的一切，免疫力低，很容易增加宝宝生病的概率。

因此，为了避免所佩戴的首饰伤害到宝宝，产后还是暂时把首饰放在首饰盒里，等到宝宝长大一些再考虑戴吧。

选择合适的鞋子

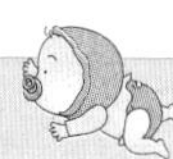

多数人认为坐月子期间，新妈妈不需要准备鞋，因为大多数时间不出门，只是在家走走。其实，坐月子期间穿鞋更应该科学。那么，月子期间穿鞋都要注意哪些事项呢?

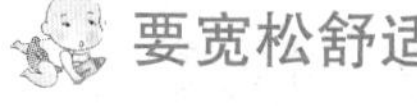

要宽松舒适

新妈妈月子期间身体很虚弱，穿宽松舒适的鞋子会轻松很多。如果过早地穿硬底鞋且长时间站立的话，以后年纪大了容易落下后脚跟痛的毛病，留下一辈子的病患。

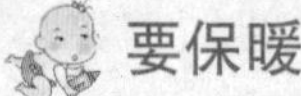

要保暖

女性最怕的就是脚受凉，特别是月子期的新妈妈。保暖的鞋子能预防新妈妈脚受凉，以免引起身体的其他不适。

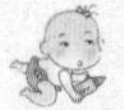

防滑很重要

新妈妈的鞋子一定要防滑。新妈妈产后身体很虚弱，行动要异常小心，再加上要抱着宝宝，此时一旦滑倒后果会很严重。

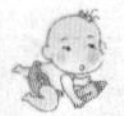

要有避震性

新妈妈经过孕产期后激素分泌变化会使关节韧带松弛，因此，最好能穿上避震性较好的鞋子，这既有利于骨骼的较快恢复，又减轻了产后腰痛的状况。

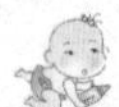

鞋底不要过高

产后新妈妈的身体骨骼没有完全恢复，脚底韧带松弛，此时穿高跟鞋会使身体重心过度前移，从而加重足部疼痛等不适，也可反射到腰部，使腰部产生酸痛感。所以新妈妈最好选择鞋跟为1.5～3厘米高的鞋子。

不宜过早穿高跟鞋

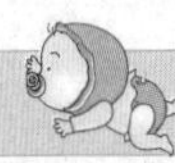

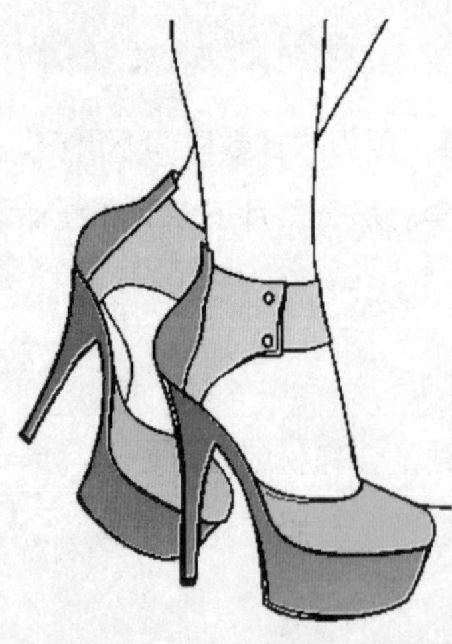

怀孕时，为了保护腹中宝宝，新妈妈都会脱下高跟鞋，换上平底鞋。到了产后，感觉一身轻，爱美的新妈妈就会不由得又穿起高跟鞋。产后3周，新妈妈的激素水平会恢复正常，但是这并不代表韧带也恢复到了产前的正常水平。通常韧带要完全修复到正常水平，至少要3个月到1年的时间。因此，产后短则3个月，长则1年内，新妈妈足部、骨盆及腰部的韧带仍处于一种相对松弛的状态，为了健康考虑，最好少穿高跟鞋。如果新妈妈实在想穿高跟鞋，或有些场合应该穿高跟鞋，要注意以下问题：

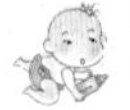 穿高跟鞋每天不超 2 小时

新妈妈穿高跟鞋，不能像孕前那样整天穿着。每天穿高跟鞋不超过 2 小时，否则对韧带恢复和脚踝健康都不利。

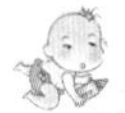 要挑选稳定的高跟鞋

新妈妈选择高跟鞋，要遵循 4 个原则：足弓处要接触良好；鞋面不能外斜；鞋跟应该足够坚固并且不能内偏；鞋跟从 4 厘米高开始，适应后再考虑跟高 6 厘米的鞋，逐步过渡到自己习惯穿的高度。

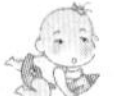 穿高跟鞋走路要平稳

新妈妈切忌穿着高跟鞋奔跑，即使再着急也要平稳地走。因为新妈妈穿高跟鞋后，本体感觉与肌肉反射会变得迟钝；另外，穿上高跟鞋，重心上升，加上韧带松弛，腰、骨盆、足的关节相对不稳，很容易造成急性的腰、骨盆、踝扭伤或劳损。

时尚、爱美的新妈妈生完宝宝后，想恢复美丽，恢复形象，所以想穿上心爱的高跟鞋，这在情理之中，但为了长久的健康，新妈妈还是应该忍耐一下，尽量少穿或不穿高跟鞋，为脚部完全康复以后放心穿高跟鞋打好基础。

坐月子也要戴胸罩

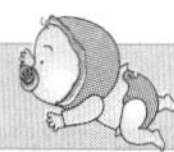

有的新妈妈为了方便哺乳，月子期间不佩戴胸罩。这种图方便的做法并不可取。月子期间，尤其是哺乳期，乳房增大，宝宝不断地吮吸，假如这时候不佩戴胸罩，很容易引起乳房下垂。因此，哺乳期新妈妈要选择合适的胸罩进行佩戴。

新妈妈在哺乳的时候，乳房溢乳是常见的现象，很多新妈妈会使用乳垫

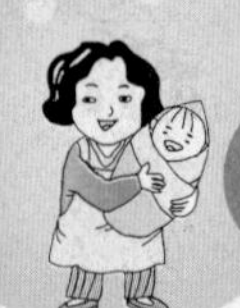

来吸收溢出的乳汁。因此，为了方便放置和固定乳垫，新妈妈可以选用专用的胸罩，在罩杯内会有口袋及辅助带。

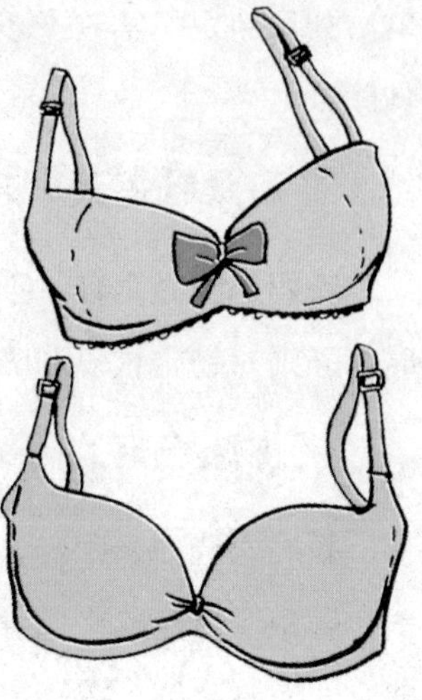

同时，罩杯的哺乳开口设计也非常关键。当宝宝饿得哇哇大哭的时候，新妈妈不免有些着急，这时候要一手抱着宝宝，另一手解开扣环，因此，扣环是否方便打开也非常重要。依据设计的不同，可分为下列几种，新妈妈可根据自己的喜好进行选择。

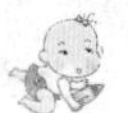

全开口式哺乳胸罩

这种胸罩的特点为罩杯仅以钩环钩于肩带，哺乳时将罩杯完全向下掀开，露出整个乳房。

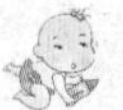

前扣式胸罩

这种胸罩的特点是胸罩的扣钩位于正前方，方便新妈妈用一只手解开文胸。适合在家中或睡觉时穿着，其支撑力稍微差一些，但比较舒适。居家穿着时，可以让乳房得到放松与休息。

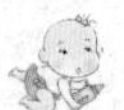

开孔式哺乳胸罩

这种胸罩的特点是罩杯掀开时，只露出乳头、乳晕及其周围，遮蔽性较高。

使用腹带的小知识

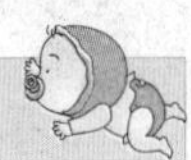

有不少年轻爱美的新妈妈，生了孩子后总担心自己的体形发生变化，于是就急忙用腹带或紧身裤将腰部、臀部、小腹部裹得紧紧的，认为这样就可以把撑开的胯骨收回去，从而保持优美的体形。但新妈妈要注意一些问题。

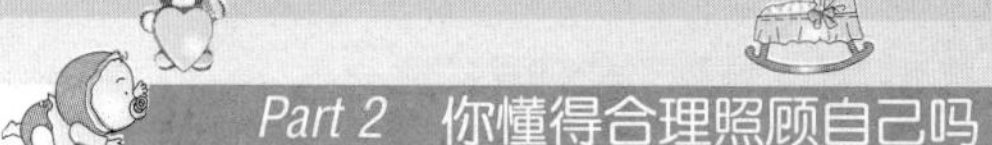

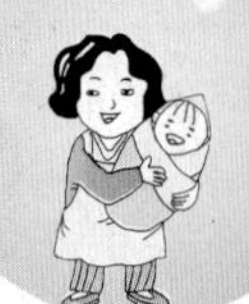

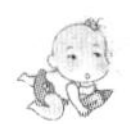

使用时间

一般顺产妈妈在产后即可使用腹带。而对于剖宫产妈妈来说，在手术后的7天内最好使用腹带包裹腹部，因为这样做有利于缓解疼痛，促进伤口愈合。但是，最好在下床活动时用，卧床后应解下，并且不宜长期使用腹带。

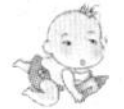

使用数量

在使用腹带时，因为新妈妈产后体虚，容易出汗，所以应多准备几条腹带，最少准备两条，以备替换。

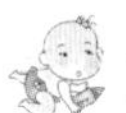

每天使用时间段

早晨起床、梳洗、方便完后，即可绑上腹带；三餐前，若腹带松掉，则须拆下重新绑紧再吃饭；擦澡前拆下，擦澡后再绑上；排尿之后戴上，睡觉前取下。

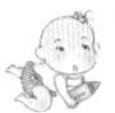

清洗方式

用无刺激性的洗涤用品清洗，再用清水过净后晾干即可。不要用洗衣机清洗，以免打折或起皱。

在使用腹带时，有些新妈妈为了使腹部恢复平坦，就把腹带绑得过紧，其实这是不正确的，这样会对身体造成不良影响。因为腹带绑得过紧，会造成腹压增高，生殖器官受到盆底支持组织和韧带的支撑力下降，从而引起子宫脱垂、子宫后倾后屈、阴道前壁或后壁膨出等症状，而且还会使肠道受到较大压力，饭后肠蠕动减慢，出现食欲下降或便秘等。

长期使用腹带的危害

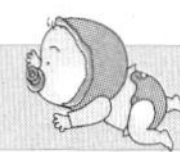

女性在怀孕和生育过程中腹肌过度伸张，从而造成产后腰部肌肉松弛，且松弛的腹肌在短时间内没有复原，使得多余的脂肪堆积在腹部，形成腹部隆起下坠。新妈妈生完孩子后，看到肚子上的层层叠叠的赘肉，难免会黯然伤神。

为了促进腹部快速复原，很多新妈妈会使用束腹带进行塑形。新妈妈产后适当使用束腹带可以帮助机体支撑内脏器官，防止器官下垂。剖宫产新妈妈产后使用束腹带还可以促进伤口愈合。束腹带的使用因人而异。一般应在每天饭后半小时，排尿之后戴上，睡觉之前摘下来。

但是有的新妈妈过度依赖束腹带，睡觉的时候也一直戴着。要注意束腹带不宜长时间使用，否则会对新妈妈的身体造成伤害。长期使用束腹带的危害主要有以下几种：

1 导致血脉不畅，引发下肢静脉曲张、痔疮、腰肌劳损等症状。

2 束腹带勒得太紧，增加腹压，生殖器官韧带的支撑力下降，引起子宫脱垂、子宫后倾后屈，阴道前壁或后壁膨出等。

3 易诱发盆腔静脉淤血症、盆腔炎、附件炎等妇科病。

因此，新妈妈晚上睡觉应摘下束腹带。使用束腹带时要做到早期使用、间歇使用、松紧适宜，这样才能发挥其最有效的功能。

Part 3

怎样吃出营养吃出健康

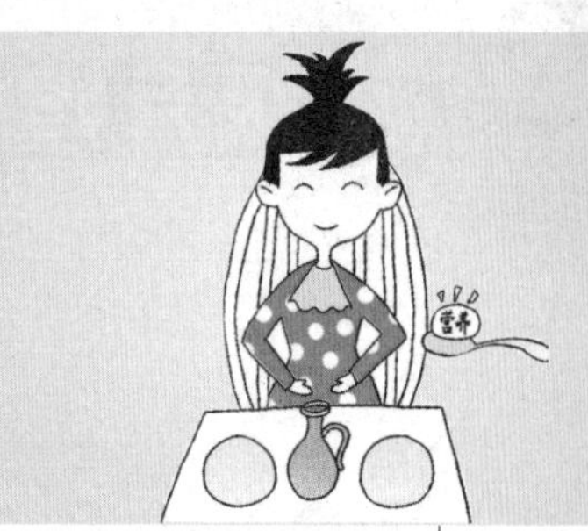

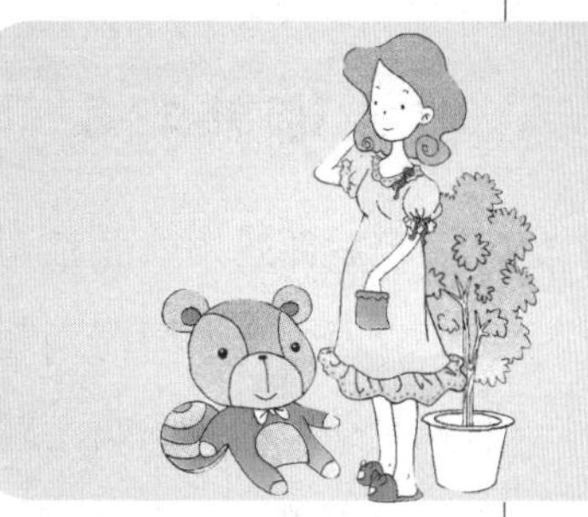

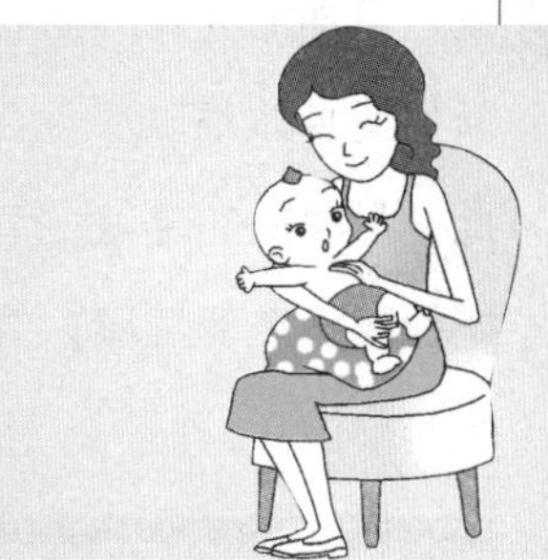

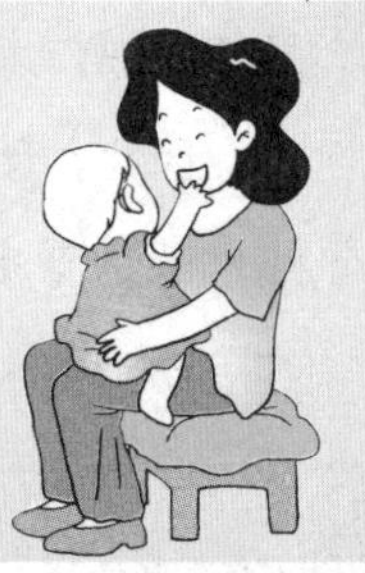

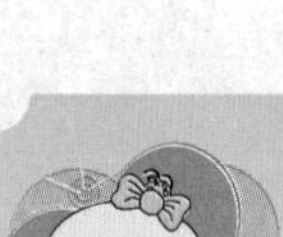

月子期饮食原则

饮食调养的重要性

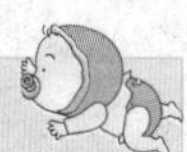

产后新妈妈即面临两大任务：一是新妈妈本身身体恢复，二是哺乳喂养宝宝。两个方面均需消耗大量的能量，故要补充足够的营养，因此饮食调养对于月子里的新妈妈尤其重要。

新妈妈由于在分娩时耗力及损血，流失了大量的蛋白质、脂肪、糖类、各种维生素、多种矿物质及水分，产后初期会感到疲乏无力，脸色苍白，易出虚汗，且胃肠功能也趋于紊乱，发生食欲缺乏、饥不思食、食而无味等现象，再加上乳汁分泌也会消耗能量及营养物质，此时若营养调配不当，不仅新妈妈身体难以康复，容易得病，而且还会影响婴儿的哺乳及生长发育。因此，尽快补充足够的营养素，补益受损的体质，对于防治产后疾病，帮助新妈妈早日恢复健康，维持新生宝宝的正常生长发育，都具有十分重要的意义。

饮食需要“清”

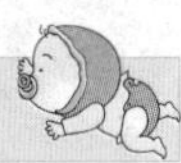

很多新妈妈总觉得分娩后身上仍肿肿的，这是因为在怀孕后期，体内会比孕前多出40%的水分，要到分娩后一段时间才可将多余水分全部代谢出去，具体表现为出汗、排恶露和排其他废物，这是一个自然的生理反应。

因此，新妈妈需要清淡饮食，避免过多的盐分使水分滞留在身体里，造成水肿。清淡饮食有助于清理体内的水和钠，如麻油猪肝、鱼汤、生化汤、红豆汤、糯米粥等。家里人如果不懂，就会以为新妈妈产后水肿是体虚，就

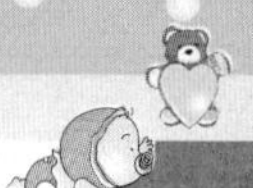
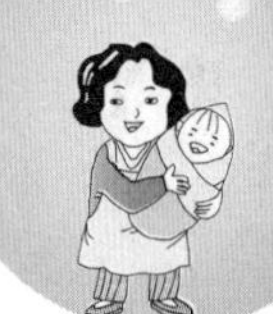

进行大补特补，这样做其实是在增加新妈妈的肾脏负担，影响身体排水排恶露。剖宫产的新妈妈此阶段尤其应忌吃虾、贝壳等海产品。

剖宫产妈妈的饮食原则

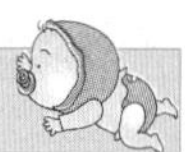

剖宫产手术需要麻醉、开腹等，很伤害身体，因此，产后恢复也会比正常分娩者慢些。同时因手术刀口的疼痛，新妈妈的食欲也会受到影响。所以，在产后要好好地补充营养。

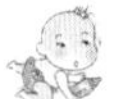

术后第 1 天应先给予流食

以米粉、藕粉、果汁、稀粥、鱼汤、肉汤等流质食物为主，分 6 ~ 8 次给予。

忌用牛奶、豆浆等胀气食品，可以给予萝卜汤，既能促进胃肠蠕动，又能促使排气、通便，减少腹胀。

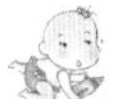

术后第 2 天应吃些稀、软的食物

新妈妈术后身体不适，又无食欲，可给予一些半流质食物如肝泥、鱼肉、蛋羹、肉末、面条、稀饭，每天 4 ~ 5 次，保证充足的摄入量。

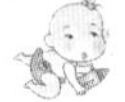

第 3 天恢复正常饮食

如果恢复情况良好的话，可改为一般新妈妈饮食。每天应保证摄入热能 12540 千焦（约 3 千卡），注意补充优质蛋白、各种维生素和微量元素。

选用主食 350 ~ 400 克，牛奶 250 ~ 500 毫升，肉类 150 ~ 200 克，蔬菜、水果 500 ~ 1000 克，鸡蛋 2 ~ 3 个，植物油 30 克左右，这样就能够有效保证新妈妈每天都摄入充足的营养。

忌食辛辣、生冷、坚硬食物

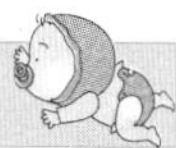

新妈妈在产后 1 个月内饮食应以清淡、易于消化为主，食物品种应多样

化。如果产后饮食护理得当，新妈妈的身体就会很快恢复。

在月子里，新妈妈一定要忌食辛辣温燥和过于生冷的食物。辛辣温燥之食可助内热，使新妈妈上火，引起口舌生疮、大便秘结或痔疮发作。母体内热可通过乳汁影响到婴儿，使其内热加重。所以，新妈妈在产后1个月内应禁食韭菜、大蒜、辣椒、胡椒、茴香等。

生冷、坚硬食物易损伤脾胃，影响消化功能。生冷之物还易使瘀血滞留，导致产后腹痛、产后恶露不尽等。如食坚硬之物，还易使牙齿松动引起疼痛。

产后前几天如何吃

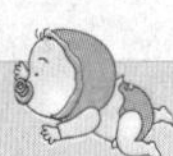

为了恢复体力和早日下奶，保持充足奶量，产后头几天的饮食安排很重要，以下几点仅供参考：

1 由于产后胃消化能力弱，食欲尚未恢复，产后头几天饮食以半流质、软饭为主，加工也要精细一些。可选用稀粥、汤面、馄饨、面包、牛奶、豆浆等，选用的动物蛋白以鸡蛋、瘦肉、鱼、鸡较好，除了三顿饭，可以在下午和晚间各加餐1次。

2 鸡汤、鱼汤、排骨汤有利于下奶，但要把汤内的浮油撇净，以免进食过多脂肪，乳汁内脂肪含量增加，会导致婴儿腹泻。在下奶前不要喝太多汤水，以防奶胀，乳管通畅后可以不再限制。

3 适当多吃青菜和水果。绿叶菜和水果含有丰富的食物纤维，能使大便通畅。

4 孕期合并缺钙、贫血以及分娩时出血多的新妈妈，除了吃含钙、铁多的食物（如牛奶、鸡血、猪肝、青菜、豆制品）外，还要服用鱼肝油丸、铁剂等。

一般产后3～4天新妈妈就可以吃普通饭了，不必吃得过稀，也不要吃得过饱过多。

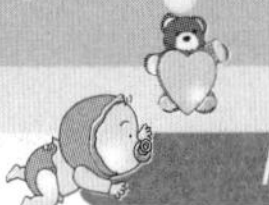
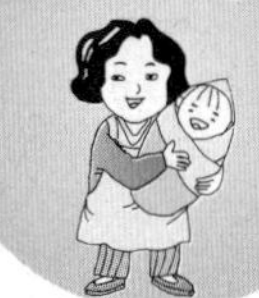

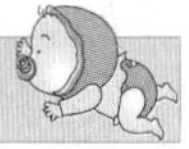

科学月子餐6大原则

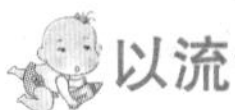

以流食或半流食开始

新妈妈产后处于比较虚弱的状态，胃肠道功能难免会受到影响。尤其是剖宫产的新妈妈，麻醉过后，胃肠道的功能需要慢慢地恢复。因此，第1周的月子餐，最好以好消化、好吸收的流食和半流食为主，如稀粥、蛋羹、米粉、汤面及各种汤等。

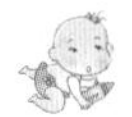

补充足够热能

采用母乳喂养的新妈妈每天热能的供给量应为2.5千卡左右，而喂牛奶的新妈妈每天所需的热量要比完全母乳者少0.5~0.7千卡，母乳和牛奶混合喂养的妈妈则要看母乳的分泌情况而定。

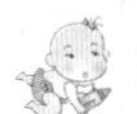

荤素兼备营养足

新妈妈经过怀孕、生产，身体已经很虚弱，这个时候加强营养是必需的，但这并不意味着要猛吃鸡、鸭、鱼、肉和各种保健品，荤素兼备、合理搭配才是新妈妈的饮食之道。

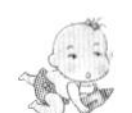

补血、补钙、补维生素

新妈妈产后失血较多，需要补铁以制造血液中的血红蛋白。瘦肉、动物的肝和血以及菠菜含铁较多，多吃有助于补血。新妈妈多吃些豆腐、鸡蛋、鱼虾，多喝些牛奶，可增加乳汁中的钙含量，从而有利于宝宝骨骼、牙齿的发育。因为足够的B族维生素能使乳汁充沛，所以新妈妈也要适当吃一些粗粮、水果、蔬菜。

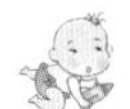

散寒、助消化

应吃些红糖，因为红糖所含的葡萄糖比白糖多得多，所以饮服红糖后新妈妈会感觉全身温暖。红糖里的铁、锌、镁、铜等物质，还有补血、生乳、止痛的效果。山楂酸甜可口，能增进食欲，帮助消化，而且能兴奋子宫，可促使子宫收缩和加快恶露的排出。新妈妈每餐吃些新鲜蔬菜和水果，如红萝卜、苋菜、苹果等能防止新妈妈因产后肠蠕动减缓而引起的便秘。

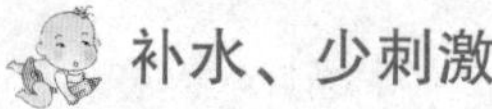

补水、少刺激

饮水不足也会影响乳汁分泌，因此新妈妈还要多喝水。新妈妈须忌食葱、生姜、大蒜、辣椒等辛辣大热的食物。因为这些食物不仅容易引起新妈妈便秘、痔疮，还可能通过乳汁影响宝宝的肠胃功能。

新妈妈要按体质进补

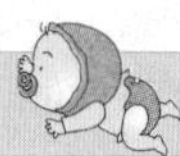

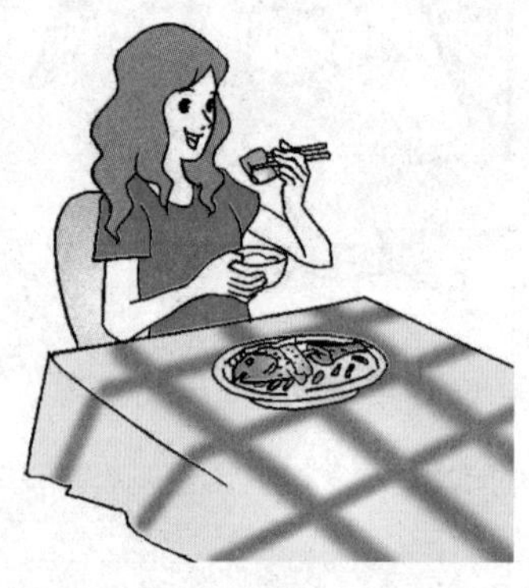

新妈妈应根据自己的身体状况合理调整饮食结构，制订科学的饮食计划，补充肌体缺乏的营养物质，而不是让体内营养过剩，即不要进补过度。正确的进补方式应按照个人体质做饮食调整。

若新妈妈本身的体质较壮，或在怀孕期间得到了充足的营养补充，体型较胖，在饮食上，则应相对适量控制肉类的摄取。肉与蔬果的比例，最好维持2∶8的比例；肉类适量减少摄取，维生素、微量元素以及纤维素含量丰富的蔬菜和水果则应增加食用。

倘若新妈妈体质较差，产后恢复较为缓慢，尤其剖宫产妈妈往往不如自然生产的新妈妈产后恢复得迅速和理想，体型较瘦，体质较为虚弱，则可视状况将膳食中蔬菜与肉类调整至4∶6的比例以增加蛋白质的摄取。虚弱的新妈妈应该多吃肉、蛋、奶等蛋白质、脂肪含量丰富的食物，以尽快补充能量，恢复体力，但仍应尽量以清淡为主要原则。

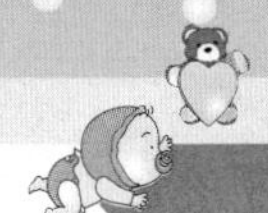
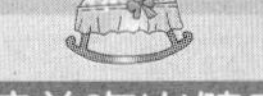
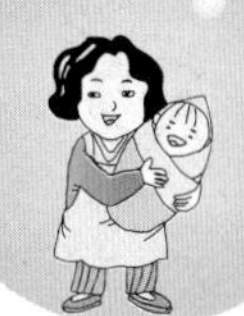

不同体质进补宜忌

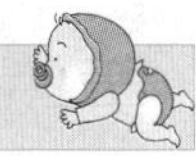

体质自我检测表

寒性体质	热性体质	
	实热型	虚热型
四肢冰冷 畏寒、喜热饮 咳嗽、痰涎多且清稀 头昏 呼吸短促 脸色苍白 全身乏力 大便稀薄 小便清长 白带色白、量多 经期延后 腹痛 贫血	口干、口苦 咽喉痛 眼屎多 烦躁易怒 口臭 扁桃体发炎 便秘 尿道炎 睡眠不安稳 皮肤病	口干 口水黏稠 咽喉痛 两颧潮红 手足心热 五心烦热 潮热 舌红

虚性体质		实性体质
气虚型	血虚型	
脸色苍白、偏黄 精神不振 体力不足 肢体不温 讲话有气无力 心悸 容易喘促 容易出汗 呼吸气短 排便不顺 食欲不振 夜尿多 尿失禁 脱肛 子宫下垂 容易流产	脸色苍白 头晕 眼花 耳鸣 眼睛干涩 低血压 容易抽筋 肢体麻木 血液循环不良 贫血 经期量少	精神亢奋 体力充足 容易烦躁失眠 体格壮硕 眼红 面红 血压高 容易流鼻血 容易渴且喜喝冷饮 痔疮 尿频、尿痛

重质不重量的食补原则

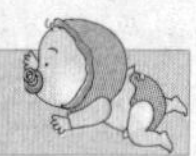

现代人的饮食逐步丰富，营养足够，因而坐月子的食补重点应该有所调整，重质不重量。

在生产过程中，新妈妈的血液、含氧量、体力都会大量消耗，身体虚弱，气血不足。如果饮食品质上不去，会造成肠胃不适、恶露增加，出现腹泻、便秘等问题。因而，食材挑选应该注重温和、新鲜。

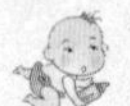

选择当季食材

当季食材，不仅营养丰富，而且新鲜度高。另外，当季食材多以自然生长为主，化学催熟的可能性偏低。

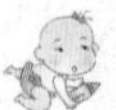

避免刺激性食物

新妈妈应以温和的食材为主，避免过于油腻、寒凉的食材，易于消化吸收。

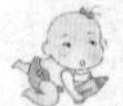

选择易消化、质地柔软的食材

在生产过程中，新妈妈的器官、筋骨及五脏六腑都很脆弱，极易受伤。而质地柔软的食物，不仅易消化，而且不会增加肠胃负担，是产后食物的最佳选择。

适合新妈妈的科学食谱

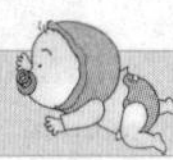

坐月子是女性的特殊生活阶段，对饮食要求是营养丰富且容易消化，逐渐适宜逐步增加，不可突击性增加。

新妈妈每天需要的热量约为 12540 千焦（约 3 千卡），其中应包括蛋白质 100 ~ 200 克，相当于每千克体重 2 克；钙质 2 克，铁 15 毫克。每天包括主食 500 克，肉类或鱼类 150 ~ 200 克，鸡蛋 3 ~ 5 个，豆制品 100 克，豆浆或牛奶 250 ~ 500 克，新鲜蔬菜 500 克，每顿饭后吃瓜果 1 ~ 2 个

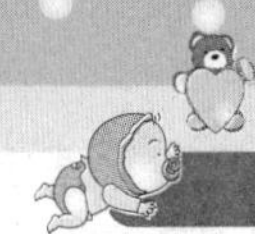
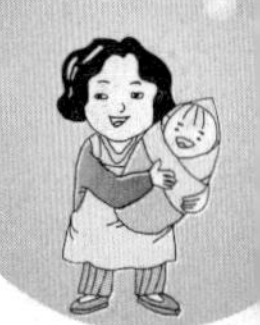

（苹果、橘子、香蕉等）。

要注意食物的烹调。可根据各地习惯做到多样化，且色、香、味、形俱全，以增强新妈妈的食欲；还要注意粗细粮搭配，荤素菜配着吃。过甜过咸均不宜吃。夏季吃水果洗净去皮即可吃，不需加温；冬季，水果应放在温水（40℃左右）中浸泡20～30分钟温透，方可食用。冰箱里刚取出的水果，应放在室温中过一会儿再吃。

为了保证母乳喂养，应多补充带有汤水的食物，如鸡汤、鱼汤、排骨汤、猪蹄汤、蛋花汤、豆腐汤等。餐间及晚上加点心或半流质食物。

不要挑食和偏食

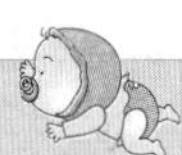

很多新妈妈觉得好不容易生下宝宝了，终于可以不用在吃上顾虑那么多了，赶紧挑自己喜欢吃的进补吧。殊不知，不挑食、不偏食比大补更重要。因为新妈妈产后身体的恢复和宝宝营养的摄取均需要大量各类营养成分，新妈妈千万不要偏食和挑食，要讲究粗细搭配、荤素搭配。这样既可保证各种营养的摄取，还可提高食物的营养价值，对新妈妈的身体恢复很有益处。

另外，新妈妈最好以天然食物为主，不要过多服用营养品。目前，市场上有很多保健食品，有些人认为分娩让新妈妈大伤元气，要多吃些保健品补一补。这种想法是不对的，月子里应该以天然绿色的食物为主，尽量少食用或不食用人工合成的各种补品。

按照一定顺序进食

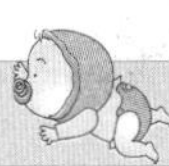

新妈妈在进食的时候，最好按照一定的顺序进行，这样才能更好地被机体消化吸收，更有利于新妈妈身体的恢复。

正确的进餐顺序应为：汤→青菜→饭→肉，半小时后再进食水果。

饭前先喝汤。饭后喝汤的最大问题在于冲淡食物消化所需要的胃酸。

所以新妈妈吃饭时忌一边吃饭，一边喝汤，或以汤泡饭或吃过饭后再来一大碗汤，这样容易阻碍正常消化。

米饭、面食、肉食等淀粉及含蛋白质成分的食物需要在胃里停留1~2小时，甚至更长的时间，所以要在汤后面吃。

在各类食物中，水果的主要成分是果糖，无须通过胃来消化，而是直接进入小肠就被吸收。如果新妈妈进食时先吃饭菜，再吃水果，消化慢的淀粉、蛋白质就会阻塞消化快的水果，食物在胃里会搅和在一起。如果饭后马上吃甜食或水果，最大害处就是会中断、阻碍体内的消化过程。胃内未完全消化的食物会被细菌分解，产生气体，形成肠胃疾病。

适当摄入滋补性食品

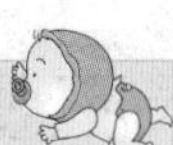

产后女性的生殖器官将进行一系列恢复变化。产后3天内，子宫每隔30~50分钟就产生一次宫缩，宫缩迅速变小复原。6周后子宫由1000克左右恢复到60~80克非妊娠状态。分娩后，血容量逐渐减少，脉搏和血压渐趋正常。妊娠晚期潴留于体内的水分逐渐排出，故排尿量增加，产后1~2天，常常渴而多饮。产褥期卧床较多，缺少运动，腹肌及盆底肌肉松弛，肠蠕动减弱，易患便秘。

因此，新妈妈在产褥期应补充高热量饮食，以补充分娩过程中消耗的大量热能；多食用高蛋白饮食，可促进妊娠和分娩过程中身体疲劳的恢复和创伤修复；多吃一些富含维生素及矿物质的食物，可补血和补充钙质。

按照传统习惯，新妈妈要多食用红糖、芝麻、鸡蛋、小米粥、鸡汤、鱼汤、肉汤等，这些食物营养丰富，有利于下乳，且符合新妈妈的生理要求。

过度滋补危害大

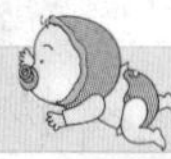

妇女在分娩后适当进行滋补是有益的，这样可补充新妈妈的营养，有利身体的恢复，同时可以有充足的奶水哺乳婴儿。但是，如果滋补过量却是无益而有害的。鸡蛋成筐，水果成箱，罐头成行，天天不离肉，顿顿喝肉汤，

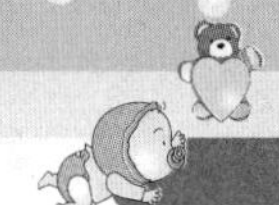

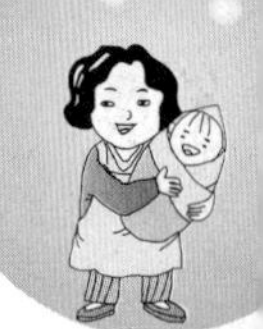

这种大补特补的做法不但浪费了钱财，而且有损新妈妈身体健康。原因如下。

1 滋补过量容易导致过胖。产后妇女过胖会使体内糖类和脂肪代谢失调，引发各种疾病。调查表明，肥胖者冠心病的患病率是正常人的2~5倍，糖尿病的患病率可高出正常人的5倍。这对新妈妈以后的健康影响极大。

2 新妈妈营养太丰富，必然会使乳汁中的脂肪含量增多，若婴儿胃肠能够吸收，易造成婴儿肥胖，并且患扁平足一类的疾病；若婴儿消化能力较差，不能充分吸收，就会出现脂肪泻，长期慢性腹泻会造成营养不良。

3 婴儿因受母亲乳汁脂肪含量过多的影响，还会发育不均，行动不便，成为肥胖儿。对其身体健康和智力发育都不利。

荤素搭配营养全面

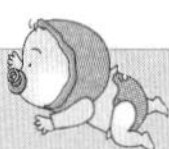

月子期的营养对于新妈妈身体恢复及宝宝的发育都是很重要的，因此，坐月子的饮食千万不可松懈。但是新妈妈也不能无限度地加强营养，造成营养过剩，而是要注意科学搭配，使营养的吸收更均衡。

新妈妈想要在产后摄入的营养更均衡，就要注意食物的荤素搭配。产后月了期间如何做到荤素搭配得当，新妈妈可以学习一下。

有荤有素，粗细搭配。每种食物所含的营养成分是不同的，因此新妈妈不可挑食、偏食，每天尽可能地多吃不同品种的食物，荤菜、素菜搭配着。新鲜蔬菜中含有大量维生素、纤维素和微量元素能防止新妈妈便秘；动物内脏富含铁质，可以预防贫血；红色肉类、贝壳类富含锌，有利于宝宝的智力发育。因此。新妈妈的月子餐应荤素都有，例如胡萝卜、西红柿、菠菜、大白菜、柿子椒等宜配炒瘦肉、肝或鱼虾等，这样更为营养。

这些营养成分都可以通过母乳传递给宝宝，在月子里及整个哺乳期应多吃各种有益的食物。另外，新妈妈产后要经常吃些粗粮、杂粮，能够改善产后便秘。

均衡饮食是一种观念，不是说非要一天这种吃多少，那种吃多少，拿着秤砣过日子。而是要打破“好东西要多吃”的观念，时刻提醒自己和家里人不要偏食某种“好东西”，慢慢养成什么都吃一点，以粮食为主的习惯，这样才能真正保证各种营养素均衡充足。

食补要分阶段进行

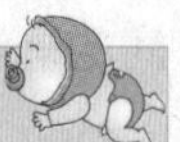

生产完后，由于体质尚虚，直觉反应就是要赶快进补，以恢复元气。其实进补要考虑身体状况，更要分阶段。营养专家将整个月子期大体分为三个阶段，每个阶段的进补方法和原则都不尽相同，新妈妈赶紧来学习一下吧。

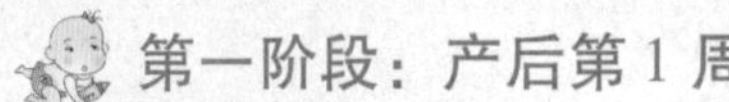

第一阶段：产后第 1 周

无论是哪种分娩方式，新妈妈在最初的 1 周里都会感觉身体虚弱、胃口比较差。这时如果强行填下油腻的补食，只会让新妈妈更没有食欲。而且，第 1 周是新妈妈排恶露的黄金时期，同时产前身体多余的水分也会在此时排出。因此，产后第 1 周暂时不要吃得太补，以免恶露排不干净。本阶段的重点是开胃而不是滋补，胃口好，才会食之有味，吸收也好。

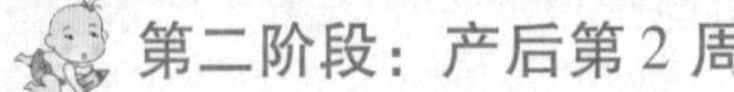

第二阶段：产后第 2 周

进入月子的第 2 周，恶露逐渐减少，颜色和第 1 周相比不那么鲜红，新妈妈的伤口基本愈合了。经过第 1 周的精心调理，本周新妈妈胃口应该明显好转，这时可以多吃些补血食物，调理气血。

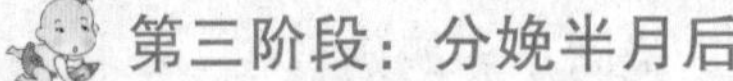

第三阶段：分娩半月后

宝宝长到半个月以后，胃容量增长了不少，吃奶量与次数逐渐形成规律，新妈妈这时完全可以开始吃催奶食物了。鲫鱼汤、猪蹄汤、排骨汤等都是很有效的催奶汤，如果加入通草、黄芪等中药，效果更佳。

月子期间要注意饮食卫生

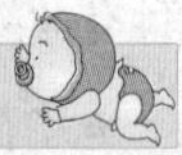

分娩是个正常生理过程，可许多人对其过于谨慎，尤其是分娩后的饮食。

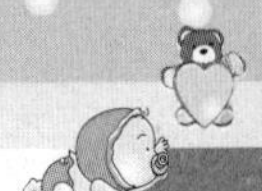
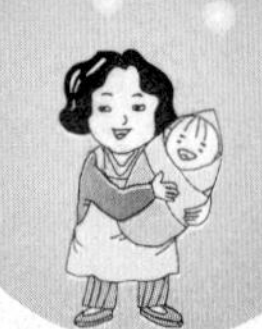

在产科病房里，常常见到一些老年人为刚刚分娩的新妈妈端上一碗油腻腻的炸鸡蛋，油多得可做汤，按她们的话说吃了会祛寒，可多数人服后易发生腹泻，结果是越补体质越弱；也有的将酒做汤，血压高者越吃血压越高，给新妈妈带来危害。

有的人喜欢在喝豆浆时加入蜂蜜，这是不可取的。蜂蜜含少量有机酸，与含蛋白质丰富的豆浆兑服，会产生变性沉淀，不能被人体所吸收。

当然，分娩过程消耗体力，需要产后进食来补充，但也不是如前所述的进补。一般说来，刚分娩完新妈妈都较疲劳，消化能力减弱，再加上分娩时多少有点失血，因此宜给予清淡、易消化、含铁高、富有营养而不油腻的半流质食物。如排骨汤煮线面、红糖糯米粥、红枣汤、鸡蛋、鸡汤、瘦肉、猪肝、桂圆干等，几天后可渐渐过渡到普通饮食。

由于产后体弱下床少，多数人又没有吃蔬菜、水果，因此容易发生产后便秘，这给新妈妈带来烦恼。为此，新妈妈分娩几天后可适当吃些温性蔬菜、水果及高纤维素食物，如芥菜、韭菜、白菜、花生、胡萝卜、苹果、柑橘、荔枝等，注意多喝汤水，再适当下床活动，可防止便秘。

如果产后乳汁少还可吃些虾、鲫鱼、鲤鱼、猪蹄等食物，既补体又使乳汁增多。少食生姜、酒等刺激性食物，使产后饮食营养又卫生。

食物并非越多越好

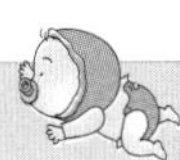

一般人都知道在坐月子期间应该增强营养，以恢复分娩时消耗的体力，并且能为宝宝提供高质量的乳汁，所以把好吃的东西统统拿出来，每顿都是猪蹄汤、鱼汤或大鱼大肉。

其实这个时期吃东西是很有学问的，新妈妈坐月子期间摄入的食物并非越多越好，应以充足的能量、高蛋白质、适量的脂肪、丰富的矿物质、维生素以及充足的水分为原则。

能量是保证泌乳量的前提，热能不足将导致泌乳量减少 40% ~50%，食物应以奶制品、蛋类、肉类、豆制品、谷类、蔬菜为主，配合适量的油脂、糖、水果。食物应清淡、易于消化，烹调时应少用油炸油煎的方法，每餐应干稀搭配、荤素结合。少吃甚至不吃生冷或凉拌的食物，以免损伤脾胃，影响消化功能。

为什么要少吃多餐

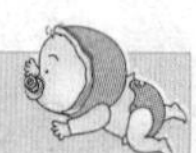

月子期间，宝宝一天需要进食很多餐，而新妈妈每天要给宝宝提供足够的口粮。怎么吃才能给宝宝供应更充足的口粮也成了新妈妈关注的焦点。

一般产后，新妈妈宜少食多餐，一天吃好几顿饭也很正常，但是新妈妈要注意，少食多餐并不意味着可以完全不顾及肠胃功能，不限次数地饮食。正常情况下，提倡的少食多餐以5~6次为宜。

餐次增多，减少了每餐进食的食物量，有利于食物消化吸收，保证充足的营养。另外，产后新妈妈的胃肠功能减弱，肠胃蠕动减慢，一次吃得过多，加重了本来就虚弱的肠胃的消化功能，新妈妈自己也难受。而采用多餐制，则有利于胃肠功能的恢复。

素食产妇需补充的4大营养素

易缺乏的营养素	补充方式	注意事项
铁	多喝养肝汤或者多吃深色蔬菜、豆类、全谷、全麦食品	植物性铁不易被人体吸收，可选择补充高维生素C的水果，如橙子、草莓、奇异果等，促进铁的吸收
钙	增加蛋、牛奶、黄豆、黑芝麻等食材的摄取量	全素者缺钙的可能性很大，因而需要增加相关营养品
蛋白质	多摄入豆腐、豆干、牛奶、蛋、坚果类食物	全素者要多吃豆类食物，并辅以绿叶蔬菜，使营养均衡
维生素B_{12}	多吃蛋、奶制品、海藻类食物	全素者易缺乏维生素B_{12}，导致巨细胞性贫血，因而需要格外注意

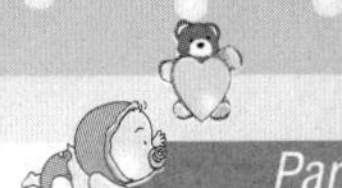

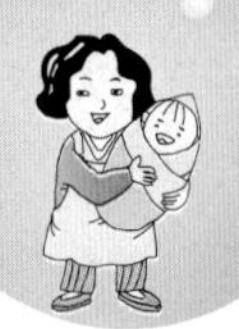

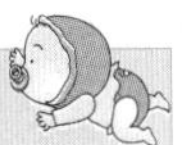

要继续补钙和铁

在怀孕时期，胎儿会从母体里吸收大量钙质。生产完毕后，当新妈妈为宝宝进行哺乳的时候，妈妈体内的钙又会“跑”到乳汁里，这样就让新妈妈自身体内的钙质随着哺乳而减少。

传统观念认为，如果新妈妈钙质流失的话，骨头是首当其冲的受损部位，但事实并非如此。经过相关的研究发现，牙齿是新妈妈流失钙质后最先受损的部位。如果哺乳期间钙质流失严重，可能当时症状不太明显，几年之后，牙齿与牙齿之间的缝隙就会增大，并且开始松动，齿槽空洞，咀嚼无力，到时候再想要保护牙齿，可就为时过晚了。

当然，新妈妈体内的钙元素缺乏，也会导致骨质出现一定程度的软化疏松现象，还会引起腰酸背痛、手脚抽筋、腿脚酸痛以及水肿等现象。因此，月子里还要继续补充含钙丰富的食物或适当的钙剂。

同时，由于怀孕、生产会丢失大量血液，使得有些新妈妈产后出现贫血、血压偏低等症状。因此新妈妈在月子里要通过饮食增加铁元素的摄入，保证体内血红蛋白的合成，以便能够充分补充血液。

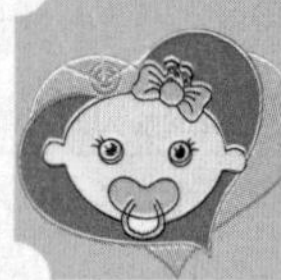

月子期饮食细节

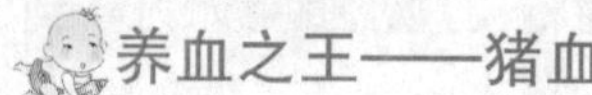

月子饮食四大宝

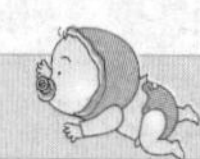

养血之王——猪血

猪血，广东人称为猪红，是一种价廉而营养极为丰富的食品。其低脂高蛋白，且含有铁、铜等人体必需元素和磷脂、维生素等营养成分，故常食猪血有很大益处，素有“液态肉”美称。猪血价廉物美，堪称“养血之王”。

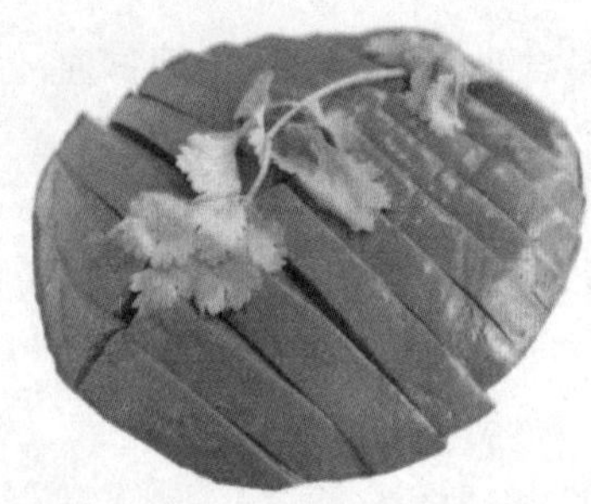

猪血中含有人体不可缺少的无机盐，如钠、钙、磷、钾、锌、铜、铁等，特别是含铁丰富，每百克中含铁45毫克，比猪肝几乎高1倍（猪肝每百克含铁25毫克），比鸡蛋高18倍，比猪肉高20倍，比鲤鱼高20倍，比牛肉高22倍。铁是造血所必需的重要物质，其有良好的补血功能。因此，女性分娩后膳食中要常有猪血，既防治缺铁性贫血，又增补营养，对身体大有益处。贫血患者常吃猪血可起到补血的功效。

据测定，每100克猪血中含蛋白质19克，高于牛肉、瘦猪肉和鸡蛋中蛋白质的含量。它不仅含蛋白质量多质优，而且极容易消化吸收。猪血的另一特点是含脂肪量极少，每100克仅含0.4克，是瘦猪肉脂肪量的1/70，属低热量、低脂肪食品。

医学研究证明，猪血内所含的锌、铜等微量元素，具有提高机体免疫功能和抗衰老的作用，猪血中的卵磷脂能抑制低密度胆固醇的有害作用。

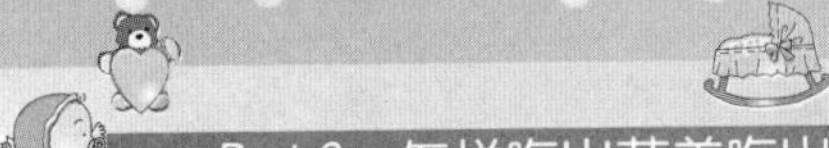
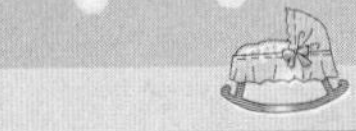
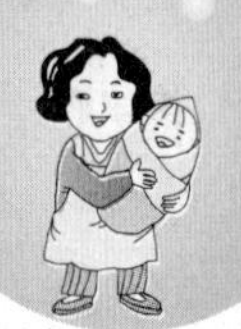

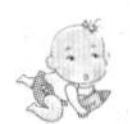

食疗的营养库——猪肝

中医食疗学认为，猪肝味甘性温，有补肝、养血、益目三大功效，是我国最早用于食疗的食物之一。

猪肝和我们人类肝脏的结构、成分、功能十分相似，其蛋白质含量远比瘦肉高，容易被人体消化和吸收，还含有各种维生素和无机盐，常吃可以补肝血，养肝阴。

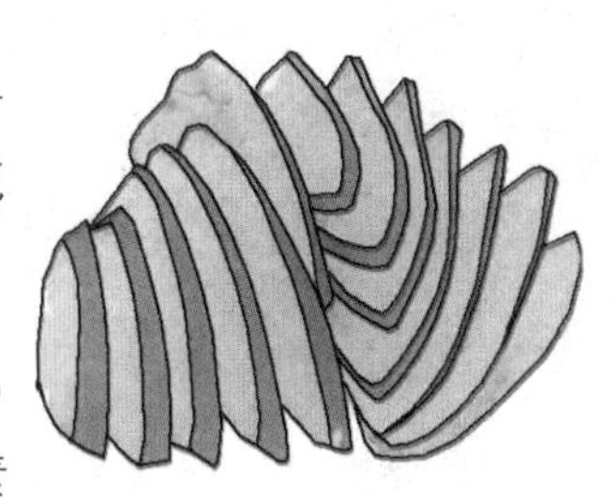

猪肝含铁丰富，单位含量是猪肉的20倍，并且是吸收率最高的食物，而铁是血红蛋白的主要成分，也是人体合成红细胞的重要原料。

对生理性贫血、缺铁性贫血和献血后的人群，猪肝是补铁的最佳来源。另外，猪肝含有维生素B_2，是治疗恶性贫血疾病的首选。

猪肝的营养含量是猪肉的十多倍，维生素A的含量超过奶、蛋、肉、鱼等食品，能保护眼睛，维持正常视力，防止眼睛干涩、疲劳。每百克猪肝中含维生素A 8700IU（2600微克视黄醇当量），而中国营养学会推荐的维生素A每日摄入量为2600IU（800微克视黄醇当量）。

所以，每周食用2次、每次100克左右的猪肝，在满足机体对维生素A需要的同时（维生素A为脂溶性维生素，多余的可以蓄积在肝脏内），并不会对血胆固醇造成很大影响。

经常食用猪肝还能补充维生素B_2，这对补充机体重要的辅酶，完成机体对一些有毒成分的去毒有重要作用。猪肝中还具有一般肉类食品不含的维生素C和微量元素硒，能增强人体的免疫反应，抗氧化，防衰老，并能抑制肿瘤细胞的产生。

荤素皆宜——黑木耳

黑木耳是一种滋补健身的营养佳品。由于黑木耳片大肉厚、营养丰富、味道鲜美，故被人誉为“素中之荤”。

据现代科学分析，每100克黑木耳干品中含蛋白质10.6克，脂肪0.2克，

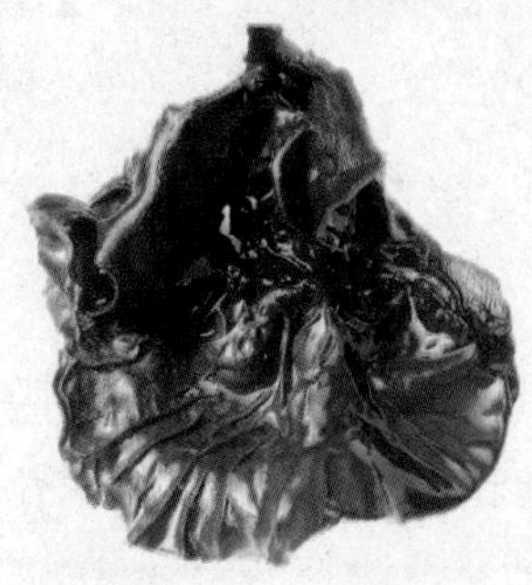

碳水化合物65克，粗纤维7克，钙375毫克，磷201毫克，铁185毫克，此外还含有维生素 B_1 0.15毫克，维生素 B_2 0.55毫克，烟酸2.7毫克。其中蛋白质、维生素和铁的含量分别比白木耳高出1倍、2倍和5倍。蛋白质中含有多种氨基酸，赖氨酸和亮氨酸的含量尤其丰富。因此，黑木耳历来深受广大人民的喜爱，常作为烹调各式中西名菜佳肴的配料，或和红枣、莲子加糖炖熟，作为四季皆宜的点心。黑木耳不仅清脆鲜美，滑嫩爽喉，而且有增加食欲和滋补强身的作用。此外，黑木耳具有一定的吸附能力，对人体有清涤胃肠的作用。

天然维生素丸——红枣

红枣能补益脾胃和补中益气。多吃红枣能显著改善肠胃功能，达到增强食欲的功效。此外，红枣还能补气血，对于气血亏损的新妈妈特别有帮助。

红枣味甘性湿，具有养血安神、补中益气之功效。根据现代药理研究，红枣有增强体能、加强肌理的功效。

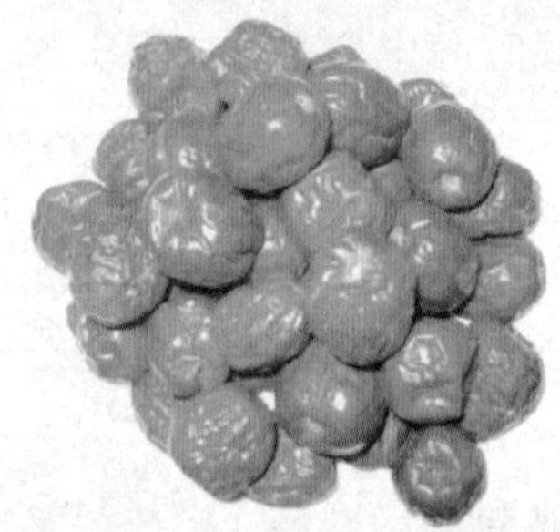

红枣热量高，另外亦含有丰富的蛋白质、脂肪及多种维生素。其所含的维生素C量，几乎居众水果之冠，因此红枣可以说是天然维生素丸。

每百克红枣中含维生素C 500毫克，而缺铁性贫血患者往往伴有维生素C缺乏。所以，新妈妈在吃富含铁的食物的同时，还要吃富含维生素C的食物。民谚云："日食仨枣，永远不老。"即常食红枣可以延年益寿。

据科学分析：红枣富含维生素、果糖和各种氨基酸。其中维生素C的含量堪称百果之冠，是苹果、葡萄的70～100倍，是梨的140倍。现代药理研究证明：红枣中含有大量的环磷酸腺苷，它能调节人体的新陈代谢，使新细胞迅速生成，死细胞很快被消除，并能增强骨髓造血功能，增加血液中红细胞的含量，这样肌肤就会变得光滑细腻有弹性，因此，在医学上环磷酸腺苷又有"生命第二信使"的美誉。

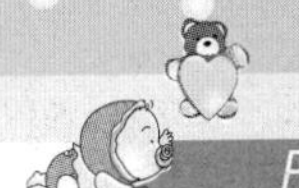
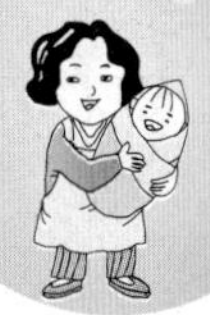

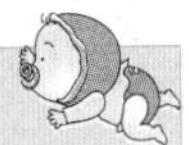

不要急着喝催乳汤

据了解，不少想母乳喂养的新妈妈都很注重喝催乳汤。但实际情况是，一些性急的妈妈喝汤的时间太早了。多喝催乳汤可以补充新妈妈身体里的水分，增加乳汁的分泌，但喝汤的前提是新妈妈的乳腺管要全部畅通，如果乳腺管不畅通，分泌出的乳汁就会堵在乳腺管内，引起乳房胀痛，甚至增生形成肿块。因此，产后2~3天内，新妈妈不要急于喝汤催乳，而应先让宝宝吮吸，疏通乳房，使乳腺管全部畅通后，才能喝催乳汤帮助下乳。

老母鸡、甲鱼、猪蹄、鲫鱼等熬汤均有助于促进乳汁分泌，除此之外，像花生粥、炒腰花等食品也有一定催乳功效。

即使时机合适，乳腺管已经完全通畅，新妈妈喝的催乳汤也不可过于油腻，以免增加乳汁中的脂肪含量，伤害宝宝的消化功能。

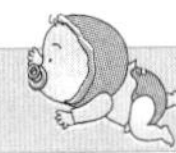

蛋白质——促进伤口愈合

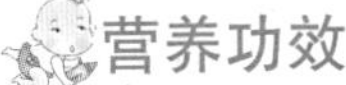

营养功效

蛋白质能够促进伤口愈合，帮助恢复体力，还能修补和建造体内组织，提供热量以及增强免疫力。新妈妈产后体质虚弱，生殖器官以及脏腑功能要恢复，需要大量的蛋白质。当然，补充蛋白质不仅能够加速新妈妈身体恢复，还能增加乳汁的分泌。

每日补给量

除了满足自身营养需求外，还要兼顾到宝宝的成长，因而新妈妈每日需要摄入大概90~100克的蛋白质。在最初的6个月中，婴儿消耗大量的必需氨基酸，所以新妈妈每日饮食中必须要有足够的蛋白质。通常情况下，每日膳食中需要搭配2种以上富含蛋白质的食物。

食物推荐

首先，尽量选择优质蛋白质，鱼虾类蛋白质要比肉类好。另外，尽可能不要吃含有激素或者人工喂养动物的肉类，天然食品是最佳选择。

1 牛奶和鸡蛋。牛奶、鸡蛋富含蛋白质，其中的蛋白质、氨基酸比例最适合人体，含有的脂肪也易被新妈妈吸收。

2 大豆。大豆中富含植物性蛋白质、钙和维生素 A、B 族维生素，多吃豆浆、豆腐等大豆食品，有益于新妈妈的乳房健康。

3 坚果类。如花生、核桃、杏仁、芝麻等坚果类食物，不仅能为新妈妈提供蛋白质，还富含维生素 E，有利于新妈妈伤口愈合，加速体力恢复。

脂肪——促进乳汁分泌

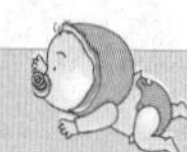

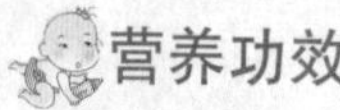

营养功效

新妈妈在产后要注意补充脂肪，既能促进乳汁的分泌，也能增加乳汁中的脂肪含量。倘若脂肪摄入不足，会消耗新妈妈体内储备的脂肪，不仅会造成新妈妈脂肪摄入不足，也会影响到宝宝对脂肪的吸收。所以，在新妈妈的膳食中要有足够的脂肪，以保证自身和宝宝的需求。

每日补给量

脂肪在人的生理过程中承担着不可替代的作用，新妈妈每天应摄入 50～100克的脂肪。

食物推荐

1 动物性食物和坚果类等食品富含脂肪。在动物性食物中，畜肉类含有的脂肪最为丰富，多为饱和脂肪酸。禽肉类含脂肪较低，多在 10% 以下。鱼类脂肪含量在 10% 以下，基本维持在 5% 左右，多为不饱和脂肪酸。在蛋类中，蛋黄含脂肪最高，在 30% 左右。

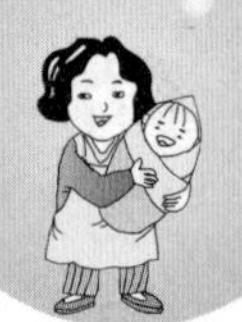

2 高脂肪含量的食物：如芝麻、花生、核桃、开心果等坚果类食物；鱼子、动物脑、动物油脂等动物类食品。芝麻中含有大量的必需脂肪酸，十分适合产后新妈妈食用。

3 低脂肪含量的食物：如柠檬、苹果等水果类食物；黄瓜、冬瓜、苦瓜、丝瓜、白萝卜、绿豆芽等蔬菜类食物。

糖类——为人体提供能量

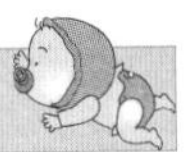

营养功效

糖类是自然界中广泛分布的一类重要的有机化合物，是人体能量的主要来源，也是大脑和内脏器官的首要能量来源。通过人体消化和吸收，糖类会进入血液，继而被各个器官所利用，剩下的部分会转化为脂肪，贮存在肝脏和肌肉中。

糖类，又称为碳水化合物，对产后新妈妈的身体健康十分重要。一旦膳食中缺乏碳水化合物，血糖含量降低，会导致人全身无力、疲乏，产生头晕、心悸以及脑功能障碍等。因此，新妈妈在产后要适当补充碳水化合物，以加快身体恢复。

每日补给量

新妈妈在产后应该每天摄入 50 ~ 100 克的糖类。当然，补充糖类一定要适量，过多的话也会影响新妈妈产后身体的恢复。

食物推荐

糖类食物的主要来源以植物性食品为多，如豆类、谷类、薯类和根茎类等是淀粉的主要来源。饮用果汁和牛奶，或者吃适量的水果，对新妈妈的身体恢复十分有利。动物性食品中乳类是乳糖的主要来源。

维生素D——促进宝宝骨骼生长

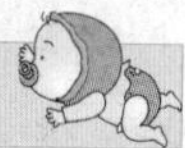

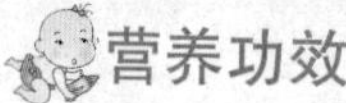

经过日光照射，人的皮肤也能合成维生素D，新妈妈晒太阳的机会少些，加上宝宝对维生素D的需求较大，因而新妈妈需要适当补充维生素D。维生素D是人体制造瘦素必不可少的元素。瘦素能控制人的食欲，使人进餐后产生吃饱的感觉，从而停止进食。

新妈妈补充适量的维生素D，能促进饮食健康。另外，补充维生素D还能促进新妈妈乳汁的分泌，继而保证宝宝骨骼的正常发育。

每日补给量

通常来说，新妈妈的产后膳食中必须要增加各种维生素，以满足自身健康需求，以及宝宝营养的正常供应。哺乳的新妈妈在每天膳食中应保证10微克维生素D的摄入量。

食物推荐

在自然界中，含有维生素D的食物很少。动物性食品是非强化食品中天然维生素D的来源，如在脂肪含量高的海鱼、鱼卵、蛋黄、动物肝脏和奶酪中维生素D含量相对较高，而奶、瘦肉、坚果中只有微量维生素D。此外，通过日光浴可以促进维生素D在体内合成，新妈妈通过补充鱼肝油滴剂也可获得需要的维生素D。

钙——促进宝宝骨骼发育

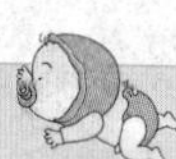

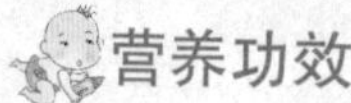

哺乳期间，新妈妈在月经未复潮前，骨更新钙的能力较差，泌乳也会消耗更多的体钙。因此，钙的补充不及时的话，会引起新妈妈腰酸背痛、牙齿

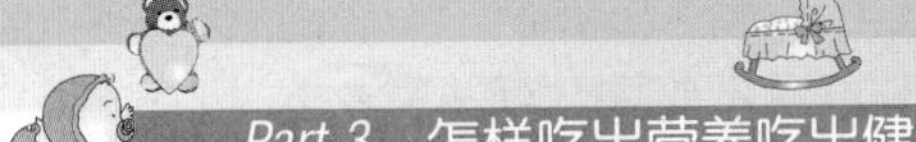
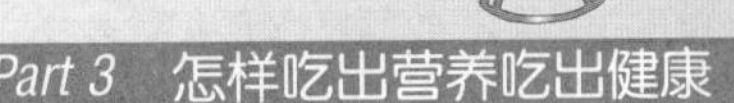
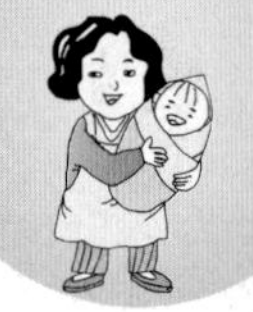

松动、腿脚抽筋、骨质疏松等“月子病”，还会导致宝宝发生佝偻病，影响牙齿萌出、体格生长和神经系统的发育。

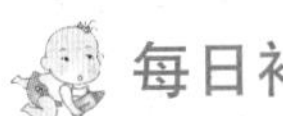

每日补给量

在月子期间，新妈妈钙的摄入量要达到 800 毫克。随着乳汁分泌的增多，钙的需求量也会增加。

食物推荐

1. 牛奶。250 毫升的牛奶中含钙 300 毫克，还含有多种氨基酸、乳酸、维生素和矿物质，能促进钙的消化和吸收。更重要的是，牛奶中的钙质易被人体吸收，是日常补钙的理想食品。

2. 豆制品。大豆是高蛋白食物，钙的含量也很高。500 克豆浆中含钙 120 毫克，150 克豆腐中钙的含量高达 500 毫克，其他豆制品也是理想的补钙食品。

3. 动物骨头。动物骨头中 80% 以上都是钙，鱼骨也能补钙。但是，注意选择合适的做法，干炸鱼、焖酥鱼能使鱼骨酥软，易于人体吸收，能直接食用。

4. 海带和虾皮。虾皮和海带都是高钙海产品，吃 25 克就能补钙 300 毫克，同时还能降低血脂，预防动脉硬化。日常生活中，虾皮做汤或者做馅是不错的选择。

B 族维生素——缓解产后抑郁

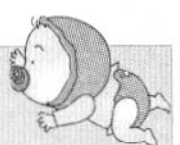

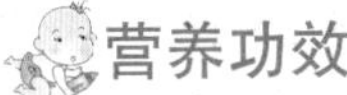

营养功效

B 族维生素包括维生素 B_1、维生素 B_2、维生素 B_6、叶酸、维生素 B_{12} 等物质，对人体作用广泛，能够帮助蛋白质的代谢，从而促进脑活动。B 族维生素承担着辅助脑活动的作用，不可或缺。尤其对于产后体质虚弱的新妈妈，补充 B 族维生素显得十分重要。部分新妈妈会因产后压力过大，发展为产后抑郁症，除了必要的休息和精神治疗外，补充适量的 B 族维生素同样十分有效。

每日补给量

新妈妈每天所需维生素 B_1 为 1.5 毫克。在生物氧化过程中，维生素 B_2 具有递氢的作用，每日所需补给量为 1.7 毫克。在哺乳期，维生素 B_3 每日需摄入 20 毫克，维生素 B_6 为 2.1 微克。

食物推荐

1. 富含维生素 B_1 的食物：豆类、谷物皮、坚果类、芹菜、小米、瘦肉、胚芽、米糠、动物内脏、麸皮和发酵食品等。

2. 富含维生素 B_2 的食物：肝、肾、心等动物肝脏，大米、猪肉、牛奶、鳝鱼、小麦粉、鸡蛋、豆类以及油菜、青蒜、菠菜等绿叶蔬菜等。

3. 富含维生素 B_6 的食物：鱼肉、鸡肉、牛肉和动物肝脏等肉类食物，麦芽、燕麦、小麦麸等全谷物食物，大豆、豌豆等豆类，核桃、花生等坚果类食物。鱼肉、鸡肉等白色肉类是维生素 B_6 含量最高的食物。

铁——防治产后贫血

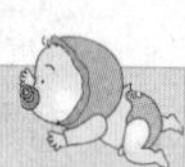

营养功效

铁是构成血液中血红蛋白的主要成分，产后补铁尤为重要。当新妈妈缺铁时，会出现倦怠和疲乏，运动时心悸，并有舌溃疡、咽下困难、凹甲等。由于扩充血容量以及胎儿的需要，半数左右的新妈妈会患有缺铁性贫血。加上分娩时失血造成的铁丢失，以及哺乳中的丢失，使得产后补铁变得更为重要。当新妈妈缺铁严重时，血液中血红蛋白减少，引起缺铁性贫血，称为“营养性贫血”。

每日补给量

在新妈妈的产后膳食中，每天铁的摄入量应为 25 毫克左右，不要超过 50 毫克。

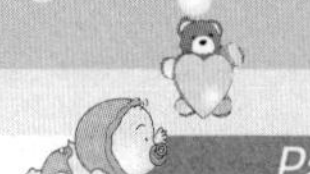

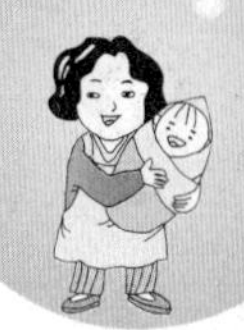

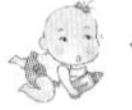

食物推荐

1 铁含量高的食物：动物的心、肝、肾、瘦肉、蛋黄、虾、海带、猪血、南瓜子、黑木耳、芝麻、黑鲤鱼、绿叶蔬菜等。

2 值得注意的是，单吃植物性食品，其中的植酸会阻碍铁的吸收，单吃动物性食品铁的吸收会多一些。如果将动、植物食品混合着吃，铁的吸收率能增加一倍。富含维生素 C 的食品能促进铁的吸收。

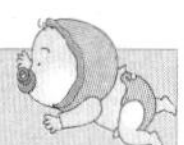

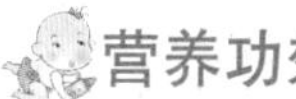

矿物质——防治产后脱发

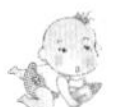

营养功效

矿物质是维持人体生命和机体正常生理活动所必需的物质。钾能够帮助维持肌肉和神经的正常功能。钠能够调节新妈妈体内水分，增强神经肌肉兴奋性，维持酸碱度平衡以及血压正常。钙、铁、锌、镁、钾、钠等元素都具有改善头发组织、增强头发弹性和光泽的作用，能防治产后脱发、掉发。

每日补给量

钾、钙、钠、磷、镁可统称为常量元素，人体日常需求量很大，为300～3000毫克。而其他元素的需求量很小，仅为 30 微克～30 毫克，称为微量元素，如锌、铁、铜、锰等。

食物推荐

1 钾含量较高的食物有：牛奶、肉类、乳酪、新鲜蔬菜等，香蕉中含钾最多。不过，钾在人体内储存的时间很短，剧烈运动后，人体内的钾含量会降低。

2 镁的优质食物来源：杏仁、麦芽、花生、葡萄干、青豆、螃蟹、腰果、山核桃、大蒜等。

3 钠的优质食物来源：橄榄、泡菜、火腿、小虾、芹菜、螃蟹、卷心菜、红芸豆等。

4 铁的优质食物来源：杏仁、猪肉、腰果、芝麻、山核桃、葡萄干、南瓜子等。

5 锌的优质食物来源：牡蛎、青豆、豌豆、蛋黄、小虾、山核桃、燕麦、羔羊肉等。

6 富含钙的食物：杏仁、玉米油、卷心菜、南瓜子、晾干的豆类等。

多吃健脑类食物

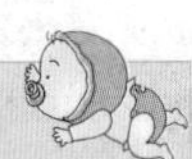

科学研究表明，人的大脑发育分为两个时期：一是胎儿期，二是出生后的婴幼儿期。所以，新妈妈哺乳婴儿期间，要多吃些有利于婴儿健脑益智的食物。以下食物有利婴儿脑发育，哺乳母亲宜多吃常吃。

哺乳妈妈不宜过多食用巧克力，因为巧克力所含的可可碱会渗入母乳并在婴儿体内蓄积。可可碱能伤害神经系统和心脏，并使肌肉松弛，排尿量增加，可能会导致婴儿消化不良，睡眠不稳，哭闹不停。

1 谷类。大米、小米、糯米、黄米、玉米等，谷类食物含 B 族维生素和维生素 E、蛋白质、脂肪、矿物质等。

2 麦类。大麦、小麦、荞麦、燕麦、莜麦等，含有健脑成分油酸、亚麻酸及钙、磷、铁等。

3 豆类。主要是大豆，含有相当多的氨基酸和钙，以及蛋白质、脂肪等健脑营养成分。

4 薯类和南瓜也是健脑食品，主要是含维生素和糖较多。

5 水产品。鱼、虾、贝、紫菜、海带等是比较理想的健脑食品，主要含不饱和脂肪酸和蛋白质、钙等。

6 健脑的食品还有枣、葡萄、柿子、柑橘、核桃、栗子、莲子、菱角、葵花子、南瓜子、西瓜子、松子、桂圆等。

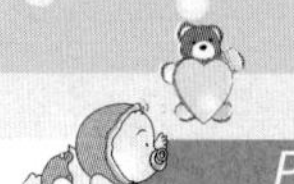
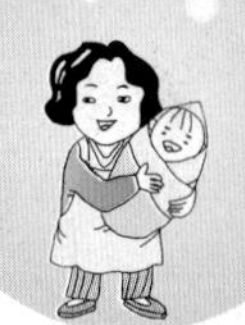

月子喝水的讲究

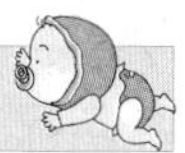

口渴是身体缺水的自然生理提示，感觉口渴就应该适量饮水。不过新妈妈在坐月子期间饮水要遵循“少量多次慢饮”的原则。

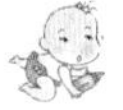
少量多次慢饮水

产后第1周新妈妈应该每次少喝点水，避免一次喝大量的水，尤其是产后第1周不要大量喝水，以免给肠胃造成过量的负担。等到身体慢慢恢复正常，新妈妈可以每天喝6～10杯水，每杯250毫升，并注意保持“少量多次慢饮”的原则。

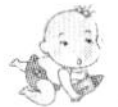
通过饮食来改善

温白开水不需要经过消化就能直接被身体吸收利用，是最适合产后新妈妈喝的水，另外，用食物来改善口渴也是很好的方法，如喝小米粥。小米的营养价值很高，传统上认为有清热解渴、健胃除湿、和胃安眠等功效，内热者及脾胃虚弱者更适合食用，可以改善失眠、胃热、反胃作呕等症状，并对产后口渴有良效。

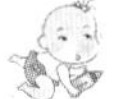
熟吃苹果能生津

新妈妈也可以吃苹果，因为苹果有生津止渴的功效，适量食用可以改善产后口渴症状。不过，产后脾胃虚弱，不宜生吃苹果，最好蒸熟或煮熟了吃，也可榨汁后将其烧开饮用。

产后喝汤的讲究

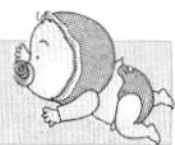

孕妇分娩以后，家里人都要给新妈妈做些美味可口的菜肴，特别是要炖一些营养丰富的汤。这不但可以给新妈妈增加营养，促进产后的恢复，同时可以催乳，使孩子得到足够的母乳。但是很多人不知道喝汤也有一些讲究。

有的人在孩子呱呱落地后就给新妈妈喝大量的汤，过早催乳使乳汁分泌增多。而这时宝宝刚刚出世，胃的容量小，活动量少、吸吮母乳的能力较差，吃的乳汁较少，如有过多的乳汁淤滞，会导致乳房胀痛。

有些人认为给新妈妈做汤，越浓、脂肪越多营养就越丰富，常做含有大量脂肪的肥鸡汤、排骨汤等，实际上这样做很不科学。因为新妈妈吃了过多的高脂肪食物，会增加乳汁的脂肪含量，宝宝对这种高脂肪乳汁不能很好吸收，容易引起腹泻，损害宝宝身体健康。

同时，新妈妈吃过多高脂肪食物，很少吃含纤维素的食物，会使身体发胖，失去体形美。所以，应多喝一些含蛋白质、维生素、钙、磷、铁、锌等较丰富的汤，如精肉汤、鲜鱼汤、蔬菜汤和水果汁等以满足母体和宝宝的营养需要。同时，还可防治产后便秘。

产后适量喝红糖水

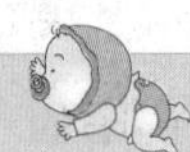

新妈妈分娩后，适量吃些红糖对母婴都有好处，但如果吃红糖过多，则对健康不利。

新妈妈吃红糖的时间不宜过长，因为 10 天左右恶露已逐渐减少，子宫开始恢复正常，继续吃红糖可造成失血过多，不利于产后子宫的恢复。因此，新妈妈吃红糖应以 7～10 天为宜。

红糖是尚未提纯的粗制食糖，它含有丰富的铁、钙、胡萝卜素等营养物质，具有温补作用。新妈妈产后食用红糖，可有效补充铁、钙、锰、锌等微量元素和蛋白质。红糖还可以促进子宫收缩，排出产后宫腔内的瘀血，促进子宫复原。

红糖有活血化瘀的作用，但过多食用反而会引起恶露增多，造成继发性失血。过多饮用红糖水，还会损坏牙齿。红糖性温，如果新妈妈在夏季过多喝红糖水，必定加速出汗，使身体更加虚弱，甚至中暑。

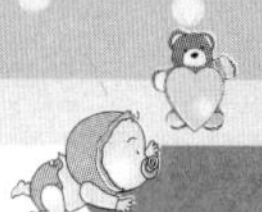
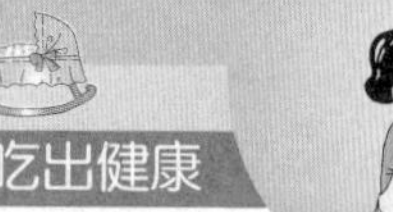

新妈妈不宜吃巧克力

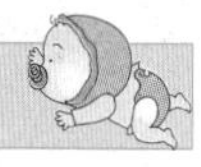

巧克力是一种营养丰富、香甜可口的食品。它含有大量的优质糖类，而且在短时间内可被人体消化、吸收和利用。它能产生大量热能，供人体消耗。据测定，每100克巧克力中，含有糖类50克左右、脂肪30克左右、蛋白质15克以上，还含有较多的锌、铁、钙和维生素B_{12}。

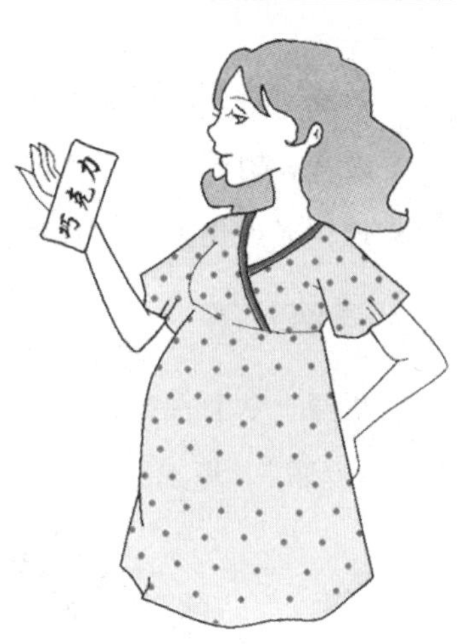

正是由于巧克力中糖类的含量过高，所以产后不宜多吃。吃多了首先损害牙齿的健康，容易发生龋齿；同时还影响正常的食欲，特别是饭前吃巧克力会产生饱胀感，使新妈妈的营养摄入不足。此外吃过多的巧克力，还会增加胰腺的负担，诱发糖尿病，或使新妈妈发胖，不利于体形的恢复。

小米是最佳补品之一

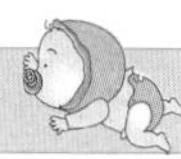

小米的营养价值与稻米的相比，铁、维生素B_1、维生素B_2等含量都较高，因此新妈妈多吃一些小米粥比只吃大米要好。但小米的营养并不全面，在月子里也不能只吃小米粥，以免造成营养不良。

小米营养优于精粉和大米，含有较多的维生素B_1和维生素B_2，纤维素含量也很高。同等质量的小米含铁量比大米高1倍，维生素B_1含量比大米高1.5~3.5倍，维生素B_2含量比大米高1倍，纤维素含量比大米高2~7倍。小米可帮助新妈妈恢复体力，刺激胃肠蠕动，增进食欲，防治便秘等。

预防便秘的胡萝卜

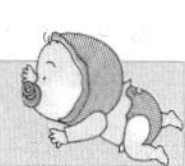

胡萝卜，又称黄萝卜，是伞形科胡萝卜属二年生草本植物，以肉质根作蔬菜食用。原产亚洲西南部，栽培历史在2000年以上，13世纪由伊朗传入我

国，现全国各地均有种植。胡萝卜具有重要的营养功效。

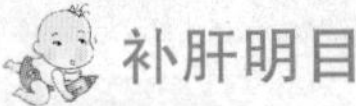

补肝明目

胡萝卜含有大量胡萝卜素，这种胡萝卜素的分子结构相当于2个分子的维生素A。胡萝卜素进入机体后，在肝脏及小肠黏膜内经过酶的作用，其中50%转化成维生素A，有补肝明目的作用，可治疗夜盲症。

通便防癌

胡萝卜含有植物纤维，吸水性强，在肠道中体积容易膨胀，是肠道中的“充盈物质”，可加强肠道蠕动，从而利膈宽肠、通便防癌。

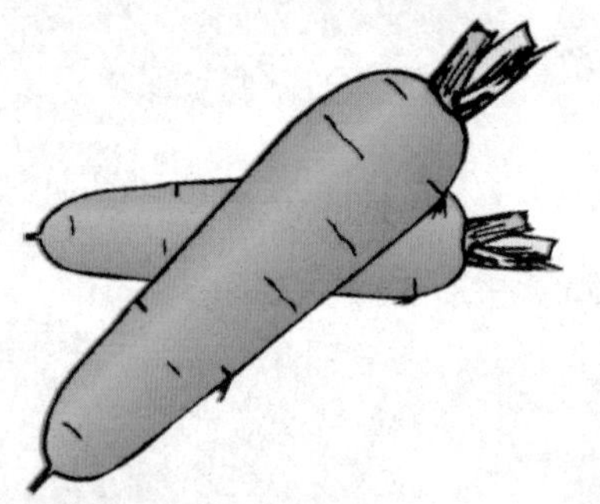

促进生长发育，增强免疫力

胡萝卜中含有的胡萝卜素可在体内转化成维生素A。维生素A是骨骼正常生长发育的必需物质，对促进婴幼儿发育有重要意义；维生素A还有助于增强机体的免疫力。

胡萝卜对新妈妈来说有很好的作用，它能有效预防产后新妈妈发生便秘，由它转化成的维生素A对于新妈妈来说，不仅可补肝，还可护眼。另外，它还能提高新妈妈的抗病能力，是月子期间的食疗佳品。但是在食用时要注意以下事项：

1. 维生素A为脂溶性维生素，故胡萝卜不宜生食，最好是油炒肉炖，以便于人体吸收。烹饪时，加热时间不宜过长，以免破坏胡萝卜素。

2. 烹调胡萝卜时，不要加醋，因为醋会破坏β－胡萝卜素，显著降低胡萝卜的营养价值。

3. 避免胡萝卜与辣椒或白萝卜一同食用，否则胡萝卜会破坏那些食物中的维生素C。

4. 肠胃不好的人不可生吃胡萝卜。

5. 不要过量食用。大量摄入胡萝卜素会令皮肤的颜色产生变化，皮肤变成橙黄色。

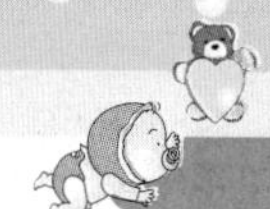

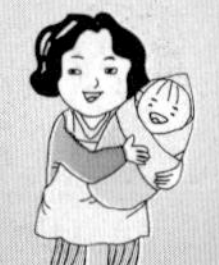

新妈妈要适当吃些海带

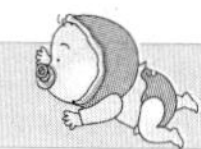

海带中含有的铁是制造人体红细胞的主要原料，有预防缺铁性贫血的作用。其中丰富的碘还可以增加乳汁中碘的含量，新妈妈适当多吃海带有利于宝宝的生长发育。

海带富含褐藻胶、碘、粗蛋白、多种维生素和钾、钙、铁等多种矿物质，这些都是新妈妈在分娩后非常需要的营养。特别是碘，不仅可以帮助新妈妈化解体内的瘀血，还可以合成甲状腺激素。海带还具有利水消肿、收缩子宫、镇定神经的功效，可以避免产后产生抑郁情绪。有些新妈妈在生产后胎盘剥离情况不是很好，会发生出血情况，吃海带便可缓解这种症状。此外，海带虽然营养丰富但热量却很低，因此还具有预防产后肥胖的作用。

但是新妈妈在食用海带时要注意以下事项:

1 新妈妈不宜大量吃海带，否则过多的碘通过乳汁进入宝宝体内，会导致宝宝出现甲状腺发育障碍。

2 海带食用前，要用清水浸泡2~3小时，中间换2次水，以彻底清除附在海带上的有害物质，避免损害健康。

3 干海带上的白霜不是霉菌，而是营养物质甘露醇。甘露醇能溶于水，所以海带不要在水中浸泡时间过长。

多吃莴笋有益处

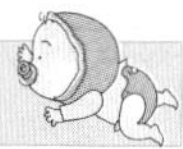

莴笋，又名莴苣、生笋、白笋、千金菜等。莴笋口感鲜嫩、爽脆，色泽淡绿，如同碧玉一般，制作菜肴可荤可素，可凉可热。它还具有独特的营养功效。

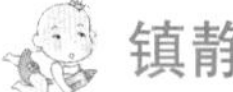

镇静

莴笋含有少量的碘元素，它对人的基础代谢、心智和体格发育甚至情绪调节都有重大影响。因此莴笋具有镇静作用，经常食用有助于消除紧张情绪，帮助睡眠。

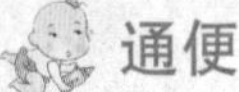

通便

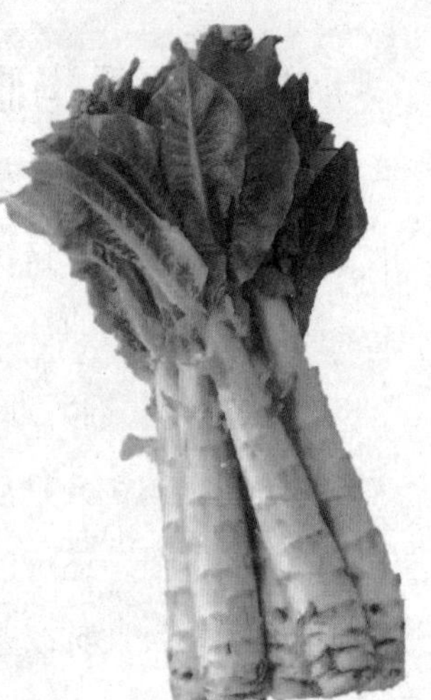

莴笋能够改善消化道酸性低、消化功能弱和便秘的症状，有利于促进乳汁分泌和排尿，是水肿、高血压、心脏病患者的食疗蔬菜。此外，莴笋能够调节人体的神经系统，促进肠蠕动，改善便秘。莴笋中的铁元素很容易被人体吸收利用，能很好地改善缺铁性贫血症状。

每 100 克莴笋中膳食纤维含量为 0.6 克，能帮助便秘的新妈妈摆脱便秘和痔疮的困扰。莴笋中的维生素种类丰富，能提供给新妈妈和宝宝很好的营养素，既有助于新妈妈充分吸收各种营养物质，又能促进宝宝骨骼、大脑和皮肤的发育。莴笋含有多种微量元素，尤其富含钙、磷、铁，具有清热、利尿、活血、通乳的作用，尤其适合产后少尿及无乳的新妈妈食用。

但在食用时要注意，烹调的莴笋比较咸时口感不好，因此要少放些盐才好吃。另外，莴笋中的某种物质对视神经有刺激作用，因此有眼疾特别是患有夜盲症的人不宜多食。

适合吃煮蛋或蒸蛋

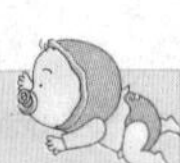

新妈妈产后的营养非常重要，在我国有些地方有着这样的习俗：坐月子要吃大量的鸡蛋，以补充营养。虽然现在人们的生活水平提高了，饮食也越来越多样化，不再担心营养不良了，但是鸡蛋依然是哺乳妈妈的产后佳品。因此，新妈妈产后宜适当地吃一些煮蛋或者蒸蛋。

因为新妈妈在产后最适宜吃易消化且营养全面丰富的食物。鸡蛋就是一种很好的营养品，它含有 18 种氨基酸，且易被人体吸收，利用率可达 95%，能充分满足哺乳妈妈的需要。

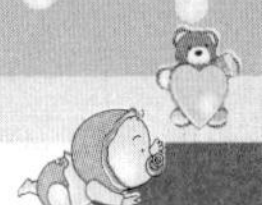
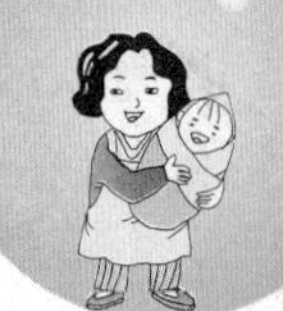

此外，鸡蛋中还含有丰富的维生素A、维生素B_2、维生素B_6、维生素D、维生素E、维生素H及叶酸、钙、铁、磷、镁、锌、铜、碘等多种营养物质，满足新妈妈的产后需求。

但新妈妈产后吃鸡蛋需要讲究方法，才能保证营养被充分吸收。煮嫩鸡蛋、蒸蛋羹都是不错的选择，既能杀死细菌，又能使蛋白适当受热变软，易与胃液混合，有助于消化，尤其适合产后脾胃虚弱的新妈妈食用。

吃鸡蛋不宜过量

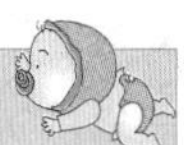

新妈妈每天以2个鸡蛋为宜，另外多吃易消化且营养丰富的食品，如米饭、面条、肉食类、鱼等，这样既可保证营养的供给和消化功能的正常，又可以调节新妈妈的食欲。

鸡蛋是完美的孕产期食品，但并不是多多益善。新妈妈吃鸡蛋应适度，每天2~3个即可，如果每天吃太多的鸡蛋，或基本依赖于鸡蛋提供营养，非但不会对身体有利，反而会有害。

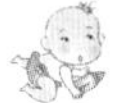

不利于消化

鸡蛋中含有大量胆固醇，吃鸡蛋过多，会使胆固醇的摄入量大大增加，从而增加新妈妈胃、肠的负担，不利于消化吸收；其蛋白质分解代谢产物不但会增加肝脏的负担，在体内代谢后所产生的大量含氮废物，还要通过肾脏排出体外，又会直接加重肾脏的负担。

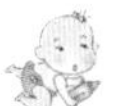

导致营养过剩

新妈妈吃鸡蛋过多，则摄取了过多的蛋白质，在体内没有被充分消化吸收，其实是一种浪费，而且由于摄入过多热量，容易导致肥胖。

醪糟蛋不可随意吃

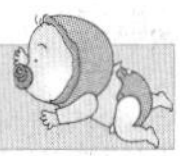

醪糟蛋不但好吃，而且在月子里吃确实有一定益处。醪糟辛温，辛能

散能行，有活血化瘀之功效；温祛寒助热，使人身体感到温暖。醪糟能提高心率，加快血行，扩张毛细血管，促进子宫收缩，从而将子宫中的瘀血浊液排出体外。鸡蛋含丰富的蛋白质，是修复机体器官的物质基础。

新妈妈产后服食醪糟蛋虽好，但也不要过量，因醪糟蛋具有活血化瘀的功效，如体内无瘀血可化，恶露正常，不可多食。若多食，则因毛细血管扩张，可致恶露过多，时间延长，流血不止。若新妈妈产后失血过多，再过食醪糟蛋，则会助长虚火，滋生湿热，而引起虚烦失眠、口渴、便秘、尿黄、皮肤疮疖等症状。若平素阳盛实热者，其症状多为发热、口渴、唇干、咽痛、尿赤、便秘、眼睛红肿、头昏等，再食醪糟蛋，就会加重热证，可能会引起出血。

新妈妈若在夏季多食醪糟蛋，容易生热，引起口渴、咽干、唇舌疮疖、发热烦躁等症；若在冬季生孩子，多吃几天醪糟蛋，则并无大碍。一般情况下，最好在产后10天内加食醪糟蛋，因产后10天内，是子宫复原最快的时候，此时子宫需要很好地收缩。10天后，子宫已降入骨盆内，收缩较缓慢，此时需视恶露量、色、质而定。若恶露量多，色暗红，有血块，兼腹部胀痛者，可连续服醪糟蛋到产后20天；若产后恶露很快干净，并兼有腹部胀痛者，可服至症状消失为止。上述情况如兼有发热者，应及时求医，不得随意多吃醪糟蛋。

猪蹄是催乳美容佳品

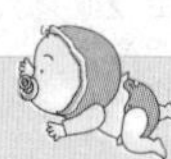

猪蹄又叫猪脚、猪手，含有丰富的胶原蛋白，脂肪含量却远远低于肥肉，不仅能抵抗衰老，而且味道鲜美，可以为人体补充多种营养物质，被誉为“类似于熊掌的美味佳肴”，是产后补养身体的理想食物。

食用猪蹄有利于减轻中枢神经过度兴奋，对焦虑状态及神经衰弱、失眠等也有改善作用，可以缓解新妈妈易出现的产后忧郁症。吃猪蹄还能改善新妈妈产后腿脚容易抽筋的现象，实在是一种理想的营养健康选择。

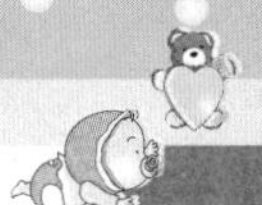
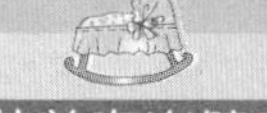
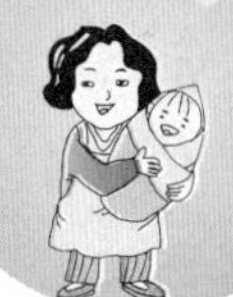

猪蹄汤还具有催乳作用，对哺乳期的新妈妈能起到催乳和美容的双重作用。因此，新妈妈规划饮食方案的时候，千万不要忘了猪蹄。

产后多吃鲤鱼好处多

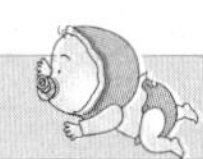

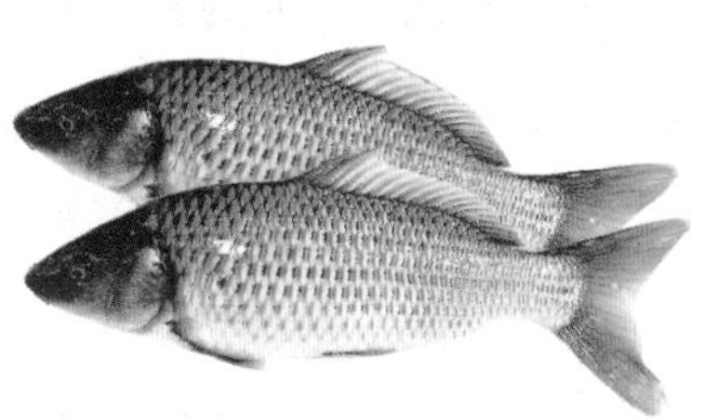

民间新妈妈多喜吃鲤鱼，但一般说不出吃鲤鱼的好处，有的说“鱼能撵余血”。所谓“余血”，主要是指恶露。鱼为什么能“撵”出恶露？恶露的排出与子宫的收缩力密切相关。当子宫收缩时，肌纤维缩短，挤压血管，将子宫剥离面的毛细血管断端的余血挤压出去，排入宫腔内；子宫收缩时又将残留在宫腔内的坏死蜕膜细胞和表皮细胞，经阴道并连同阴道内的黏液排出体外。若子宫收缩不良，则剥离面断端的血管开放以致宫腔积血，恶露增多，时间延长。凡是营养丰富的饮食，都能提高子宫的收缩力，帮助“撵余血”。

鱼类有丰富的蛋白质，当然能促进子宫收缩，而鱼肉中主要是鲤鱼肉更能促进子宫收缩，“撵”余血。据中医研究，鲤鱼性平味甘，有利尿解毒的功效；还能治水肿胀满、肝硬化腹水、女性血崩、产后无乳等病症。单方：用活鲤鱼1尾，重约500克，用黄酒煮熟吃下；或将鱼剖开，除内脏，焙干研细末，每日早晚用黄酒送下。

文献记载表明，产后用鲤鱼确实有效，鲤鱼确实有帮助子宫收缩的功效。此外，鲤鱼还有生乳汁的作用。所以，产后适当多吃些鲤鱼是有道理的。

老母鸡催乳不科学

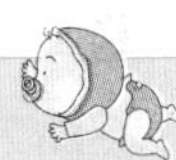

因老母鸡营养丰富，是补虚的佳品，所以我国民间历来有产后炖老母鸡给新妈妈吃的习惯，以达到补益身体的目的。但在生活中发现，不少新妈妈产后立即进补老母鸡，再加上其他营养丰富的食品，仍出现奶水不足或泌乳

很少的现象。殊不知，造成奶水不足或无奶的原因之一就是产后立即吃老母鸡。

老母鸡营养丰富，吃了它怎么反而会回奶呢？这是因为女性分娩以后，血中雌激素与孕激素水平大大降低，这时泌乳素才能发挥促进泌乳的作用，促进乳汁的形成。母鸡肉中含有一定量的雌激素，因此，产后立即吃老母鸡，就会使新妈妈血中雌激素的含量增高，抑制泌乳素的效能，以致不能发挥泌乳作用，从而导致新妈妈乳汁不足，甚至回奶。雄激素具有对抗雌激素的作用，公鸡肉中含有少量雄激素，若新妈妈产后立即吃上一只清蒸小公鸡，将会使乳汁增多。

老母鸡含有一定量的雌激素，有回奶作用，是不是新妈妈就不能吃老母鸡呢？这里的不宜吃指产后7～10天，当然分娩10天以后，在乳汁比较充足的情况下，可以炖老母鸡吃，对增加新妈妈营养、增强体质是大有好处的。

另外，因老母鸡多肥腻，新妈妈产后体质较差，胃肠消化功能相对较弱，如过早吃老母鸡，容易影响胃肠的消化功能，从而影响营养物质的消化和吸收。

少盐，但不是没盐

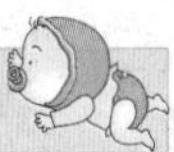

过去，在月子里吃的菜和汤里不能放盐，要“忌盐”，认为放盐就会没奶，这是不科学的。

盐吃多了不好，这是人们都知道的，但也不能不吃盐或吃盐过少。成人每天食盐量约6克，这些盐食用后在消化道全部被吸收。盐中含钠，钠是人体必需的物质，如果人体缺钠就会出现低血压、头昏眼花、恶心、呕吐、无食欲、乏力等现象。所以在人体内应保证有一定量的钠摄入。

如果新妈妈限制盐的摄入，影响了体内电解质的平衡，不但影响自己的食欲，而且对新生宝宝的身体发育也不利。另一方面，新妈妈食盐过多也不好，会加重肾脏负担，对肾脏不利，也会使血压增高。所以，新妈妈不应过量食盐，也不能忌食盐。

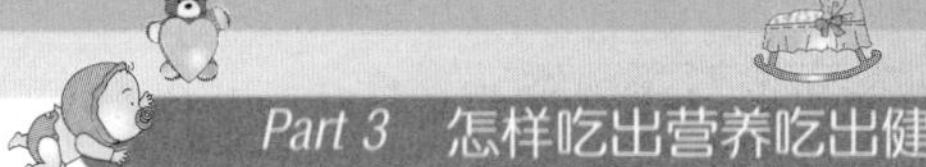

味精不宜食用过多

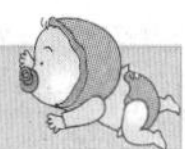

味精的主要成分是谷氨酸钠，在肝脏中的谷氨酸丙酮酸转氨酶的代谢作用下，转化生成人体需要的氨基酸。味精的加入，让一些原本平常的菜肴，变得美味起来。又因其化学成分有保肝益智的功效，适当食用对人体是有益无害的。但是，对于新妈妈来说，不可过多地食用味精。

如果新妈妈在摄入高蛋白饮食的同时食用过量味精，这样大量的谷氨酸钠就会通过乳汁进入婴儿体内。过量的谷氨酸钠对婴幼儿（尤其对12周以内的婴幼儿）发育有严重的影响。谷氨酸钠能与婴幼儿血液中的锌结合，生成不能被机体吸收的谷氨酸，而锌却随尿排出，导致婴幼儿锌的缺乏，造成婴儿出现味觉差、厌食等现象，甚至还可能造成婴儿成长过程中智力减退以及性晚熟等不良后果。

因此，新妈妈在用乳汁喂养孩子时，至少在3个月内应少吃或不吃味精。

产后宜吃山楂和红枣

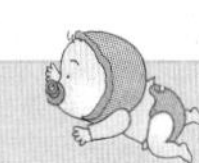

山楂中含有丰富的维生素和矿物质，对新妈妈有一定的营养价值。山楂中还含有大量的山楂酸、柠檬酸，能够生津止渴，散瘀活血。

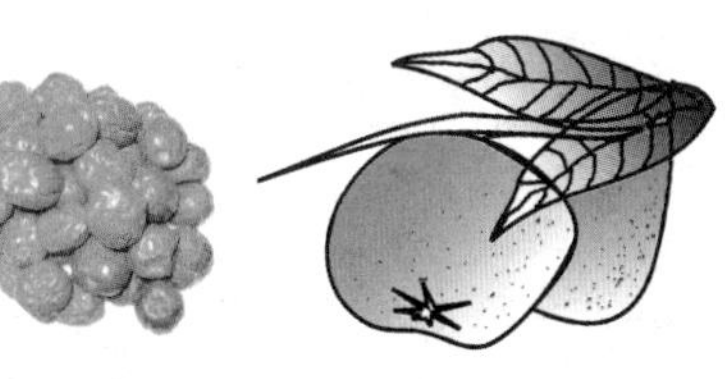

新妈妈产后过度疲劳，往往食欲不振、口干舌燥、饭量减少，如果适当吃些山楂，能够增进食欲，促进消化，有利于身体康复、哺喂婴儿。另外，山楂有活血的作用，能排出子宫内的瘀血，减轻腹痛。

红枣中含维生素C较多，还含有大量的葡萄糖和蛋白质、铁等。中医认为，红枣是水果中最好的补药，具有补脾活胃、益气生津、调整血脉和解百毒的作用，尤其适合产后脾胃虚弱、气血不足的人食用。其味道香甜，吃法多样，可口嚼生吃，也可熬粥蒸饭熟吃。

适合月子里吃的蔬果

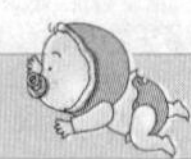

蔬菜、水果含有丰富的维生素 C 和各种矿物质，有助于消化和排泄，并能增进食欲。新妈妈月子期间可以吃各类水果。一些保健性的水果还能帮助新妈妈的身体恢复。

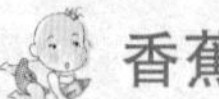

香蕉

香蕉富含纤维素和铁质，多吃可有通便、补血之功用。

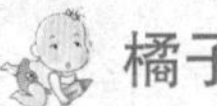

橘子

橘子含维生素 C 和钙质较多。维生素 C 能增强血管壁的弹性和韧性，防止出血。另外，橘核、橘络有通乳作用，可避免急性乳腺炎的发生。

山楂

山楂含有大量的维生素和矿物质。其所含山楂酸、柠檬酸，能够增进食欲、帮助消化、加大饭量。山楂还有散瘀活血作用，可帮助新妈妈排出子宫内瘀血，减轻腹痛。

红枣

如前面所述，红枣具有补脾和胃、益气生津、调整血脉和解百毒的作用，尤其适合产后脾胃虚弱、气血不足的人食用。

桂圆

产后体质虚弱的人，适当吃些新鲜的桂圆或干燥的龙眼肉，既能补脾胃之气，又能补心血不足。

菠菜

营养丰富，极具补血之效，此外还有养阴润燥的效用。

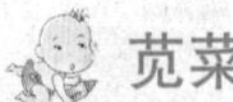

苋菜

所含的铁质是菠菜的1倍以上，尤以紫红苋菜铁含量为最高，能补血理气。

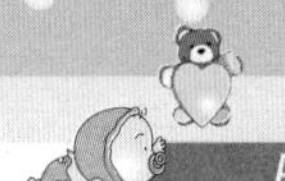
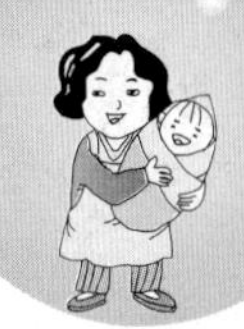

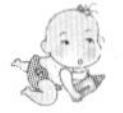

芥蓝菜

富含维生素 A、维生素 C、蛋白质及钙，具促进新陈代谢、养血散寒之效。

油菜

富含蛋白质、维生素 A、维生素 B_1、维生素 B_2、维生素 C、钙及铁，具补血、利尿、行瘀散血、温经散寒之效。

莴苣

富含胡萝卜素、纤维素、钙及铁，具治疗便秘、贫血，通乳之效。

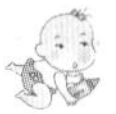

金针菇

富含各种维生素及蛋白质，具利尿之效。

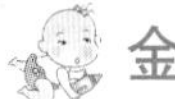

人参不可早补、多补

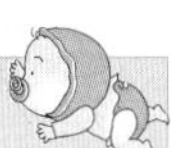

有的新妈妈产后急于服用人参，想补一补身子。其实新妈妈急于用人参补身子是有害无益的。

人参含有多种有效成分，这些成分能对人体产生广泛的兴奋作用，服用者会出现失眠、烦躁、心神不安等不良反应。新妈妈刚生完孩子，精力和体力消耗很大，需要卧床休息，如果此时服用人参，反而会兴奋得难以安睡，影响精力的恢复。

新妈妈在生完孩子的 1 周之内，不要服用人参，分娩 7 天以后，新妈妈的伤口已经基本愈合，此时服点人参有助于新妈妈体力的恢复，但不宜服用过多。

人参是补元气的药物，如果服用过多，会加速血液循环，促进血液的流动，这对刚刚生完孩子的新妈妈十分不利。新妈妈分娩后，内外生殖器的血管多有损伤，如果服用人参，就可能影响受损血管的愈合，造成流血不止，甚至大出血。人参属热性药物，如果服用人参过多，还导致新妈妈上火或引起婴儿食热。

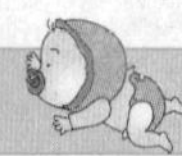

新妈妈为什么要忌烟酒

有的孕妈妈在妊娠期能停止吸烟、喝酒，怕吸烟给胎儿带来损害，可是分娩后则又恢复吸烟、喝酒，以为宝宝已经生下来，吸烟、喝酒不会伤害宝宝了，这是不对的。

烟酒都是刺激性很强的东西，对母亲和宝宝都没有好处。吸烟可以使乳汁减少。烟中含有尼古丁等多种有毒物质，这些有毒物质会浸入乳汁中，宝宝吃了这样的乳汁，当然会使身体受到损害。而且吸烟时呼出的烟雾、气体，也会直接危害宝宝的健康。酒中含有的酒精也可进入乳汁。少量饮酒对宝宝无影响，但大量饮酒可使宝宝出现昏睡、手脚无力、生长缓慢等症状，损害宝宝健康。所以，为了宝宝的健康，新妈妈千万不要吸烟、喝酒。

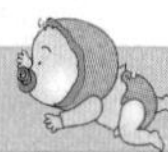

产后美容养颜食材推荐

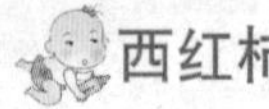

吃用油炒过，或者是加点油做汤的西红柿，有助于提高皮肤抗阳光中紫外线和抗老化的能力。

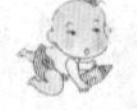

蜂蜜

内服或外用蜂蜜，能有效改善营养状况，促进皮肤新陈代谢，增强皮肤的活力和抗菌力，减少色素沉着，防止皮肤干燥，使肌肤柔软、洁白、细腻，并可减少皱纹和粉刺等皮肤问题，起到理想的养颜美容作用。

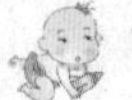

西蓝花

西蓝花是一种营养价值非常高的蔬菜，几乎包含了人体所需的各种营养素，被誉为“皇冠蔬菜”。它含有丰富的维生素 A、维生素 C 和胡萝卜素，经常食用，有助于消除体内有害的自由基，能增强皮肤的抗损伤能力，有助于保持皮肤弹性，可以防止皮肤干燥，是一种很好的美容食品。

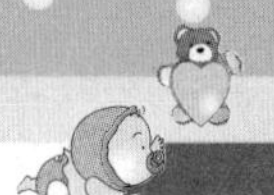
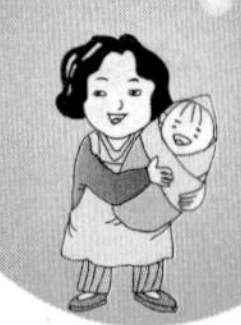

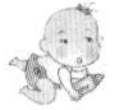
猪皮

猪皮是富含胶原蛋白和弹性蛋白的食物。胶原蛋白能使细胞变得丰满，从而充盈皮肤，减少皱纹；弹性蛋白则可增加皮肤弹性。

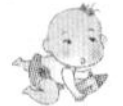
海带

海带中含有的胶质和岩藻多糖，可以增进肠道蠕动，促进排便，还可带走体内的油脂和毒素，使皮肤光洁美丽，而海带的热量几乎为零。

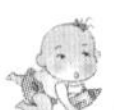
大豆

大豆含有让皮肤、毛发漂亮的蛋白质，且脂肪含量很低，每天食用一些，能达到健康减肥的效果。

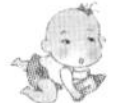
猕猴桃

常常吃猕猴桃会有减肥健美之功效。

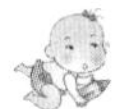
玫瑰花

干玫瑰花用热水浸泡后，滴上几滴橄榄油，用来敷脸，能使皮肤显得光滑润泽。

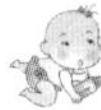
山楂

用山楂泡茶饮用，能促进血液循环，去除多余脂肪，还有护肤作用。

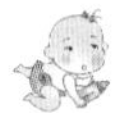
罗汉果

用罗汉果泡茶，有抗氧化作用，能防止衰老。

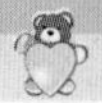

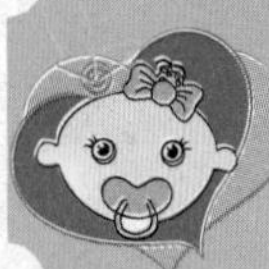

月子期调理食疗餐

产后下奶食谱

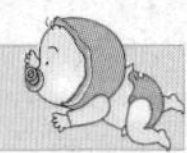

鲫鱼汤

原料 鲫鱼1条，葱段、蒜片、姜片、盐各适量。

做法 ①鲫鱼洗净，用剪刀将鱼腹剖开，取净肠杂，冲去血污。②起锅热油，将鲫鱼煎黄，放入清水，加姜片、蒜片煮20分钟左右。③加入盐调味，撒上葱段即可。

功效 增乳汁，利水消肿，鲫鱼含有丰富的蛋白质，易于人体消化吸收，具有通乳的功效。

猪蹄花生汤

原料 猪蹄1对，花生仁60克，少许精盐、醋。

做法 ①将猪蹄洗净，与带红皮花生仁同入砂锅中。②加水适量，先用武火煮熟后，再用文火煨炖至蹄肉酥熟，即可服食。③吃此汤时，可放少许精盐或醋调味。每日3次，肉、花生仁全吃。

功效 补气血，增乳汁。适于血虚所致的乳汁缺乏症。

乌鸡白凤尾菇汤

原料 乌鸡500克，白凤尾菇50克，大葱、生姜片、料酒、食盐各适量。

做法 ①乌鸡宰杀后，去毛，去内脏及爪，洗净。②砂锅添入清水，加生姜片煮沸，放入已宰好的乌鸡，加料酒、大葱，用文火炖煮至酥，放入白凤尾菇，加食盐调味后煮沸3分钟即可起锅。

功效 补益肝肾，生精养血，养益精髓，下乳，适用于产后缺乳、无乳或乳房扁小不丰、发育不良等。

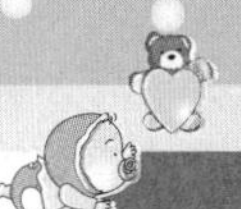

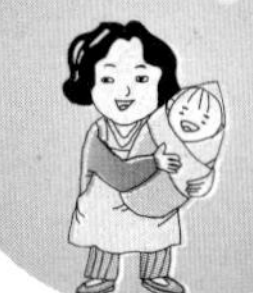

鲜虾炖豆腐

原料 鲜虾4只，豆腐1块，姜片、盐各适量。

做法 ①将虾线挑出，去掉虾须，洗净备用；豆腐切成小块，备用。②锅内放水置火上烧沸，将虾和豆腐块放入烫一下，盛出备用。③锅置火上，放入虾、豆腐块和姜片，煮沸后撇去浮沫，转小火炖至虾肉熟透，拣去姜片，放入盐调味即可。

功效 滋阴，通乳，虾营养丰富，易消化，通乳作用较强，对产后乳汁分泌不畅的新妈妈尤为适宜。

通草红枣炖猪蹄

原料 猪蹄100克，通草5克，花生仁20克，红枣5颗，姜片、葱段、盐、料酒各适量。

做法 ①猪蹄洗净，切块；红枣、花生仁用水泡透；通草洗净切段。②锅内加适量水烧开，放猪蹄，焯去血沫捞出。③油锅烧热，放入姜片、猪蹄，淋入料酒，爆炒片刻，加入清水、通草段、红枣、花生仁、葱段，用中火煮至汤色变白，加盐调味。

功效 补血，养颜，通乳，适用于缺乳新妈妈。

姜爆鸡丝

原料 熟鸡肉250克，红甜椒25克，嫩姜40克，青蒜苗25克，花生油、酱油、白糖各适量。

做法 ①将熟鸡肉切成4厘米长、0.5厘米宽的丝；嫩姜去皮，洗净，切成细丝；红甜椒切成0.5厘米宽的丝；青蒜苗洗净，切段。②炒锅上火，放花生油烧热，把熟鸡丝放入热油锅中划散，放姜丝、甜椒丝，再放入酱油、白糖、青蒜苗段，炒出香味后起锅装盘。

功效 清淡、鲜香，咸中微甜，可为新妈妈补充较多的蛋白质和脂肪，有增加乳汁的作用。

葱油烧海参

原料 海参3只，葱、白糖、水淀粉、酱油、料酒、盐各适量。

做法 ①海参去肠，切成大片，用开水焯烫一下捞出；葱切段备用。②锅中放入油，烧到八成热，放入葱段，炸成金黄色捞出，葱油倒出一部分备用。③将留在锅中的葱油烧热，放入海参，调入酱油、白糖、盐、料酒，用中火煨熟海参，调入水淀粉勾芡，淋入备用的葱油即可。

功效 滋阴，补血，通乳，主治产后体虚缺乳。

木瓜煲泥鳅汤

原料 木瓜、泥鳅、生姜片、杏仁、蜜枣、猪油、精盐各适量。

做法 ①将木瓜去皮，去核洗净，切成厚块；泥鳅去鳞、鳃，清除内脏，洗净；杏仁、蜜枣洗净，备用。②炒锅刷洗净，置于火上烧热，下猪油，放入泥鳅煎香至透，盛出。③将清水适量放入煲内煮沸，放入姜片、泥鳅、杏仁、蜜枣，煲加盖，用文火煲 1 小时。④把木瓜放入上项材料中，再煲半小时，加入少许精盐调味，便可供饮用。

功效 补虚，通乳，此汤是我国民间传统的催乳验方，是有效的发奶剂，专治新妈妈产后乳汁缺乏症。

产后开胃食谱

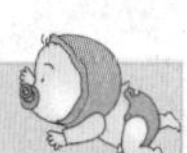

山楂粳米粥

原料 山楂干 45 克（或鲜山楂 60 克），粳米 100 克，白糖适量。

做法 ①将山楂洗净、去核，煎取浓汁，再去渣，同洗净的粳米同煮。②粥将熟时放入白砂糖，稍煮 1 ~2 分钟即可。

功效 此粥有健脾胃、消食积、散瘀血的功效。

蜂蜜水果粥

原料 苹果 2 个，梨 2 个，粳米 100 克，枸杞子 5 克，蜂蜜适量。

做法 ①将粳米洗干净熬成粥。②将枸杞子洗干净，苹果、梨去皮切成小丁。③将枸杞子、水果丁一起加入粥内，煮开后，加入蜂蜜调味，稍稍冷却即可食用。

功效 此粥具有清心润肺、消食养胃的作用，适合哺乳期的新妈妈喝。蜂蜜中含有多种人体必需的营养物质，可以改善产后食欲不振。

淮山栗子汤

原料 淮山 10 克，干响螺片 25

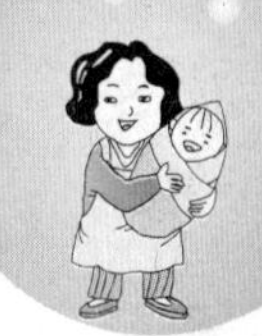

克，栗子50克，红枣肉3克，瘦肉200克，姜、盐各适量。

做法 ①干响螺片泡冷水洗净，其他原料洗净；姜切片，瘦肉用沸水略烫后切片。②锅中加入所有原料及2000毫升水，以小火炖煮3小时。③加入盐调味即可。

功效 响螺能清肝润肺、滋养内脏、化痰消积、镇肝熄风；栗子具补肾健脾、强身壮骨、益胃平肝功效，有助新妈妈消化功能的提升。

美味蟹肉粥

原料 青蟹1只（约600克），大米、葱、姜、盐、米酒、陈醋各适量。

做法 ①原料洗净；大米略泡20分钟；葱、姜切末；青蟹去鳃，取蟹黄和蟹肉。②在汤锅内倒水，加入大米煮成粥。③放入蟹黄、蟹肉、盐和米酒煮至熟，最后加入葱、姜末和陈醋略煮即可。

功效 此粥有增强食欲、易消化的功效，有利于新妈妈身体各组织的修复。

鲜虾丝瓜汤

原料 鲜虾100克，丝瓜1条，姜丝、葱末、精盐、植物油各适量。

做法 ①将鲜虾去须及足，洗净，加少许精盐拌匀，腌10分钟；丝瓜刨去外皮，洗净，切成斜片。②锅置火上，倒入植物油烧热，下姜丝、葱末爆香，再倒入鲜虾翻炒几下，加适量清水煮汤，待沸后，放入丝瓜片，加少许精盐，煮至虾、瓜熟即可。

功效 此汤味道鲜美，清淡可口，有利于增进食欲。

什锦水果羹

原料 白兰瓜150克，鲜百合50克，鲜桃50克，草莓50克，西米50克，冰糖300克。

做法 ①白兰瓜、鲜桃洗净去皮、籽、核后，切成方丁，汆水；鲜百合去根，洗净，放入开水锅内，略煮片刻；草莓除去根叶，洗净备用。②锅内加入适量清水，放入冰糖，待水开后倒入百合改小火约煮30分钟后，放入白兰瓜、鲜桃和西米再煮约20分钟后，放入草莓即可。

功效 此羹具有清暑解热、解渴利尿、开胃健脾之功效，是盛夏极佳的食品。

西红柿猪肝瘦肉汤

原料 西红柿300克，猪肝、猪瘦肉各80克，土豆50克，盐、醋、鸡精各适量。

做法 ①西红柿洗净切块；土豆去皮切块；瘦肉洗净切薄片。②猪肝切薄片，用清水冲洗，洗去血浆，加醋腌10分钟洗净。③猪瘦肉和猪肝加适量盐和鸡精腌10分钟，放入沸水中，煮半熟捞起。④将土豆、西红柿放入煲里，加水适量，用小火煲20分钟。⑤放入猪肝、猪瘦肉煲至肉熟，加盐调味即可。

功效 开胃增食、润肠通便，适合产后新妈妈食用，另外此汤还具有滋阴养血、健脾益气、强心安神的功效。

大白菜牛肉汤

原料 牛肉200克，大白菜300克，西红柿、土豆各2个，胡萝卜1根，淀粉5克，酱油、盐、姜片各适量。

做法 ①牛肉洗净切块，用上述调味料腌制。②大白菜切成约3厘米长的段；西红柿每个切4瓣；土豆去皮切薄片；胡萝卜去皮切小滚刀块，待用。③锅烧热不加油，煸炒西红柿至软烂。④往锅内加适量水，放入大白菜、土豆、胡萝卜、姜片，煮15分钟。⑤再加入腌好的牛肉，煮至牛肉变色，下盐调味即可。

功效 此汤具有健脾开胃、活血化瘀、调理气血、生津止泻的功效，适合新妈妈产后开胃纳食、激发食欲。

素炒三鲜

原料 竹笋肉250克，芥菜100克，水发香菇50克，香油、精盐、味精、水淀粉、植物油各适量。

做法 ①将竹笋肉切成丝，放入沸水锅里烫一烫，入凉水略浸，沥干水分，待用；水发香菇切去老蒂，清水洗净，切成丝，待用；芥菜择去杂质，清水洗净，切成末，待用。②把炒锅洗净，置于旺火上，倒入植物油烧热，下入笋丝、香菇丝，煸炒数十下，加少许清水，旺火煮开后，转用文火焖煮3～5分钟，下入芥菜末至熟，加入盐和味精，用水淀粉勾芡，再淋上香油即可食用。

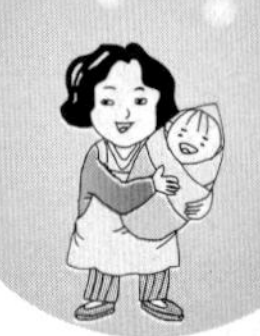

功效 清脆爽口，补中益气，调理肠胃，新妈妈食欲不振时宜常吃。

蟹黄包子

原料 面粉1000克，肉600克，蟹黄、蟹肉共25克，鲜酵母50克，精盐、酱油、白糖、绍酒、熟油、葱末、姜末各适量。

做法 ①炒锅置于火上，加熟油烧热，投入蟹黄、蟹肉、葱末和姜末煸炒，再加入绍酒、精盐，炒至蟹黄出油盛出。②将肉洗净，剁成细泥，放在盆内，加白糖、精盐、酱油，并分两次放入清水300毫升，顺着一个方向搅拌上劲，再加入炒蟹黄拌匀，即成馅心。③将面粉中加入鲜酵母和清水和成面团，盖上湿布，待面团发酵后，揉匀搓成条，揪剂并擀成圆皮，逐个包入馅心，入笼用旺火蒸15分钟即可。

功效 调理肠胃，祛瘀生新，对于产后胃口不好、食欲不振的新妈妈有很好的食疗效果。

产后自汗盗汗食谱

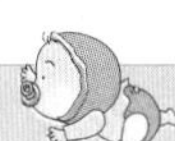

牡蛎粉肉汤

原料 牡蛎粉、麦麸（须炒黄）各15克，浓猪肉汤100克。

做法 将牡蛎粉、麦麸按各等份混合好，每份3克。食用时用猪肉汤冲饮。

功效 养阴、补虚、敛汗。治疗产后盗汗。

玉米茎芯汤

原料 玉米茎芯30克，白糖10克。

做法 ①将玉米茎芯（玉蜀黍茎内似海绵状组织的白芯）加水煎，取汤液，去渣。②将白糖加入汤中调服。连服3～7天。

功效 养阴清热，固津止汗。治产后汗症。

红枣黄芪粥

原料 黄芪40克，糯米60克，红枣30克。

做法 ①将黄芪煎水，取滤液，

红枣去核。②将黄芪液、红枣肉与糯米一起煮成稀粥。每日1剂，分数次服完，连服3～6剂。

功效 益气、固表、止汗。主治产后气虚自汗及平时气虚自汗等症。

糯米煲猪肚

原料 糯米500克，猪肚1具，盐适量。

做法 ①将糯米放入猪肚内，用线结扎，加水适量，共煲1小时，调味后吃肉喝汤。②将糯米晒干捣碎，分10次煮粥食用。

功效 补中益气，有敛阴、止汗之功效。适用于产后乏力、自汗盗汗等症。

甲鱼汤

原料 甲鱼（鳖）1000克，苹果、生姜各5克，羊肉500克，精盐、胡椒粉、味精各适量。

做法 ①甲鱼（鳖）放入沸水锅中烫死，剁去头爪，揭去鳖甲，掏出内脏洗净；羊肉洗净备用。②将甲鱼肉、羊肉切成小块，放入锅内，加苹果、生姜及水适量，烧开，继续炖熬至熟，加入精盐、胡椒粉、味精即成。

功效 此汤可滋阴养阳、补气养血，对于产后母体无明显病变者补益之效尤佳。

羊排粉丝汤

原料 羊排骨500克，干粉丝50克，姜2片，葱、醋、香菜各适量。

做法 ①羊排骨洗净切块；粉丝洗净后用开水浸泡至软；香菜洗净，切段。②热油少许，倒入羊排骨煸炒至干，加醋后再炒干。③煲内加水适量及姜、葱，武火煮沸，去浮沫，再用文火煲2小时，然后投入粉丝，撒上香菜，待沸即可。

功效 此汤可补虚散寒，通乳，适用于小腹虚寒，冷痛、乳少、产后体虚等症。羊骨具补肾、强筋骨之功，也适宜虚劳羸弱、腰膝无力之人食用。

黄芪党参汤

原料 黄芪30克，党参30克，陈皮10克，田鸡2只，红枣（去核）2颗，生姜片、食盐各适量。

做法 ①取田鸡洗净，去皮、内脏、头，斩块备用；黄芪、党参、陈

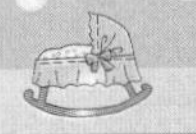

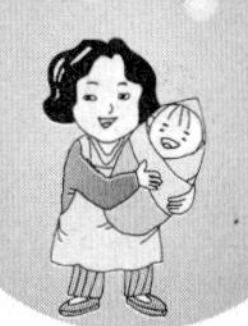

皮、生姜片和红枣分别用清水洗净。②砂锅内放入适量清水，先用猛火煮至水沸，然后放进以上原料，改用中火继续煮2小时左右，加入食盐调味即可。

功效 此汤有补中益气、健体强身的作用，适用于因体力消耗过大而出现的产后面色苍白而干皱、气短懒言、精神不振、产后自汗、盗汗等症。

产后伤口恢复食谱

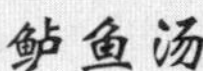

鲈鱼汤

原料 鲈鱼1条，姜丝、盐各适量。

做法 ①鲈鱼去鳞、内脏及鳃，洗净，切成三段。②锅内放4杯水及姜丝、盐，煮滚2分钟。③投入鱼段后再煮8分钟即可。

功效 此汤具有易消化、滋补身体的功效，适合新妈妈产后食用，有利于新妈妈产后伤口愈合。另外，鲈鱼中的胶质与油脂可修复人体关节之间的结缔组织，也能让皮肤更加细致。

蒜香圆白菜

原料 圆白菜200克，嫩姜、大蒜、枸杞子、香油、盐各适量。

做法 ①原料洗净，圆白菜对切，大蒜切片。②香油入锅烧热，爆香大蒜和姜，加圆白菜、枸杞子炒熟，加盐调味即可。

功效 圆白菜富含维生素C与纤维素，可维护身体正常运作；大蒜含大蒜素，具有杀菌作用。此菜具有促进伤口复原、改善便秘的功效。

黑豆蜜茶

原料 黑豆100克，蜂蜜1大匙。

做法 ①将黑豆洗净，干炒至皮裂为止。②倒3杯水至锅中，煮沸后加入黑豆，再用小火煮15分钟左右。③待颜色变深后，熄火焖一会儿，滤去豆渣加入蜂蜜即可饮用。

功效 此茶具有活血利水、促进伤口愈合和血液循环的功效，还可帮助产后新妈妈增强消化并改善水肿的问题。

麻油鸡

原料 鸡腿2只，老姜1大块，米酒1杯，香油2匙。

做法 ①将鸡腿洗净，斩成小块，老姜洗干净后切片，备用。②在锅中倒入香油，将老姜放入爆香。③转大火，倒入鸡块翻炒，待6分熟时将米酒倒入锅里一起滚煮至熟即可。

功效 有促进子宫收缩，补充营养的功效，可帮助新妈妈产后迅速补充营养，恢复体力，但不适宜剖宫产的新妈妈食用。

香煎生蚝

原料 生蚝（牡蛎）200克，罗勒10克，香油、米酒、盐、姜、甘薯粉各适量。

做法 ①生蚝加盐，用手轻轻揉洗，再以清水冲干净，沥干。②将生蚝裹上甘薯粉，用筛子把多余的甘薯粉筛掉。③香油入锅烧热，爆香姜片，放生蚝和盐煎炒至熟透，淋上米酒，熄火，加罗勒拌匀，直至香气出来。

功效 此菜可提供新妈妈身体所需营养，具有刺激乳汁分泌，促进伤口复原的功效。

藕香胡萝卜丝

原料 莲藕300克，胡萝卜100克，红椒丝、洋葱适量，盐1/4，香油1/4小匙，橄榄油1大匙，芝麻粉2小匙。

做法 ①将所有原料洗净、沥干；莲藕切片，胡萝卜切丝。②橄榄油倒入热油锅中，加入芝麻粉后略炒。③加入莲藕片、胡萝卜丝、洋葱丝、红椒丝、盐、香油，炒熟后即可食用。

功效 红椒富含维生素C，能促进黏膜健康、伤口愈合；莲藕含B族维生素，具有消除疲劳的作用。二者搭配在一起，具有提高免疫力、增强伤口快速愈合的功效。

遮目鱼肚粥

原料 遮目鱼肚2个，大米90克，嫩姜4片，芹菜1根，米酒2小匙，盐、油酥葱各1小匙。

做法 ①将所有原料洗净，遮目鱼肚对半切开，姜片切丝，芹菜切末；大米加水后浸泡30分钟。②大米及4杯水同倒入锅中，煮至粥状；加入鱼肚和米酒，煮至鱼肚变色。③加入盐、姜丝调味，撒上芹菜末和油酥葱，即可食用。

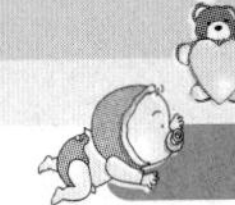

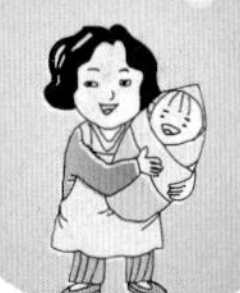

功效 遮目鱼肚富含烟酸和维生素B_2；芹菜富含钙、维生素A和维生素C。此粥有修复伤口、促进伤口愈合的功效。

生化汤

原料 粳米100克，当归、核桃仁各15克，黑姜10克，川芎6克，甘草3克，红糖适量。

做法 ①将粳米淘洗干净，用清水浸泡30分钟，备用。②将当归、核桃仁、川芎、黑姜、甘草等药材和水以1∶10的比例共同煎煮。③所有药材用小火煮30分钟，去渣后备用。④将药水和淘洗干净的粳米熬煮成稀粥，调入红糖即可，温热服用。

功效 此汤具有调节子宫收缩、促进子宫内膜修复的功效，可降低新妈妈子宫收缩时所产生的痛感，尤其适合剖宫产的新妈妈产后食用。

黑枣鲫鱼汤

原料 鲫鱼300克，黑枣、红枣数颗，老姜、黑豆各30克，盐1/4小匙。

做法 ①将所有原料洗净、沥干；黑豆泡水2小时；鲫鱼切块；老姜切片。②将2000毫升的水倒入汤锅中，加入红枣、黑枣、黑豆和老姜，煮沸。③加入鲫鱼块，煮沸后转小火煮2小时。然后调入盐后即可食用。

功效 黑豆具有养阴补气、祛风解毒、活血利水等功效；黑枣能补益脾胃、补阴养血；鲫鱼富含蛋白质，可促进伤口复原、强化生理功能。三者搭配在一起，具有祛风解毒、加快伤口复原的作用。

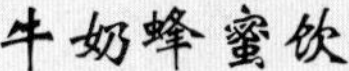

产后便秘食谱

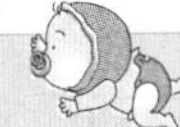

牛奶蜂蜜饮

原料 黑芝麻25克，蜂蜜、牛奶各30克。

做法 将黑芝麻捣烂，加入蜂蜜、

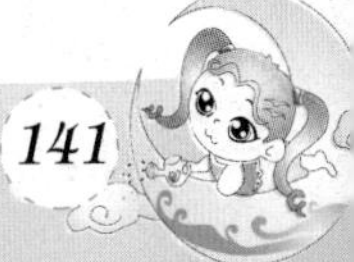

牛奶调和即成。每天早晨空腹冲服。

功效 本品有养血润燥作用，可治产后血虚所致的肠燥便秘之症。

糟冬笋

原料 冬笋250克，香糟水、鸡精、精盐各适量。

做法 ①把冬笋切成2厘米长、1厘米宽的块，然后切成梳子块，下锅煮熟取出，沥干水分。②把冬笋放在碗内，加入香糟水、精盐、鸡精，用盖盖严，使冬笋浸透在糟卤内，临吃时取出冬笋改刀装盘即可。

功效 此菜有助消化、润肠便的功效，可预防便秘和结肠癌的发生。

鸡蛋黄花菜汤

原料 鸡蛋3个，黄花菜10克，海带5克，木耳5克，白菜心10克，精盐、鸡精、高汤、水淀粉各适量。

做法 ①将海带泡好洗净后切丝，黄花菜拣择洗净后切段，木耳泡发后洗净，鸡蛋打入碗中搅拌均匀。②锅内加高汤烧开，放入精盐、鸡精及海带、黄花菜、木耳、白菜心，烧开后再冲入鸡蛋，再烧片刻后用淀粉勾芡即成。

功效 此汤养肝明目、滋补阴血、生精下乳，有通便作用。新妈妈食之，既可补益又可利肠。

荠菜炒冬笋

原料 嫩冬笋、荠菜、鲜肉汤、熟食油、盐、淀粉、香油、味精各适量。

做法 ①将冬笋切成滚刀块；荠菜倒入沸水锅中焯一下切成碎片备用。②将冬笋块煸炒数下，倒入肉汤烧沸，改用小火煨烧至冬笋熟透，倒入荠菜，加盐、味精翻炒匀，用湿淀粉勾芡，淋上熟食油和香油，就可出锅装盘。

功效 此菜有健脾消食、明目降压、润肠通便的功效，适用于产后消化不良、便秘等症。

蔬香大荟萃

原料 土豆200克，胡萝卜200克，香肠200克，青椒50克，黄瓜100克，葱、姜、精盐、鸡精、白糖、料酒、淀粉、植物油各适量。

做法 ①将土豆、胡萝卜、青椒、黄瓜、香肠分别切成丁，葱、姜切成丝备用。②坐锅点火倒入植物油，油

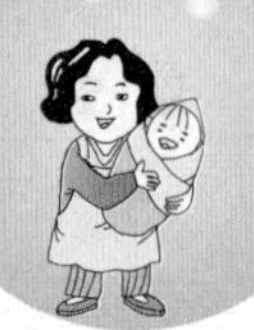

热后先下土豆、胡萝卜煸炒，放入葱丝、姜丝炒香，然后放入黄瓜、青椒、香肠翻炒。③加入精盐、鸡精、料酒、白糖调味，水淀粉勾芡即可。

功效 具有健脾消食，润肠通便的功效，适合产后便秘的新妈妈食用。

猪肉鲜虾饺

原料 猪肉泥400克，虾肉泥150克，韭菜末300克，水调面团1200克，味精1/2小匙、料酒、盐、酱油各1小匙，葱花少许。

做法 ①把虾肉泥、猪肉泥、韭菜末加盐、味精、料酒、酱油搅匀成虾肉馅。②把水调面团揉成长条，择成小面剂，擀成中间厚周边薄的圆形面皮，包入虾肉馅，捏成饺子生坯。③把锅置火上，水烧沸，倒入饺子生坯煮熟，撒入葱花就可以了。

功效 具有健脾消食的作用，能增进胃肠蠕动，预防肠癌，并治疗便秘。

鸡丝拌银芽

原料 鸡胸脯肉200克，绿豆芽150克，白糖5克，盐、味精、香油各1/2小匙。

做法 ①将鸡肉切成薄片，再切成细丝，放入沸水锅中焯熟，捞出来备用。②绿豆芽去掉头、根，洗干净。③坐锅点火倒入水，水开下入绿豆芽，焯熟即捞出，沥干水分。④将豆芽和鸡丝一起放入容器内，加盐、味精、白糖拌匀，淋上香油即可食用。

功效 此菜具有和中健胃、健脾益气的功效，可预防便秘和消化道癌症等，同时还是一种低热量的减肥食品，特别适合哺乳期新妈妈食用。

竹笋烩海参

原料 海参200克，竹笋丝50克，枸杞子5克，干黑木耳10克，高汤、香油、米酒、水淀粉、葱、老姜、盐、蚝油各适量。

做法 ①原料洗净；海参切长条，滚水氽烫，捞出；葱切段、姜切片；干黑木耳用水泡软，切片。②香油倒入锅中烧热，爆香葱段和姜片，加海参条、竹笋丝、木耳片和枸杞子拌炒。③倒米酒、蚝油、盐和高汤焖煮10分钟，加水淀粉勾芡即可。

功效 具有助消化、增强免疫力等功效，有助于预防便秘，并可防止细菌感染。

清炖鸡块葱香汤面

原料 熟面条、鸡块各300克，葱段、姜片、茴香、桂皮、料酒、香油各少许，盐适量。

做法 ①将鸡块放入沸水锅内浸烫一下，捞出洗净沥水。②将鸡块放入锅内，加清水、葱段、姜片、茴香、桂皮，煮沸后加入料酒，转用微火炖30分钟，至鸡块熟烂。③将面条下入鸡块汤内，稍煮一下，加入盐，将鸡块、面条和汤盛入放有香油的碗内即可食用。

功效 本品能健脾益气、养血生精、补益五脏、培补精髓，因此具有很好的补益作用。此外，新妈妈食之能防止产后便秘的发生。

杏仁大米酪

原料 杏仁15克，大米90克，黑芝麻、白糖各30克。

做法 ①将黑芝麻、杏仁、大米分别用清水浸泡半天，要经常换水。②把杏仁捞出，去皮尖，然后将黑芝麻、大米捞出，与杏仁混合在一起，碾成糊状。③将洗净的锅置于火上，放入少许清水，烧开。④清水中加白糖溶化后，把芝麻杏仁米糊缓缓倒入，拌成糊状。注意此时一定要不断地搅拌，以免煳锅底。熟后即可食用。

功效 此品具有润肠增液、滑肠通便的作用，对新妈妈产后便秘有较好的疗效。

鸡丝苋菜

原料 嫩苋菜250克，鸡丝50克，熟火腿丝50克，料酒、精盐、水淀粉、蒜片、熟鸡油、鲜汤、花生油、味精各适量。

做法 ①将苋菜择去老梗和黄叶，洗净，切成4厘米长的段，放入开水锅中焯一下，捞出用凉水过凉，挤干水待用。②炒锅上火，放入花生油，烧至七成热，用蒜片炝锅，捞出蒜片不要，下入苋菜段煸炒几下，加入料酒、精盐和少许鲜汤，烧开，待苋菜入味后加入味精，用水淀粉勾芡，淋上鸡油，撒上熟鸡丝、熟火腿丝，翻锅，起锅装盘。

功效 能清热除湿，补虚羸、利二便，可辅助治疗妇女产后便秘。

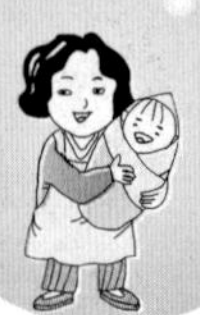

产后防治水肿食谱

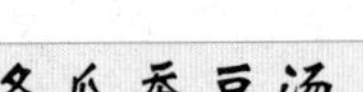

冬瓜蚕豆汤

原料 冬瓜皮60克，蚕豆60克，红糖适量。

做法 将冬瓜皮、蚕豆均洗净，放入锅内，加水适量，煮30分钟后加红糖调味即可（饮汤、食豆）。

功效 健脾化湿，利水消肿，适用于产后脾虚水肿、小便不利等症。

陈皮青菜

原料 蛤蜊400克，姜20克，散叶生菜100克，红甜椒50克，陈皮10克，盐、香油、料酒、橄榄油各适量。

做法 ①所有食材洗净、沥干；姜切片、散叶生菜切段、红甜椒切丝。②锅放橄榄油加热，爆香姜片，加蛤蜊略炒。③加入其余调味料、陈皮、散叶生菜及红甜椒，略焖即可。

功效 此菜具有降血压、利尿、治水肿、消除疲劳的功效，适合产后新妈妈食用。

红豆山楂消水粥

原料 红豆30克，绿豆30克，山楂30克，红枣10颗，大米100克，冰糖适量。

做法 ①将红豆、绿豆洗净，放入清水中浸泡1小时；山楂、红枣洗净备用。②锅内放清水，加入绿豆煮软，放入大米、红豆煮至开花，加入山楂、红枣煮至黏稠即可。

功效 清热解毒，利尿消肿，适合产后水肿的新妈妈食用。

鲤鱼汤粥

原料 大米100克，鲤鱼1条（约750克），精盐适量。

做法 ①将鲤鱼去鳞、鳃、内脏，洗净，锅内放宽水，放入鲤鱼，煮至鱼熟、汤浓白时将鱼出锅，放盘内。②将米淘洗干净，倒入鱼汤，下米，用文火煮至米烂粥稠时，用精盐调味即可（吃鱼、喝汤）。

功效 行气利水，适用于产后脾阳不足、四肢肿胀、食少便溏、小便短少等。

清爽芹菜粥

原料 小米35克，大米75克，

芹菜3根，盐适量。

做法 ①原料洗净，小米用水浸泡20分钟，大米用水浸泡30分钟，芹菜去根、切段。②将小米与大米捞出，放入锅中，加800毫升水，大火煮滚后，转小火慢熬。③待米煮熟呈糊状后，放入芹菜煮滚，最后加盐调匀。

功效 清热、健胃、利尿、解毒，适于产后新妈妈恢复体能。

黄花菜鱼汤

原料 遮目鱼1条（约1500克），干黄花菜50克，姜片、米酒、盐、白醋各适量。

做法 ①干黄花菜洗净，泡水15分钟后捞起，再用清水冲洗一次；遮目鱼去鳃、鳞片、内脏后，洗净切块。②遮目鱼块、黄花菜、姜片和盐同时入锅，倒入1600毫升的水和米酒适量，用小火炖煮30分钟。③食用前，淋上白醋即可。

功效 促进新妈妈血液循环、增加抵抗力、改善水肿。黄花菜能清热、利尿；遮目鱼富含蛋白质、维生素B_2和烟酸，营养丰富。

南瓜薏米粥

原料 米饭1碗，南瓜100克，鸡蛋1枚，薏米40克，枸杞子10克，葱1根，高汤4杯，盐1/2小匙。

做法 ①将所有原料洗净；葱切丝；南瓜切片，汆烫后捞起；薏米在滚水中煮30分钟后捞出；鸡蛋取蛋清备用。②高汤入锅，放入南瓜片，煮至入味后捞出；留汤汁，加入薏米和米饭煮匀。③加盐调味，倒入蛋清搅匀，盛入碗中；摆上南瓜片，撒上葱和枸杞子。

功效 此粥具有清热解毒、利水消肿的功效，可为新妈妈提供足够的营养，缓解水肿状况。

番茄牛肉汤

原料 熟牛肉200克，番茄250克，黄豆50克，植物油、八角、葱姜末、精盐、白糖、水淀粉、高汤各适量。

做法 ①黄豆洗净，用清水泡胀；将牛肉剔去筋膜，洗净，切成3厘米见方的块；番茄洗净，去蒂，切块。②炒锅内放植物油烧热，下八角炸至枣红色，放葱姜末炝锅，加高汤、精盐，放入牛肉、黄豆炖煮至牛肉软烂时，放入番茄，加白糖稍炖，用水淀粉勾芡，炒匀出锅。

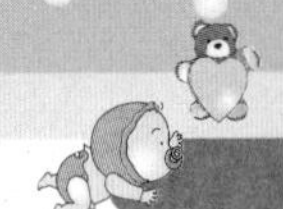

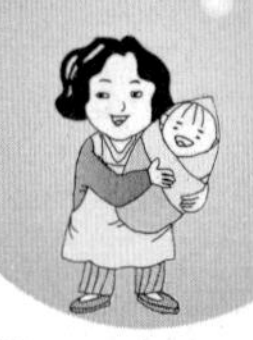

功效 补中益气，利水消肿，非常适宜新妈妈食用。

红豆炖鹌鹑

原料 鹌鹑1只，红豆50克，生姜、葱、清汤、精盐、胡椒粉各适量。

做法 ①将鹌鹑宰杀后去毛、内脏，剁去脚爪，洗净后入沸水锅内焯一下，再洗净，对剖两半；红豆洗净，葱洗净切段，姜洗净切片。②锅上火，放入清汤、红豆、葱段、姜片、精盐，用旺火烧开，撇净浮沫，转文火炖至红豆、鹌鹑熟烂时捞出葱、姜，撒入胡椒粉即可（吃肉，喝汤）。

功效 益气补虚，利水除湿，适用于产后脾虚血亏、食欲不振、水肿等。

莲子焖腰花

原料 猪腰300克，栗子50克，莲子60克，姜、盐、酱油、香油各适量。

做法 ①所有食材洗净沥干；猪腰剖开，用水洗掉外表和内里的脏污，拔净凹槽里的输送管，再泡水2小时后切条；莲子泡水1小时；姜切片。②将莲子蒸熟，另起一汤锅将猪腰略烫备用。③炒锅加香油，爆香姜片，加盐、酱油略炒后，倒入500毫升水及莲子、栗子，煮10分钟，再放猪腰煮熟即可。

功效 益肾气、强筋骨、治水肿，适合产后腰酸及双脚无力的新妈妈食用。

虾仁泥鳅

原料 泥鳅300克，虾仁60克，胡萝卜段、芹菜段各50克，姜末、盐、鸡精、料酒、白糖、干淀粉、水淀粉、香油、植物油各适量。

做法 ①泥鳅和虾仁均放入水中洗净，并将泥鳅切小段，然后将虾仁与泥鳅段同加盐、鸡精、料酒、干淀粉拌匀，腌渍约10分钟。②胡萝卜段、芹菜段分别放入沸水中汆烫，捞起过凉，沥干备用。③植物油入锅烧热，下入姜末爆香，再下入泥鳅段和虾仁炒匀，加少许水拌炒，稍焖片刻。④放入胡萝卜段、芹菜段炒熟，加盐、鸡精、白糖调味，倒入水淀粉勾薄芡，最后淋香油即可。

功效 具有补中益气，补钙壮骨、消除水肿的功效。泥鳅富含蛋白质、钙、磷、铁、维生素B_1、维生素B_2和氨基酸等营养物质，是一种高蛋白、低脂肪食物。

产后补血食谱

猪血豆腐汤

原料 豆腐250克，猪血400克，大枣10颗，精盐、香油各适量。

做法 ①将猪血洗净，切成骨牌块；豆腐洗净，切成小方块；大枣洗净。②锅置火上，放入大枣、豆腐块、猪血块，加入适量清水，用中火煮成汤，烧沸后下入精盐，淋入香油即可食用。

功效 此汤具有补血生血的作用，贫血新妈妈宜多喝此汤，以利补血，早日康复。

鸡蛋阿胶羹

原料 鸡蛋3个，阿胶30克，米酒100克，精盐适量。

做法 ①将鸡蛋打入碗里，用筷子均匀地打散；阿胶打碎放在锅里浸泡，加入米酒和少许清水用小火炖煮。②待煮至胶化后倒入打散的鸡蛋液，加精盐调味，稍煮片刻后即可盛出食用。

功效 本品具有止血、补血的功效，对子宫出血具有辅助治疗作用，是产后贫血、血虚生热、热迫血溢等症的食疗佳品。

花胶紫米粥

原料 花胶、胡萝卜各50克，紫米80克，桂圆20克，红枣2颗，盐适量。

做法 ①所有食材洗净、沥干，花胶用水泡发，紫米泡水3小时，胡萝卜去皮、切块。②汤锅加水2000毫升，将花胶及桂圆煮滚，加紫米、红枣、胡萝卜块，煮滚后，转小火续煮2小时。③加入盐调味即可。

功效 具有固本培元、补气活血的功用，适合产后缺血妇女。

韭黄炒鳝鱼

原料 鳝鱼块150克，韭黄100克，大蒜、葱、植物油、米酒、盐、酱油、香油、水淀粉、糖各适量。

做法 ①原料洗净，韭黄和葱切段，大蒜切末。②油锅入植物油烧热，爆香葱段，倒入鳝鱼块拌炒，加糖、盐、米酒、酱油和水大火翻炒，再加韭黄拌炒2分钟，淋水淀粉和香油，拌匀起锅。③倒入蒜末搅匀。

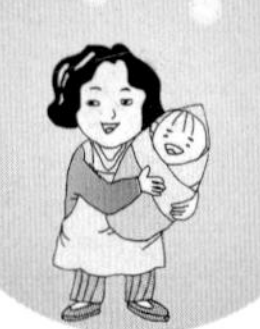

功效 具有补血益气、强筋健骨、增强体力的作用，可帮助新妈妈改善贫血的症状。

四物粳米粥

原料 当归、白芍各10克，熟地15克，川芎3克，粳米100克，精盐适量。

做法 ①将四味中草药清水洗净，放入煮锅里，加清水适量，置于火上，煮1小时，去渣留汁，备用。②把粳米淘洗干净，直接倒入煮锅里，加入药汁，调整水量置于火上，锅加盖，用旺火烧开，转用文火煮至粥熟后，放入精盐调味即可食用。

功效 此粥大补阴气、活血化瘀、养血行气、调经止痛，补血与活血为一体，既有补血之功，又有活血之力，对于新妈妈产后气血亏虚有效。

当归羊肉羹

原料 羊肉600克，当归、黄芪、生姜片、党参各30克，料酒、味精、精盐各适量。

做法 ①将羊肉撕去筋膜，洗净，切成小块，放入沸水锅里烫一下，捞起备用。②将黄芪、党参、当归、姜片洗净，装入干净的纱布袋里，备用。③将炒锅刷洗干净，放入羊肉块、纱布药袋、料酒及水适量，用文火炖4小时，取出药袋，加入味精、精盐调味即可食用。

功效 此羹补气、补血、强身，适用于新妈妈产后体虚、营养不良、多汗肢冷、贫血低热等症。

红豆核桃糙米粥

原料 红豆75克，糙米150克，核桃仁、红糖各适量。

做法 ①糙米、红豆淘洗干净，沥干，分别放入清水中浸泡备用。②将红豆、糙米以及泡糙米的水一同放入煲中，加入适量清水，先以大火煮沸，然后转用小火继续煮40分钟左右。③煲内加入核桃仁以大火煮沸，转小火煮至核桃仁熟软，然后加红糖续煮5分钟左右即可。

功效 此粥有补气血、强筋骨的功效，正适合过度耗气失血的新妈妈食用。

枸杞猪肝

原料 猪肝、枸杞子、鸡蛋、面

粉、酱油、料酒、胡椒粉、盐、菜油、花生油、花椒各适量。

做法 ①将猪肝洗净切片，放入盐、酱油、料酒、胡椒粉腌渍一会儿。②枸杞子剁碎，倒入猪肝中搅匀；鸡蛋打入碗中，倒入面粉调成糊，拌入少许菜油。③花生油入锅烧热，将猪肝片沾满面糊放入油锅炸两次，炸熟后捞出；花椒炒熟擀碎，加入少许盐撒于猪肝之上即可。

功效 本品具有补肝养血之功效，适用于产后贫血患者。

薏米羊肉汤

原料 羊肉 150 克，薏米 50 克，胡萝卜 150 克，冬瓜 90 克，葱、豌豆、盐各适量。

做法 ①将羊肉在水中泡净去沫，切成 3 厘米左右见方的块备用。②薏米淘洗干净，在水中浸泡 30 分钟以上，胡萝卜、冬瓜洗净去皮切块，豌豆淘洗干净，葱切小段备用。③锅中加六成满的清水，放入羊肉、薏米、胡萝卜、冬瓜、豌豆大火煮开，然后转小火慢煮 3 小时。④放入葱段，加盐调味即可。

功效 此汤具有补血和治疗肺虚等功效，适合气血虚、贫血的患者食用。

滋补羊肉汤

原料 羊肉 600 克，核桃仁 80 克，枸杞子 10 克，葱段、姜片、盐、料酒各适量。

做法 ①将羊肉放入清水中浸泡 1 小时，泡去血水后切块，继续浸泡 10 分钟，洗净后捞出，沥干水分；枸杞子放入清水中泡发，备用。②砂锅中加入适量清水，放入羊肉块，以大火煮沸，撇去浮沫。③原锅续放入葱段、姜片、料酒，再放入枸杞子、核桃仁，以小火炖至羊肉块熟烂，加入适量盐调味即可。

功效 此汤益气补虚、补血助阳、御寒性热，适合产后虚弱贫血者或奶少、乳汁不下、自汗或虚汗不止者食用。

蒸拌肝肾

原料 猪肾 1 个，猪肝 150 克，姜丝、葱花、姜汁、料酒、老抽、香油、花生油、胡椒粉、清汤各适量。

做法 ①将猪肾洗净，对半切开，

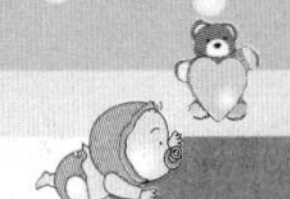

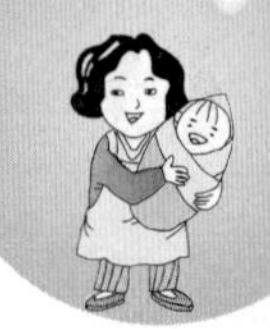

去筋膜、腰臊，斜切成厚片；猪肝洗净，切成厚片。②将猪肾、猪肝分别用清水浸泡1小时，其间换水两三次，浸至水没有血色为止。取出放入盆中，加入姜汁、料酒、花生油腌好，上屉蒸熟滗汤，撒上姜丝、葱花，待用。③将老抽、香油、胡椒粉同放碗内调匀，倒在蒸熟的猪肝、猪胃上拌匀即可食用。

功效 有养肝、补肾、补血的作用，适用于产后贫血妇女食用。

红烧甲鱼

原料 甲鱼500克，火腿25克，香菇10克，姜片、葱段、料酒、蒜片、淀粉、酱油、猪油、精盐、花生油、鸡汤、香油各适量。

做法 ①将甲鱼洗净，去除内脏等杂物后切成3厘米见方的小块，备用；香菇洗净；火腿蒸熟切成薄片。②将甲鱼在沸水中汆一下提出，洗净后加入料酒、精盐、猪油拌匀，上面放上火腿片、香菇、蒜片、葱段、姜片，用蒸笼蒸30分钟左右。③花生油入锅烧热，将葱放油锅中爆一下，再将蒸好的甲鱼放入锅内，加入酱油、鸡汤，勾芡淋香油即可。

功效 此品能滋阴养血、大补五脏、活血复元，对于新妈妈体质迅速恢复有积极作用。

墨鱼仔烧肉汤

原料 墨鱼仔200克，五花肉300克，葱、胡萝卜、香菜、酱油、料酒、白糖、精盐、八角、月桂叶、虾子、姜片、色拉油各适量。

做法 ①将带皮五花肉去毛，切成约3厘米见方的块，放入沸水锅中汆烫，捞出备用。②墨鱼仔冷水解冻洗净，下入热水中浸烫捞出备用；胡萝卜、葱分别洗净，切成细丝。③锅中加2大匙色拉油烧热，下入白糖炒出糖色，再放入五花肉翻炒上色，加入料酒、酱油、精盐、八角、姜片翻炒片刻，倒入适量清水煮沸。④放入月桂叶、虾子炖至入味，拣出月桂叶、八角，下入墨鱼仔煮沸，撒葱丝、胡萝卜丝、香菜点缀即可。

功效 此汤滋阴养血、润燥生津、益胃通气，尤其适合刚生完宝宝的新妈妈食用。

产后排恶露食谱

小米鸡蛋粥

原料 小米100克，鸡蛋3个，红糖适量。

做法 ①将小米淘净后倒入锅中加适量水，煮沸后改小火再煮约15分钟。②然后将打散的鸡蛋均匀撒在粥中，放入红糖后即可食用。

功效 此粥具有补脾胃、益气血、活血脉的作用，适用于产后虚弱、口干口渴、恶露不尽等症。

阿胶红枣粥

原料 阿胶粉10克，红枣20枚，粳米100克。

做法 ①将红枣洗净，去核；粳米淘洗干净。②锅置火上，放入清水、红枣、粳米，用小火煮至粥成，调入阿胶粉，溶化即成。

功效 此粥有益气固摄，养血止血的作用，可用于防治产后气虚、恶露不尽。

川七乌鸡汤

原料 乌鸡1/2只，南枣6颗，陈皮10克，川七15克，盐适量。

做法 ①将所有药材洗净；南枣泡水，川七敲碎；乌鸡洗净，切去鸡尾。②药材与乌鸡放入炖盅内，加水，隔水炖4小时后，加盐调味。

功效 川七可止血散瘀、消肿止痛；乌骨鸡含钙、磷、铁、维生素A、B族维生素、维生素C、维生素E等。此汤品能改善子宫收缩不良、产后瘀血的状况。

当归黄芪排骨汤

原料 排骨200克，黄芪15克，当归2克，盐、胡椒粒各适量。

做法 ①药材洗净，排骨用滚水略烫。②锅中加入排骨及2000毫升水，再加黄芪、当归、胡椒粒，煮滚后转小火炖2小时。③最后加入盐调味即可。

功效 此汤具有补气固表、消肿利尿、调节子宫收缩的功效，有助于产后气血循环，促进产后恶露的排出。

山楂红糖粥

原料 粳米100克，山楂、红糖各50克。

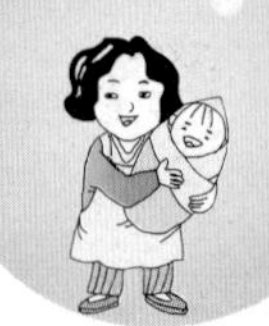

做法 ①粳米洗净，用冷水浸泡半小时，捞出沥干。②山楂洗净，去核切碎。③锅内放入冷水、山楂、粳米，先用大火煮开，再改用小火熬至粥成时加入红糖调味即可。

功效 此粥具有散瘀血、增进食欲、促进消化的功效，可促进产后恶露不尽的新妈妈尽快化瘀，排尽恶露。

黄芪鲈鱼汤

原料 黄芪30克，当归15克，鲈鱼1小条（约600克），红枣2枚，姜、葱白、盐、大蒜、米酒各适量。

做法 ①鲈鱼去鳃、鳞片、内脏后，洗净切块，其余原料洗净。②黄芪、当归铺在锅底，依次放入鲈鱼、红枣、姜片、大蒜、葱白、盐、米酒，再加水。③入蒸锅蒸熟即可。

功效 此汤有养血补血、调节子宫收缩的作用，有利于产后恶露的排出和体力的恢复。

木耳益母草汤

原料 益母草50克，黑木耳、白糖各30克，纱布包1个。

做法 ①益母草用纱布包好，扎紧口。②黑木耳泡发之后去蒂洗净，撕成碎片。③锅置火上，放入适量清水、药包、木耳，煎煮30分钟，取出益母草包，放入白糖，略煮即可。

功效 益母草是妇科用药，胎前、产后都能起到生新血，去瘀血的作用，木耳具有凉血、止血的功效。此汤能够养阴清热、凉血止血，可用于防治产后血热、恶露不尽。

人参黄芪粥

原料 人参15克，黄芪30克，粳米60克。

做法 ①将净人参、黄芪放入砂锅中，加水约150毫升大火烧开后，改为小火慢熬40分钟，去渣取汁。②粳米淘洗干净，放入锅中，兑入药汁，再加适量清水，煮至米烂汁黏时即可食用。

功效 此粥养血生精、益气摄血、补养五脏，对于新妈妈产后气虚、血失固摄而致恶露不尽疗效较好。

芪归炖鸡面

原料 小母鸡1只，黄芪50克，当归10克，精盐、胡椒粉各适量。

做法 ①将鸡去毛及内脏洗净备

用；黄芪、当归一起洗净备用。②将整只鸡放入砂锅中，加入清水，待烧开后抹去浮沫，放入黄芪、当归、胡椒粉，用小火炖2小时左右，加入盐，再炖2分钟即可食用。

功效 此汤具有益气生血、补益五脏、化瘀止血、促进母体早日康复的作用，同时亦对气虚血瘀所致的产后腹痛、恶露不止等病有效。

苎麻粥

原料 糯米100克，鲜苎麻根100克，红枣10颗。

做法 ①将糯米淘洗干净，红枣洗净后去核，待用。②将苎麻根洗净，在砂锅内添水，上火煮30分钟后取汁去渣。③净锅添适量水，上火，放入糯米、枣、苎麻根汁，煮开后转中火，至糯米熟烂时熄火。

功效 清热凉血，适用于血热所致的产后恶露不绝。

小米桂圆粥

原料 小米100克，桂圆肉30克，红枣3颗，红糖适量。

做法 ①将小米淘洗干净，桂圆肉洗净，红枣用清水泡发好并洗净，备用。②锅中倒入适量清水，下入小米、红枣，用大火将小米煮熟。③放入桂圆肉、红糖继续以大火煮沸，再改小火熬至小米烂熟时即可关火盛出食用。

功效 此粥有活血化瘀、养血补血的作用，并能促进产后恶露的排出。

冰糖银耳汤

原料 水发银耳250克，山楂糕片25克，冰糖200克，糖桂花15克。

做法 ①将银耳择洗干净，切成小片。②将冰糖放盆内，加开水溶化后倒入锅内，再加500毫升水，烧开后撇去浮沫，倒入砂锅内，放入银耳、山楂糕片，移至微火上煨熟，倒入大碗内，加入糖桂花，搅匀即成。③如不用砂锅煨，可将银耳放入一个大碗内，加糖水及500毫升水，上笼蒸烂，效果相同。

功效 此汤有补益虚损、促进恶露排除及子宫复旧等功能，并可开胃消食、增进食欲，对产后出现腹痛、恶露不尽等症有一定的治疗作用。

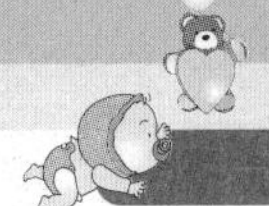

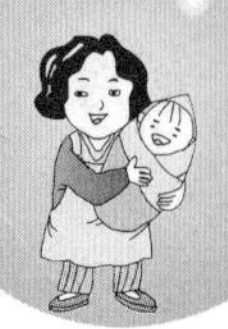

产后缓解腹痛食谱

清炒红凤菜

原料 红凤菜（又名紫背天葵）200克，老姜、香油、盐各适量。

做法 ①原料洗净，红凤菜切除老梗，姜片切丝。②香油倒入锅中烧热，爆香姜丝，加入红凤菜和水炒熟，最后加盐调匀。

功效 此菜具有改善产后腰痛的功效，并且还可助于新妈妈造血和增强免疫力。

红鸡冠花鸡蛋

原料 红鸡冠花3克，鸡蛋2个。

做法 将红鸡冠花用水煎取汁；鸡蛋磕入碗内，用煎好的药汁冲入鸡蛋碗内调匀，隔水蒸至蛋液熟时即可。温食，每日1次。

功效 具有行血化瘀的功效，适用于产后气血不和、腹痛。

山楂粥

原料 山楂20克，粳米60克。

做法 ①将山楂洗净先煎，去渣，取汁约200毫升；将粳米淘洗干净。②将米放入锅中加入山楂汁，置炉火上煮，煮至米烂汁黏时即可。

功效 此粥养血益气、化瘀止痛，对产后血瘀所致腹痛以及恶露不尽、恶露不下等均有治疗作用。

泽兰粥

原料 泽兰30克，大米50克。

做法 先将泽兰水煎，去渣留汁；砂锅内放适量水，将砂锅置火上，将淘洗好的大米放入，倒入煎好的泽兰汁，烧开后转中火煮至米熟烂，空腹温食（每日1次）。

功效 具有活血、解郁行水的作用，适用于产后瘀滞腹痛、颜面水肿。

陈皮桂圆粥

原料 桂圆肉100克，粳米100克，陈皮5克，白糖适量。

做法 ①将桂圆肉、陈皮洗净；粳米淘洗干净。②砂锅置火上，放入适量清水，烧开，加入桂圆肉、粳米、陈皮共煮成粥，粥熟时加入白糖，调匀后即可食用。

功效 具有养血、行气、止痛的功效，适合产后血虚腹痛者食用。

川芎红薯叶

原料 红薯叶350克，姜30克，红甜椒20克，川芎酒、香油、盐各适量。

做法 ①所有食材洗净、沥干；红薯叶去老茎、切小段；姜、红甜椒切碎。②炒锅加入香油烧热，爆香姜末，再加入川芎酒及盐略煮。③最后加入红薯叶及红甜椒，拌炒至熟即可。

功效 本品具有止痛、活血的功效，是产后腹痛的食疗佳品，而且还有增强免疫力、美颜抗老化的作用。

山药粥

原料 生山药50克，羊肉100克，大米100克。

做法 ①将羊肉去筋膜，洗净，切成碎末；山药去皮洗净后切块；大米用清水淘洗干净。②锅内放水，上火，将羊肉末、山药块与大米同下锅，旺火煮开后撇净浮沫，转中火煮至米熟肉烂即可。

功效 益气补血、温中暖下，适用于产后虚冷腹痛。

苋菜大蒜粥

原料 苋菜150克，大蒜头1个，粳米100克，植物油、盐、味精各适量。

做法 ①将苋菜拣洗干净，切成3厘米长的段；大蒜头去皮，切碎。②粳米淘洗干净，放入锅内，加清水1000毫升烧开，待米粒开花时，投入苋菜、植物油、盐及蒜粒，继续熬煮成粥，下味精、盐调味即成。

功效 此粥有清热解毒、补血止血、收敛止泻和通大小便的功能，可治疗子宫颈炎、产后腹痛及大小便不通等症。

田七炖母鸡

原料 母鸡肉300克，田七粉15克，料酒、精盐、生姜、味精各适量。

做法 ①将母鸡肉洗净，斩成小块。②瓦煲中加入适量清水，置于旺火上，放入鸡肉块，烧开后撇去浮沫，加入姜片、料酒，移置小火上炖至鸡肉熟烂，再加入田七粉、精盐、味精，再稍煮片刻即可食用。

功效 具有益气养血、生精补脏、化瘀止痛的作用，对于瘀血内停、经脉阻滞、气血运行不畅而致的产后腹痛疗效较佳。

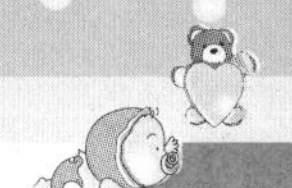

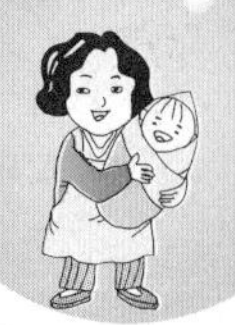

当归羊肉汤

原料 羊肉250克，当归4克，姜、花生油、精盐、味精、料酒各适量。

做法 ①将羊肉去筋膜洗净，切成小块；当归洗净，切片；姜洗净，切片。②砂锅置火上，加适量清水，放入羊肉块、料酒、姜片、当归片，用中小火煎煮，待羊肉熟透后放入花生油、味精、精盐调味即成。

功效 有温中养血、祛寒止痛的作用，可用于防治妇女气血虚弱、阳虚失温所致的腹痛。

蜜饯红娘

原料 京糕300克，淀粉、面粉各50克，白糖、蜂蜜、花生油各适量。

做法 ①将淀粉、面粉在碗内用水调成稠糊；京糕切成1厘米见方的条块，放入淀粉糊中浆匀。②锅内放花生油，上火烧至七成热，将上浆的京糕条逐条下锅内（不使黏连）炸成金黄色时捞出，沥油。③锅内加水上火，放入白糖、蜂蜜，用文火熬至糖汁将能拔成丝时将京糕条下锅，抖匀，装盘即可。

功效 活血化瘀、消食化积，适用于瘀血所致的腹痛。

当归炖猪肝

原料 猪肝1个（约重1500克），当归15克，胡椒9克，红花9克，肉桂9克。

做法 ①将当归、胡椒、红花、肉桂四味中药洗净，放入砂锅里，加适量清水，置火上，用中小火煮1小时，去渣取汁待用；猪肝去筋膜，洗净，切成片。②锅置火上，加入药汁与猪肝片，添适量清水，煮沸20分钟后出锅即成。

功效 有温经散寒、暖肾回阳、养血活血、化瘀止痛、养肝明目的功效，对妇女产后寒凝经脉所致的腰、膝、腹部疼痛有较好的食疗作用。

挂炉烤鸭

原料 鸭子1只，猪肉、三七、白糖、蜂蜜、料酒、花生油、葱、姜、蒜、冬菜、酱油、味精各适量。

做法 ①将三七洗净入罐，加清水上笼蒸透，再切末；葱、姜、蒜、冬菜切末；猪肉切丝；将鸭子用开水烫皮后浇上蜂蜜水，挂通风处吹干。

②花生油入锅烧热，倒入猪肉丝炒熟后，加入葱、姜、蒜末，再加入三七、冬菜及白糖、蜂蜜、料酒、酱油、味精做馅。③将冬菜馅瓤于鸭腹内，挂暗炉内烤 35 分钟，呈现枣红色时取出，制成块即可食用。

功效 此品可益气益血、生精补脏、滋阴活血、化瘀止痛、下乳催奶。对于产后瘀血内停所致的产后腹痛较为适宜。

产后美容养颜食品

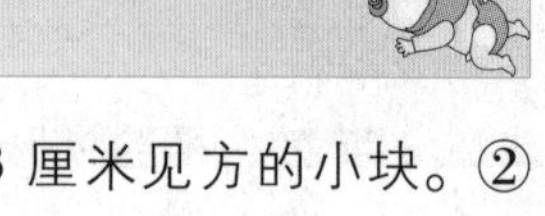

红枣金瓜

原料 红枣 20 克，桂圆肉 20 克，南瓜 300 克，盐适量。

做法 ①所有食材洗净沥干，南瓜切块。②汤锅加 200 毫升水，加入红枣及桂圆肉煮滚。③加入南瓜，煮滚后转小火煮 2 小时。④加入盐调味即可食用。

功效 南瓜富含胡萝卜素、矿物质，可维护视力和皮肤健康；红枣富含维生素 C，可镇静安神，增强免疫力。它们搭配在一起，具有养颜美容、明目护肤的功效。

紫薯大米粥

原料 大米 75 克，紫薯 200 克。

做法 ①大米洗净；紫薯削皮、洗净后，切成 3 厘米见方的小块。②大米入锅，倒水 1000 毫升，煮滚后转小火。③加紫薯，续煮约 20 分钟至熟烂即可。

功效 此粥可补虚健脾胃、益气通乳、润泽肌肤，另外还有助于新妈妈身体各器官复原。

荷茶粳米粥

原料 荷花 15 克，粳米 100 克。

做法 ①当荷花盛开时，采摘荷花瓣，阴干后切碎备用。②坐锅点火，锅内加入清水，放入粳米，用大火煮至米粒开裂。③等粥黏稠时，加入荷花，用小火煮 1 ~2 分钟即可食用。

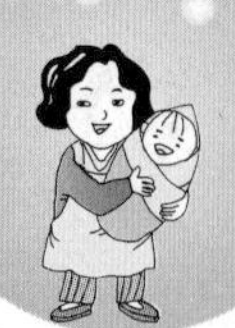

功效 此粥具有调节神经、促进新陈代谢、美容护肤、延缓衰老的作用。

芦笋干贝

原料 芦笋200克，干贝6个（约60克），彩色甜椒30克，老姜、香油、米酒、盐各适量。

做法 ①原料洗净；芦笋去除硬皮，切段；干贝洗净，以开水烫熟，取肉备用；彩色甜椒切丝。②香油倒入锅中烧热，爆香姜片，加入芦笋、干贝和彩色甜椒炒熟。③加米酒和盐拌炒均匀。

功效 干贝富含蛋白质，具滋阴补肾作用；芦笋富含钙、铁、钾，可强壮骨骼，提高血液含氧量。此菜有预防贫血、改善气色的作用。

什锦鸡肉

原料 四季豆200克，香菇40克，小土豆100克，胡萝卜60克，鸡肉300克，酱油、糖、盐、香油各适量。

做法 ①所有食材洗净沥干；四季豆切段，小土豆、胡萝卜、香菇、鸡肉切块。②炒锅加入调味料和水略煮，再加鸡肉煮3分钟。③加入小土豆、胡萝卜及香菇煮5分钟。④放入四季豆煮熟即可。

功效 四季豆具有安养精神、益气健脾和利水消肿功能；胡萝卜可以抗氧化、维持肌肤的健美。此菜可帮助新妈妈美颜、抗老化。

鸡血豆腐汤

原料 鸡血150克，嫩豆腐250克，香油、葱花、酱油、盐各适量。

做法 ①鸡血洗干净，切成方块；嫩豆腐切成块，用热水焯一下，捞出控干水分。②锅中放水，开火烧开，倒入豆腐和鸡血，等豆腐浮起时，放入葱花、酱油，等水再开时放入盐、香油，出锅即可。

功效 鸡血鲜嫩，豆腐软嫩适口。此汤含有丰富的蛋白质，具有抗皮肤老化的作用。

奶汤藕块

原料 莲藕300克，五香花生50克，西兰花2朵，杏仁罐头1瓶，奶油、牛奶、白糖各适量。

做法 ①将藕切去藕节，削去外皮，从中间纵向切开，再切块。②西兰花洗净切小朵。③五香花生剥去外皮，杏仁罐头开瓶控水，清水冲净备用。④锅中加奶油熔化，加入杏仁、适量清水、牛奶、所有原料煮沸，撒入白糖拌匀即可。

功效 此汤有滋养五脏、扶正补虚、美肤养颜的作用。

葡萄干苹果粥

原料 白米150克，苹果1个，葡萄干、蜂蜜各适量。

做法 ①白米洗净沥干，苹果洗净后切片去核。②锅中加2000毫升水煮开，放入白米和苹果，续煮至滚沸时稍微搅拌，改中小火熬煮40分钟。③将葡萄干放入碗中，倒入滚烫的粥，待温时加蜂蜜，拌匀即可食用。

功效 此粥味道鲜美，营养丰富，具有排毒、防便秘、美容养颜的功效。

番茄牛肉

原料 牛肉100克，大蒜2瓣，番茄2个，植物油、酱油、淀粉、红酒、盐各适量。

做法 ①原料洗净；牛肉切片，用盐、酱油和淀粉略腌；大蒜切片，番茄切块。②油锅加植物油烧热，放入牛肉片，过油后捞出。③锅中留少许油爆香蒜片，加番茄块和牛肉片拌炒，最后倒入红酒和水调匀即可。

功效 牛肉富含蛋白质和铁，可以促进人体的造血；番茄具养颜美容、抗老作用。二者搭配在一起，有改善体质、延缓老化的作用。

西葫芦鸡片汤

原料 鸡胸脯肉300克，西葫芦300克，胡萝卜、鸡蛋、精盐、湿淀粉、鸡精各适量。

做法 ①鸡胸脯肉洗净沥干水分切厚片，鸡蛋打成蛋液。②鸡胸脯肉片放入容器内加蛋液、湿淀粉上浆备用。③西葫芦洗净纵切两半，去除瓜瓤切片；胡萝卜洗净搅打成泥备用。④锅中加适量清水置火上，放入西葫芦、精盐、鸡精煮开，下入鸡肉片。⑤肉片氽熟，放入胡萝卜泥即可。

功效 此汤具有清暑利湿、养五脏、润肌肤的功效。

银耳干贝

原料 银耳10克，干贝30克，黄瓜10克，精盐、味精、葱段、姜丝、花椒、花生油各适量。

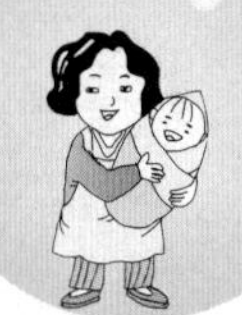

做法 ①将银耳用温水泡发好，洗净后撕成小片，挤去水分，放入盆中；干贝用水泡发后，洗净，切成薄片，放入盛银耳的盆内；姜丝也放入盛银耳的盆内，用精盐、味精拌匀。②炒锅上火，放花生油烧热，放花椒、葱段，用文火炒至花椒、葱段呈黑红色时，捞出不要，将花椒葱油倒入银耳盆内炝制后拌匀即成。

功效 具有益气强身健脑美容的作用。

什锦豆腐

原料 嫩豆腐、荷兰豆、胡萝卜片、香菇丁、黑木耳、葱花、盐、鸡精、老抽、白糖、水淀粉、植物油各适量。

做法 ①嫩豆腐切片，荷兰豆去筋及两端；锅中倒入适量水，以大火烧沸，将嫩豆腐片和香菇丁、荷兰豆、胡萝卜片下锅氽烫一下；黑木耳泡好。②植物油入锅烧热，将嫩豆腐片下锅煎至两面金黄，盛出沥油。③锅内留底油，放葱花炒出香味后，将香菇丁、荷兰豆、胡萝卜片、黑木耳入锅煸炒一下，然后再加入嫩豆腐片。④加少量水、老抽、白糖和盐，继续翻炒约3分钟；最后用水淀粉勾芡，加入鸡精调味即可。

功效 这道菜富含维生素A、维生素C及氨基酸，具有美容养颜的功效。

产后瘦身食谱

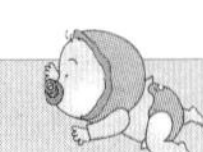

百合银耳粥

原料 百合50克，银耳、莲子、桂圆肉干各10克，红枣20克。

做法 ①莲子洗净泡水2小时。②锅内加水与百合、银耳、红枣、莲子同煮，至莲子熟软。③放入桂圆肉干煮5分钟即可。

功效 此汤不仅含有高纤维，而且含糖量低，具有减肥的功效。

脆爽鲜藕片

原料 莲藕300克，胡萝卜70克，盐、白醋、味精、香油各适量。

做法 ①莲藕、胡萝卜均洗净，

去皮，切片。②将莲藕片、胡萝卜片放入热水中焯熟，捞出，冲凉，沥水装盘。③加入适量盐、味精、白醋、香油，拌匀即可。

功效 熟莲藕的属性由凉变温，有养胃滋阴、健脾益气的功效，是一种很好的食补品。此道菜品可行气、消食积、利水气，适合希望瘦身的新妈妈食用。

桑葚糯米粥

原料 桑葚罐头50克，糯米100克，冰糖适量。

做法 ①将桑葚罐头中的桑葚捣烂。②糯米洗干净后加适量的清水，倒入砂锅中煮粥，先用大火，后用小火，粥熟后，加入捣烂的桑葚和冰糖，稍微煮一会儿，冰糖溶化后即可食用。

功效 补肝滋肾、养肝益肾、明目丰肌。经常食用对肝肾阴虚所致的视力减退、耳鸣等有很好的疗效，同时减肥效果极佳。

清拌苦瓜丝

原料 苦瓜300克，辣椒油、香油、盐、味精、白糖、蒜各适量。

做法 ①将苦瓜洗净去瓤，切成丝，先放入开水中焯一下，再放入凉开水中过凉后捞出。②蒜切碎成蓉。③将苦瓜丝挤去水分，放入盘内，加入盐、味精、白糖、香油、辣椒油、蒜蓉，拌匀即成。

功效 此菜具有美容养颜、瘦身美体的功效，是一款不错的产后调理食谱。

山药芝麻粥

原料 大米60克，山药150克，黑芝麻、鲜牛奶、玫瑰糖、冰糖各适量。

做法 ①把大米淘洗干净，浸泡1小时，捞出沥干；将山药切成细粒；黑芝麻炒香，一起倒入搅拌器，加水和鲜牛奶搅碎，去渣留汁。②锅置火上，放入水和冰糖烧沸溶化后倒入浆汁，慢慢搅拌，加入玫瑰糖，继续搅拌至熟即可食用。

功效 养肠胃、通宿便，对于新妈妈有很好的瘦身减肥作用。

什锦豆瓣干饭

原料 猪绞肉50克，胡萝卜丁、豆干丁、豆芽各20克，小黄瓜、韭菜各30克，白米饭100克，盐、橄榄

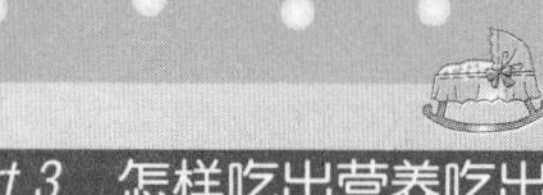

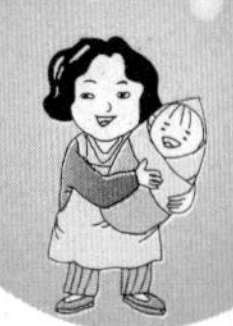

油、豆瓣酱各适量。

做法 ①将豆芽、胡萝卜丁氽烫熟，过一下冷水；小黄瓜切成丝；韭菜切成段。②不粘锅中倒橄榄油烧热，放入猪绞肉、豆干丁、韭菜、熟胡萝卜丁及调料，以小火炒熟拌匀。③白米饭与炒好的材料及熟豆芽、小黄瓜丝拌匀即可食用。

功效 消肿利水、健脾养胃，是新妈妈的瘦身美味主食。

笋尖焖豆腐

原料 干口蘑5克，干笋尖、海米各10克，豆腐200克，葱花、姜末、植物油、酱油各适量。

做法 ①将干口蘑、干笋尖、海米等用温开水泡开，泡好后均切成小丁，泡海米、口蘑的水留用。②将植物油烧热，先煸葱花、姜末，然后将豆腐放入快速翻炒，再将笋丁、口蘑丁等放入，并加入浸泡海米和口蘑的水、酱油，最后用大火快炒，炒透即可。

功效 此菜清热消痰、利膈爽胃，并且热量很低，有助于新妈妈瘦身。

黄瓜拌蛰丝

原料 嫩黄瓜500克，海蜇皮100克，香菜30克，盐、酱油、醋、味精、香油、姜各适量。

做法 ①将嫩黄瓜洗净消毒后，切丝。②海蜇皮温水泡发，去沙洗净，切丝后入温开水中略氽，捞入冷开水中投凉。③香菜洗净切段，姜去皮洗净切丝；将盐、酱油、醋、味精、香油同置一碗中，制成调味汁。④将黄瓜丝、海蜇丝分层码入盘中，上撒香菜段、姜丝，浇上调味汁，拌匀即可。

功效 本菜具有降脂、减肥的效果，适合夏季新妈妈食用。

菜心鱼片汤

原料 大黄鱼400克，油菜心、芥菜各250克，姜、淀粉、盐、白砂糖、植物油各适量。

做法 ①将鱼剔骨后切片，加入淀粉、盐、糖和植物油，搅拌均匀。②鱼头和鱼骨以盐腌制；菜心和芥菜洗净切段。③炒锅放植物油烧热，下鱼骨稍煎，注入适量清水，加生姜煮20分钟，下入芥菜再煮5分钟，制成鱼骨汤。④原锅放植物油，下菜心煸炒，加水煮3分钟，下鱼汤和鱼肉片，煮沸后即可。

功效 这道汤有养血生肌、消除脂肪的功效，能帮助新妈妈减少脂肪吸收、纤体瘦身。

薏米炖鸡

原料 鸡1只，薏米50克，天门冬15克，冬菇3朵，白菜、盐各适量。

做法 ①薏米与天门冬预先浸泡一夜，洗净后待用。②冬菇浸软后洗净去蒂；白菜洗净后备用。③鸡去毛洗净，从鸡背剖开，取出内脏后，放入沸水中飞水片刻，然后取出置清水中冲净。④将鸡放入较大的炖盅内，注入适量沸水，隔水炖约一个半小时，然后放入冬菇、薏米及天门冬，再炖约一个半小时，最后放入白菜，加入调味料后，再炖一会儿即成。

功效 具有消肿、促进肠胃蠕动的作用，可有效地减肥，还有美容、促进乳汁分泌的作用。

甜辣白菜

原料 白菜400克，白糖、香醋、盐、花椒、香油、干辣椒丝、姜丝各适量。

做法 ①将白菜切成0.6厘米宽、9.5厘米长的条，放盐腌渍1小时，取出挤净水分，再改成小段；香醋、白糖熬汁，晾凉后倒入白菜段中。②锅内放香油烧热，放入花椒略炸，制成花椒油晾凉备用。③锅内放香油烧热，将干辣椒丝放入，随着油温升高，适度浸炸，干辣椒丝脆时，捞出，防止变黄，制成辣味油晾凉备用。④将干辣椒丝、花椒油、辣味油等放入白菜段中，拌匀即可。

功效 具有降脂瘦身的功效，此菜酸甜适口，含有丰富的纤维素和维生素，适合新妈妈减肥瘦身食用。

Part 4

别让月子病缠上你

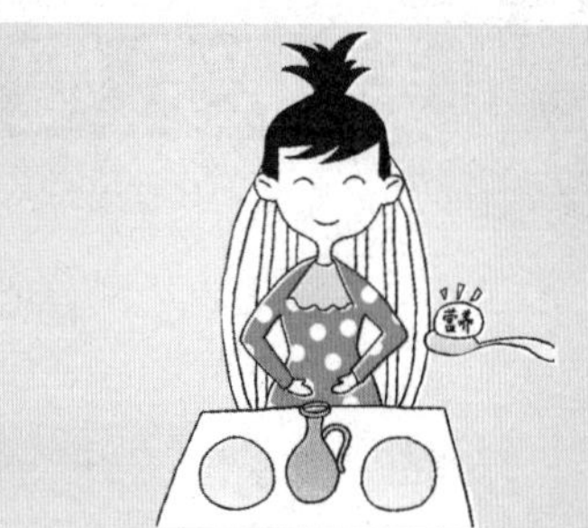

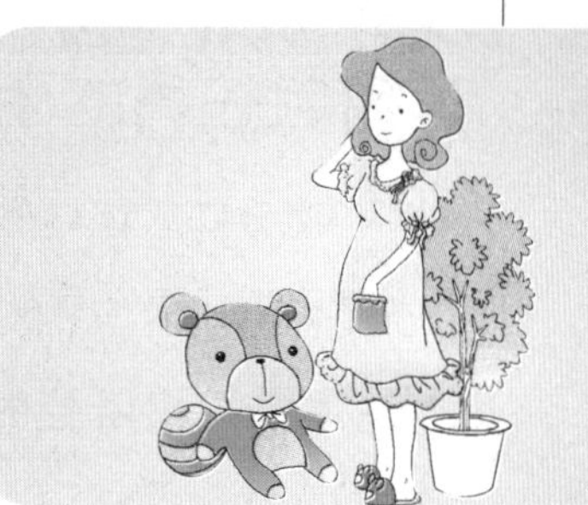

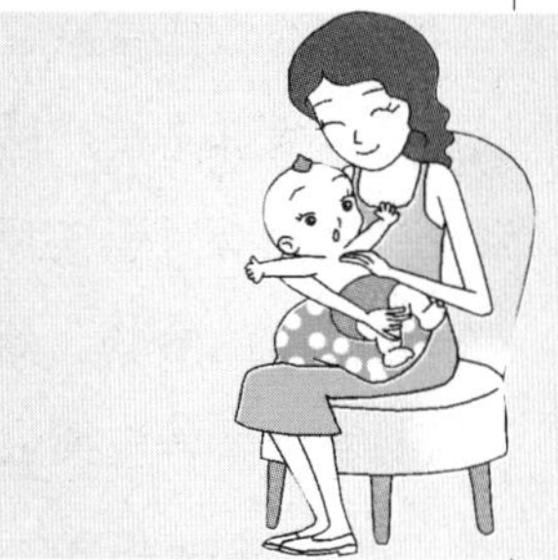

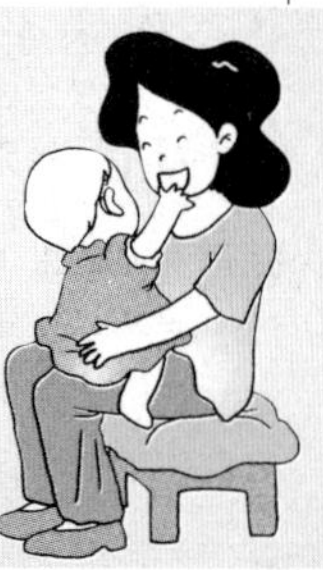

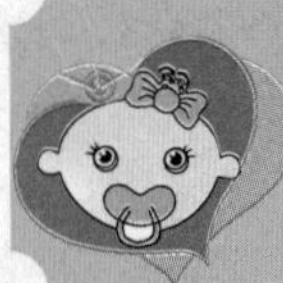

身体疾病的防治

远离月子病的困扰

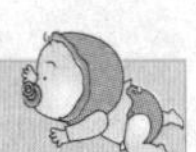

新妈妈分娩后体内激素水平大大下降，身体过度耗气失血，阴血骤虚，在这种情形下，很容易受到疾病侵袭。那么怎样远离月子病的困扰呢?

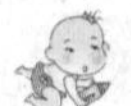

注意新妈妈所处的室内温度

一般室温需要保持在20～25℃，而且需要开窗通风，使得室内空气可以保持清新。

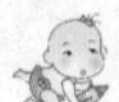

注意新妈妈的饮食

日常饮食要注意营养的补充，不要过多吃性寒的食物，这样很容易使体质变寒。尤其是在产后的最初几天，新妈妈一定要吃一些比较有营养且容易消化的食物。对于使用母乳进行喂养的新妈妈需要补充一些营养比较丰富、有一定热量的食物，新鲜的豆类物质、肉类、牛奶等都是很好的选择，一定不要挑食，营养失衡会损害自己的身体。

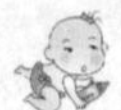

适当运动也可以帮助新妈妈恢复健康

新妈妈可以适当运动，但是要注意不要进行长时间或者是比较大量的运动。在进行护理的时候可以做瑜伽，促进血液循环，同时还可以迅速恢复身材。

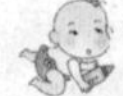

如果不知道如何预防月子病，可以向医生进行咨询

不同的人使用的护理方法可能会有所不同，针对自己具体状况选择适合自己的护理方法。

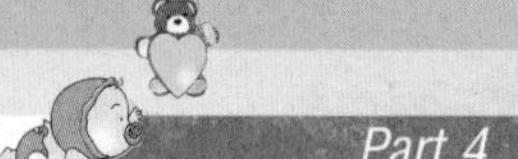
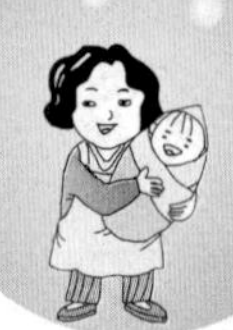

乳腺炎

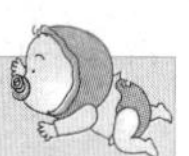

新妈妈在产后一个月内易患乳腺炎，其主要表现为乳房胀痛，有的还伴有发烧。为了有效预防产后乳腺炎，新妈妈宜注意以下事项。

1 孕晚期，新妈妈可以经常用温水擦拭乳头和乳晕。这样可以让乳头变得耐磨，使得宝宝出生之后吮吸乳头也不易发生皴裂。

2 产后宜及早出奶，勤让宝宝吮吸，保证乳汁通畅。

3 宜排空乳房内的乳汁。在乳汁过剩的情况下，不要让乳汁留在体内，要用吸奶器将多余的奶水吸出，同时还可以用热敷的方法保持乳汁的通畅。

4 如果已经有轻度的乳腺炎症状，或乳房内有较硬的可活动肿块、乳房有触痛或是刺痛，就应该及早就医，检查确定病因，及早进行治疗。

5 对于乳腺炎，一般都用中药进行治疗，可以在医生的指导下选用清热解毒的药物进行热敷、理疗。

6 忌带病哺乳。新妈妈已经患有乳腺炎的一侧乳房就不能继续母乳喂养了，以免病情加重，应当使用吸奶器吸出母乳。

乳头皲裂

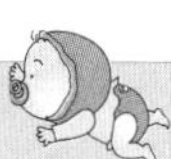

一般来说，乳头皲裂主要是喂养姿势不正确造成的。宝宝未把乳晕都含到嘴内，仅把乳头放到口中，用嘴摩擦乳头的皮肤，持续以这种不正确的姿势喂哺就会使乳头皮肤发生皲裂。细菌会由乳头裂口进入乳房，导致乳腺炎。此外，由于乳头破损，每次哺乳后新妈妈都会感到乳头疼痛而不敢哺乳，从而导致乳汁瘀积。

预防乳头皲裂，要在喂奶时留意是否感到疼痛，虽然乳头尚未皲裂，但是只要出现特别疼痛的现象，就要引起注意。发生轻微皲裂时，不要终止哺乳，每次喂奶前先做乳房按摩。先喂乳头没有皲裂的一侧，再喂乳头有皲裂

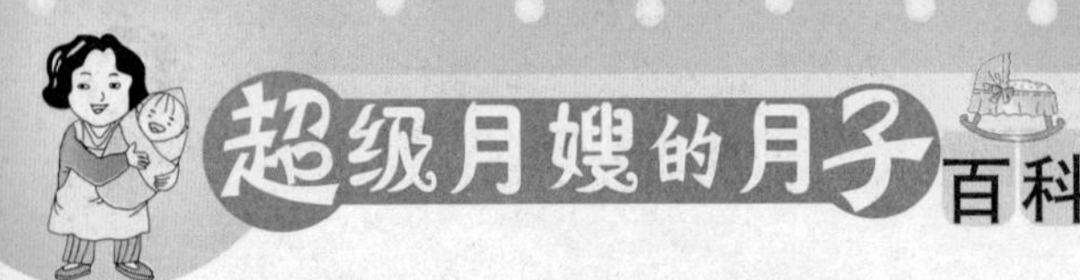

的一侧，保持正确的哺乳姿势。

新妈妈千万不要把乳头皲裂当作小事，延误了治疗。如果乳头皲裂严重，必须及时治疗。先在乳头上涂抹复方苯甲酸酊，再涂己烯雌酚磺胺油膏，每间隔2~3小时擦1次，效果要比单纯用抗生素油膏好。

哺乳后，可用乳汁涂抹皲裂部位。局部可用1%浓度的复方苯甲酸酊或10%浓度的鱼肝油剂涂抹，下次哺乳前要洗净。若皲裂严重，可戴上乳头罩间接哺乳，或将奶挤出用奶瓶喂给宝宝吃。

产后贫血

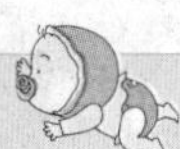

妊娠期间就有贫血症状，但未能得到及时改善，加上分娩后不同程度的失血使贫血程度加重。贫血是新妈妈常见的营养缺乏症，贫血会影响新妈妈的健康及产后的复原。贫血一般表现为面色萎黄、口唇黏膜和眼结膜苍白、发枯、肤涩、头晕、无力、心悸、气急、疲倦等血虚症状。对此，新妈妈不可忽视，要进行调理。

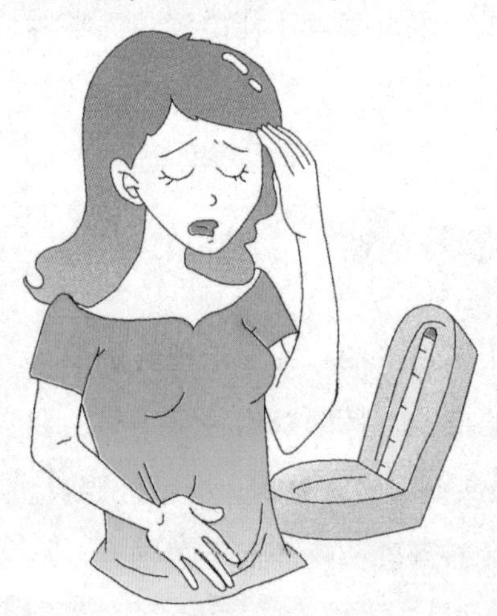

1 家人或月嫂给新妈妈准备的饮食要营养高、易消化，不要过于油腻、辛辣。主食要粗细粮合理搭配。

2 家人或月嫂平时应给新妈妈多吃些富含“造血原料”的营养食物，如动物肝脏、猪血、鱼、蛋类、豆类、黑木耳、红枣以及新鲜的蔬菜、水果等。

3 红糖内含有较多的胡萝卜素、核黄素及铁、锌、锰、钙、铜等多种矿物质，有助于产后能量的摄取和铁的补充，温热的红糖水还可以促进血液循环，所以家人或月嫂在分娩两周内应每天给新妈妈喝一两杯（250~500毫升）红糖水。

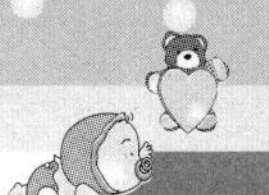

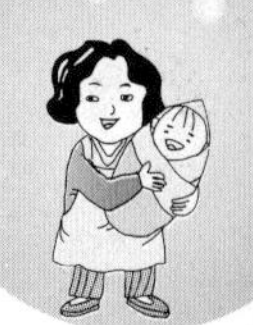

4 不要让新妈妈喝浓茶、咖啡，更不要让其吸烟、饮酒。

5 新妈妈的日常生活要有规律，可适当进行运动，但要避免过度劳累。

产褥感染

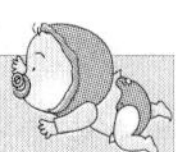

产褥感染又叫产褥热，由新妈妈分娩后出现的生殖器感染所致，产褥感染如果得不到及时治疗，会引发乳腺炎、会阴或会阴伤口部位发炎、子宫腔内感染、皮肤感染和尿路感染等多种疾病，还有并发败血症的可能，对新妈妈的危害极大，一定要注意预防和及时治疗。

产褥感染一般表现为全身不舒服、发痛、发热，有时先发冷后发热，不爱吃饭，下腹部疼痛或发胀，恶露多而且有臭味，甚至阴道流脓。病情严重时，可出现四肢发凉、出冷汗、脉搏微弱、血压下降等症状。

针对产褥感染，新妈妈要怎样预防呢?

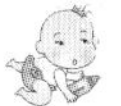

注意生活卫生

产后出汗较多，新妈妈要注意擦身或洗澡，常换内衣、内裤，饭后要刷牙漱口。

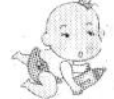

注意会阴部卫生

要经常清洗会阴，产后1周内，每天必须冲洗两三次。若会阴部有伤口，应用1∶5000的高锰酸钾溶液冲洗，每次大便后要加洗1次。卫生巾和护垫要勤换。

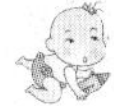

注意营养

产后要保持营养合理、平衡，不要只吃高蛋白、高脂肪的食物。要适当多吃水果、蔬菜，以补充维生素和矿物质，提高新妈妈的免疫力。

排尿困难

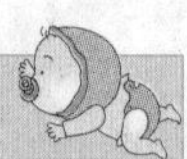

许多新妈妈，尤其是初产新妈妈，在分娩后一段时间内会出现小便困难。有的人膀胱里充满了尿液，但想尿又尿不出来；有的人即使能尿，也是点点滴滴地尿不干净；还有的人膀胱里充满了尿液，却毫无尿意。

产后排尿困难是很难受的，如果产后发生排尿困难可采取以下方法处理：

1 最好在产后2小时主动排尿，不要等到有尿意时再排。排尿时要信心十足、精神放松、平静而自然地去排尿，特别是要把注意力集中在小便上。

2 如不能排出尿液，可在下腹部用热水袋热敷，或用温水熏洗外阴和尿道周围，也可用滴水声诱导排尿。在医生指导下做仰卧起坐运动，每天做3～4回，每回做10～20次，促进血液循环，解除盆腔内瘀血，改善膀胱和腹肌的功能。

3 为促进膀胱肌肉收缩，可针灸关元、气海、三阴交等穴位；灸取百会穴；也可用拇指按压关元穴，持续1分钟可引导排尿。

4 可取中药沉香、琥珀、肉桂各0.6克，用开水冲服。

5 若以上方法仍无效，就要在无菌操作下行导尿术，并留置导尿管24～48小时，使膀胱充分休息，待水肿、充血消失后，张力自然恢复，即可自行排尿。

尿路感染

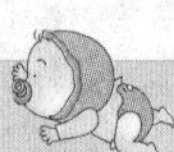

严重的产后尿路感染，将导致膀胱炎或急性肾盂肾炎。

产褥期膀胱炎多数是由大肠杆菌感染引起，典型症状是尿频、尿急及尿痛，很少合并全身症状。尿液检查有大量的白细胞及细菌，但无蛋白，在尿沉渣中常可见到红细胞，偶尔肉眼可见到血尿，感染可向上扩展，导致肾盂肾炎。所以，产后尿路感染的防治也是非常重要的。

防治产后尿路感染的措施主要有以下几个方面。

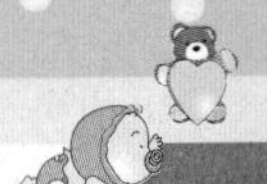

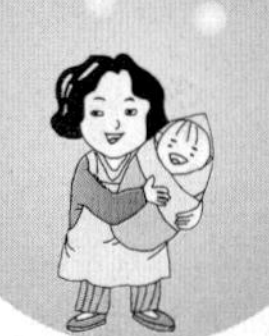

1 注意清洁卫生，勤做恶露处理。新妈妈要使用消毒过的卫生巾，要勤更换。解大小便后，要用消毒的卫生纸由前（外阴部）往后擦。大便后可用温开水冲洗肛门，防止细菌侵入外阴部。

2 新妈妈要下床活动，不要憋尿，及时排出大小便。

3 尿路感染后新妈妈要静卧休息，多喝开水，食用易消化、不刺激的食物。

4 及早进行药物治疗。如果正在哺乳的时候患了尿路感染，可选用氨苄西林、头孢类等对婴儿影响不大的药物静滴；如不是在哺乳期可选用诺氟沙星、庆大霉素、环丙沙星等或根据尿培养或敏感试验，接受相应的抗生素治疗。也可选用或配合清热解毒、利尿通淋的中草药治疗。

便秘

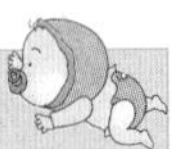

在分娩后的头几天，新妈妈往往会发生便秘，有时三五天不解大便，或者解大便困难，引起腹胀、食欲缺乏。严重的，还会发生脱肛、痔疮和子宫下垂等疾病。引起产后大便困难的原因主要是新妈妈产褥期胃肠功能减弱，肠蠕动慢，肠内容物在肠内停留时间长，使水分被吸收，造成大便干结。新妈妈经过妊娠腹部过度膨胀，腹部肌肉和盆底组织松弛，排便力量减弱。产后新妈妈饮食结构不合理，蔬菜、水果吃得少也是引起便秘的一大原因。

在防治便秘时主要有以下几种方法可供参考：

调整饮食习惯

产褥期作为一个特殊时期，体内孕激素急剧下降，加上新生命的到来，这些给新妈妈带来种种不适应。新妈妈应学会尽快转变角色，如过去不爱吃蔬菜、喝汤，那么现在就需要改变。

学会休息

充分的睡眠是一切之根本，可以保证奶水充沛、防止产后抑郁和便秘。

所以作为新妈妈，要渐渐将其他工作转交给家庭其余成员，并将自己的生物钟调至和宝宝一致。

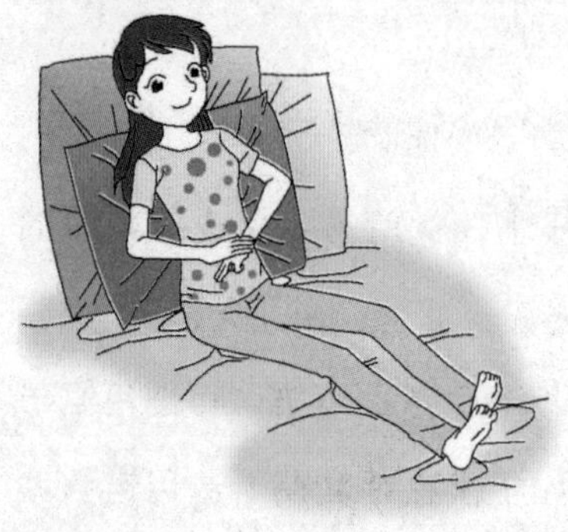

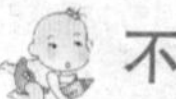

不赖床，勤活动

一般自然分娩后6～8小时新妈妈就应坐起，进行一些翻身活动，采取多种睡姿或坐姿，也可自己轻轻按摩下腹部；第2天下地，在室内来回走动，以不疲劳为宜，但避免长时间下蹲、站立。对于剖宫产无并发症者，于产后第2天试着在室内走动；如有并发症则要遵循医生要求，不可过早下床活动。

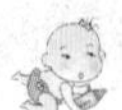

早下地，早活动

早下地，早活动，既有利于恶露的排出，也有助于肠道恢复蠕动，防止尿潴留和便秘。

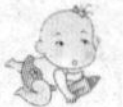

汤水是个宝

下奶的汤水一般都含有一定量的油分，可以起到润滑肠道、促进排便的作用。

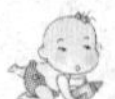

充分利用天然植物通便剂

在保证高蛋白的同时，一定要多吃含纤维素多的水果和蔬菜，如香蕉、韭菜、芹菜等。

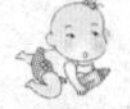

调整心态

要保持平和的心态，保持心情舒畅，避免产生过多的不良的情绪，因为不良的情绪会导致胃酸分泌量下降，很有可能导致便秘。

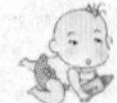

促进排便

养成良好的排便习惯，新妈妈最好在产后每天清晨起床喝1杯清水，滋润肠道之后进行排便。

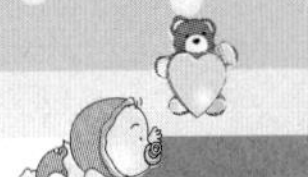
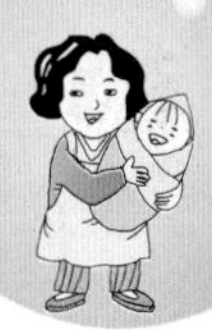

尿潴留

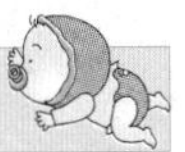

有的新妈妈产后会出现排尿不畅、尿不尽的情况，这就是我们所说的尿潴留。新妈妈生产之后，阴道附近有伤口，有的新妈妈害怕排尿时候被细菌感染或是害怕伤口疼痛，就强行憋尿，其实这样做不仅对身体无益，而且还让膀胱承受很大的压迫，最后造成产后膀胱功能减退，排尿不畅。

新妈妈预防尿潴留需要注意以下事项。

1 生产时候使用麻醉的新妈妈，最好在生产以后留下一个尿管，等到膀胱功能恢复以后再除去。

2 产后宜适当下床活动。顺产的新妈妈，身体正常的情况下，可以选择下床活动一下，这有利于小便排出。

3 宜留心观察排尿情况，如果有排尿困难的情况及时处理。

子宫脱垂

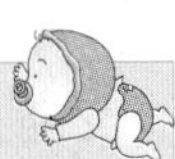

产后子宫脱垂是指子宫从正常位置，沿阴道下降到盆骨之下，甚至脱出阴道口外，民间俗称“吊茄袋”。产后患上子宫脱垂的新妈妈会有小腹下垂、坠痛或是腰痛的感觉。现在产后子宫脱垂的现象比较少见，但是，如果刚刚生产后的新妈妈不注意，仍然有可能会出现这种情况。因此，新妈妈要非常注意产后身体的反应。

1 产后要充分地休息，避免过早参加体力劳动，如肩背、挑担、手提重物、上举劳作、长期下蹲等。

2 保持大便通畅，防止便秘，绝对禁止用力排便。

3 注意防寒保暖，预防感冒咳嗽。

4 已发生子宫脱垂者应绝对卧床休息，多食补气升阳益血的药膳，如人参粥等。

5 只是轻度子宫脱垂，完全可以采用保守治疗取得良好的治疗效果。

6 如果子宫脱垂、膀胱膨出，会出现尿频、排尿困难、尿失禁等症状，子宫脱垂伴直肠膨出，会发生排便困难，如果脱出部分充血、水肿、肥大、流黄水，应及早去医院就诊。一般可使用子宫托进行治疗，严重者要考虑手术治疗。

子宫移位

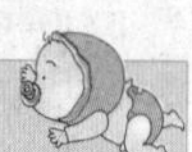

子宫移位是指子宫向下移位或向骨盆左、右、后侧移位。

子宫移位发病原因是新妈妈产后下床活动少，长时间仰卧、久坐或习惯向一侧卧位，使子宫在产后恢复期间由于重力作用倒向一侧，随子宫复旧使子宫固定在盆腔的异常位置。子宫移位的症状为腰酸背痛，腰骶部更明显；下腰部、阴道、外阴部有胀感，尤其是久站、走路、劳累后更明显。子宫移位严重者还可出现尿频、尿急、张力性尿失禁等。

预防子宫移位，首先要求新妈妈在月子里要休息好，休息时要注意卧位姿势，宜经常变换卧位，防止仰卧使子宫后倾，并可适当做子宫复原运动。

产褥期无特殊情况可早些下床活动，但不宜做过多或过重体力劳动，也应避免久坐、久站、久蹲等动作。

尿失禁

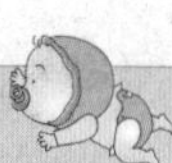

产后尿失禁并不少见，生产过程中胎儿经过产道时骨盆底的肌肉群（或称提肛肌）被拉伤或是支配它们的神经血管受伤，而导致提肛肌松弛、萎缩。

分娩过程中，胎儿先露部通过产道，使盆底韧带和肌肉产生过度伸张作用，特别是初新妈妈及手术助产如臀牵引术、产钳助产术、胎头吸引器助产术等，可直接损伤盆底软组织。产后体力劳动、持续性咳嗽、便秘等均为增加腹压的因素，可影响盆底组织恢复，使盆底组织松弛，导致尿道膨出，膀胱颈下降，尿道上段失去紧张度而变为漏斗形，尿道相对变短而宽，泌尿生

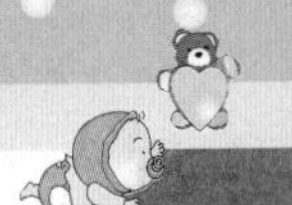
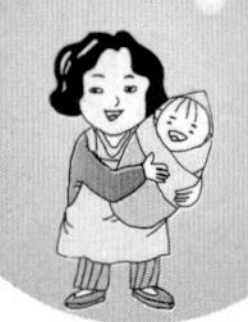

殖膈及浅层肌肉损伤，如会阴深Ⅱ度裂伤，可影响尿道外括约肌的功能，由于这些因素的作用，容易发生产后尿失禁。

防治尿失禁，可以做以下两个运动：

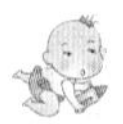

盆底肌运动

仰卧在床，双脚屈膝，微开 7～8 厘米，收紧肛门、会阴及尿道 5 秒钟，然后放松，心里默数 5 下再重做，同时有规律地抬高臀部离开床面，然后放下，每次运动做 10 次左右。起初，收紧 2～3 秒即可，逐渐增至 5 秒钟，此动作也可在站立或坐立时进行。

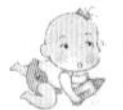

腹肌运动

仰卧屈膝，双手放在大腿上，深吸一口气，呼出时收缩腹肌，将头及肩抬起，维持 5 秒后放松；双臂放在身体两侧，举起腿与躯干垂直，然后慢慢放下，另一只腿做同样动作，如此轮流交换举腿 5 次，每天 1～2 次；双腿放平，双手托枕部，利用腹肌收缩的力量使身体慢慢坐起来，反复多次，促进子宫收缩及回位；俯卧在床，将枕头置于腹下，保持这种姿势 15 分钟，俯卧时注意勿压迫双侧乳房；仰卧屈曲右膝，伸长左脚，收缩臀部及下肢肌肉，默数 5 下，然后放松，换屈曲左膝，做同样动作。

恶露不下

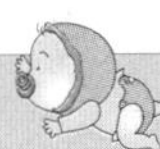

如果分娩后恶露不下，或所下甚少，致使瘀血停蓄，可引起腹痛、发热等症，称为恶露不下。防治方法如下：

1 注意观察恶露的性状，恶露一般可持续 20 天左右，若恶露始终是红色，或紫红色，且有较多瘀血块，其量不减，甚至增多，时间超过 20 天或所下极少，均属于病理情况，应引起注意。

正常恶露带有血腥味，但不臭，如果恶露有腐败臭味，或呈浑浊的土褐色则表示有感染存在。在判断气味时应该让新妈妈保持会阴部的清洁，否则会混淆不清。

2 若分娩时新妈妈感受寒邪，从而使恶露被寒气所凝滞，导致下腹疼痛，按之更甚，痛处可触及肿块，恶露极少。可采用按摩法：新妈妈取半坐卧式，用手从心下按至脐，在脐部轻轻揉按数遍，再从脐向下按摩至耻骨上缘，再揉按数遍，如此反复按摩 10～15 次，每天 2 次。

3 若分娩后新妈妈情绪不好，或因操劳过度，或因悲伤过度，而致恶露不下，可采用热熨或热服的方法：选用陈皮、生姜、花椒、乳香、小茴香等 1～2味，炒热包熨下腹；也可用薄荷 6 克、生姜 2 片泡开水当茶饮。另外，新妈妈一定要保持精神愉快，避免各种影响情绪的因素。

会阴伤口痛

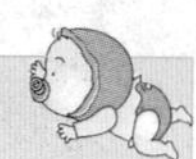

会阴部皮内神经密布，非常敏感。因此，如有伤口，必然伴有疼痛。倘若会阴伤口的缝线因局部组织肿胀而嵌入皮下，疼痛则更加剧烈。用 95% 酒精纱布湿敷或 50% 硫酸镁敷料热敷，或用光照（普通 100 瓦灯泡）疗法，可减轻疼痛且有利于退肿。

会阴胀痛可不同程度地影响新妈妈的饮食、休息以及全身的康复，故应及时处理。针对造成会阴胀痛的不同原因，分别给予相应的处理。

要是会阴伤口疼痛剧烈，且局部红肿、触痛及体温升高，乃伤口感染征象。此时，必须应用抗生素控制感染，局部红外线照射可消炎退肿，减轻疼痛，促进伤口愈合。要是炎症不消退且局部化脓，唯有提前拆线，撑开伤口以引流脓液。

一般来说，拆除缝线后，会阴伤口疼痛应当减轻。倘若伤口愈合良好，仅是由于皮下缝线引起周围组织反应而局部有硬结、肿胀与触痛时，出院后可以用 1∶5000 浓度的高锰酸钾溶液坐浴，每天 2 次，每次 15 分钟。

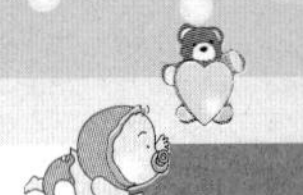
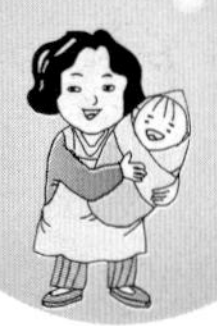

阴道痛

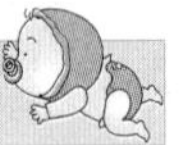

许多新妈妈在分娩时，没有做会阴切开术，阴道和会阴部也没有破裂，但产后却感到阴道部位很疼痛，尤其是笑或大声说话时。其实，一个好几千克的婴儿从狭窄的阴道娩出，总会使阴道组织因扩张或伸展过度而损伤。随着时间的推移，疼痛会慢慢减轻。

如何防治阴道部位疼痛呢?

1 疼痛部位要洗温水浴。

2 疼痛剧烈时，可在医生的指导下，用温和的止痛药。

3 避免做对不适处产生压力的动作，睡眠宜取侧卧位。

4 不要长久处于站立或坐位姿势。坐位时应垫个软枕头，以缓解不适处的紧张感。

5 做促进阴部组织恢复的运动。方法为：收紧阴部及肛门附近的肌肉，以8～10秒钟为宜；然后再慢慢放松肌肉，同时持续放松几秒钟，接着重复做，每天至少做25次。这一运动可在任何部位做，以加快血液循环，使损伤的组织尽快康复。

痔疮

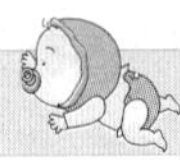

新妈妈产后出现痔疮，是因为产后胎儿对直肠的压迫突然消失，使肠腔舒张扩大，粪便在直肠滞留的时间较长形成的。另外，分娩过程中扯破会阴造成肛门水肿疼痛也会诱发痔疮。因此，妇女产后应注意肛门保健和防止便秘，这是防治痔疮发生的关键。

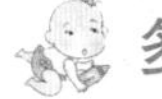

多喝水，早活动

新妈妈产后失血，肠道津液水分不足，以致造成便秘。多喝水，早活动，可增加肠道水分，增强肠道蠕动，预防便秘。

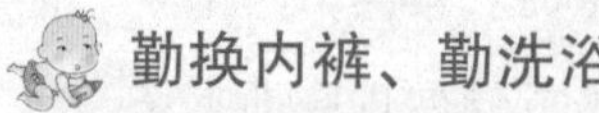

宜多食粗纤维食物

新妈妈产后的食物定要搭配芹菜、白菜等纤维素较多的食品，这样消化后的残渣较多，大便易被排出。

勤换内裤、勤洗浴

这样可保持肛门清洁，避免恶露刺激，还能促进该部的血液循环，消除水肿，预防外痔。

早排便

新妈妈产后应尽快恢复产前的排便习惯。一般 3 日内定要排一次大便，以防便秘。

第一次排便宜用开塞露

新妈妈产后第一次排便，不论大便是否干燥，一定要用开塞露润滑粪便，以免发生肛裂。

忌食辛辣、精细食物

辛辣、精细食物可引起大便干结而量少，使粪便在肠道中停留时间较长，不但能引起痔疮，而且对人体健康不利。

产后肛裂

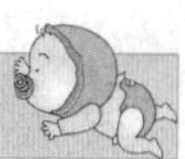

肛裂是一种较为常见的疾病，分娩后的新妈妈尤为多见。产后容易发生肛裂的原因包括：分娩时阴道扩张或撕裂累及肛门；便秘。调查资料表明，产妇发生便秘的可高达 76.4%，而发生肛裂的新妈妈中有 70.6% 都患有便秘。也就是说，便秘是引发产后新妈妈发生肛裂的主要原因。

肛裂主要症状是便后疼痛，严重者便后疼痛可持续数小时之久，因而使患者惧怕解大便，结果使粪便在肠腔内停留的时间过久，新妈妈下次排便就更痛苦，形成恶性循环。

预防产后肛裂，可从以下几个方面着手。

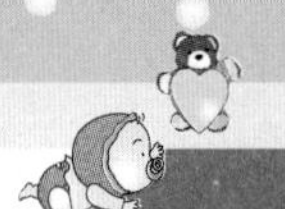

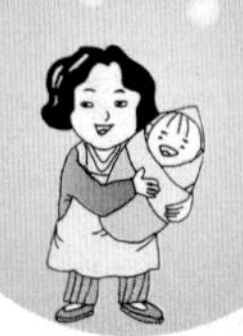

1 保持肛门清洁，每次大便后用温水轻轻冲洗肛门，养成良好的卫生习惯。

2 长时间的坐位可因腹中压力向下，使肛门血管瘀血，肛周组织水肿、脆弱，容易造成损伤，因此新妈妈要避免久坐。有空闲时可经常做提肛运动，做连续有节奏的下蹲—站立—再下蹲动作，每次 1 ~ 2 分钟，每日做 2 ~ 3 次，以加强肛门括约肌收缩，促进局部的血液循环，防止瘀血。

3 产后尽早起床活动，一般不需要整日卧床休息，除非有活动禁忌证。自然分娩者产后 1 ~ 2 天可起床活动，初起床时可先进行轻微的活动，如抬腿、仰卧起坐、缩肛等，这些活动可以很好地增强腹直肌能力、锻炼骨盆肌肉，帮助排便。

4 在饮食方面，新妈妈除了应进食一些肉、蛋等营养丰富的食物外，还应适当吃一些蔬菜、水果、粗粮、豆类及其制品；要多饮水，多喝汤，保持体内水分；不宜多吃辛辣热性食物。

需要强调的是，防止产后便秘，是预防产后肛裂的关键所在。一旦发生肛裂，应及时去医院进行治疗，切忌强行排便。每日还要进行局部清洗，尤其在大便后，这样可防止伤口感染，促使伤口尽快愈合。

静脉栓塞

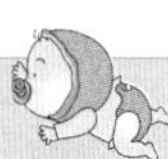

静脉栓塞是新妈妈最容易发生的一种疾病，而且以下肢静脉栓塞最常见，还可发生于门腔静脉、肠系膜静脉、肾静脉、卵巢静脉及肺静脉等。深静脉栓塞是围生期的一种严重并发症，应引起警惕。

新妈妈容易发生静脉栓塞的主要原因有两个：一是血液的凝血因子多了，而溶解血块的因子少了；二是静脉血管血流速度变慢，深部静脉受压，血流瘀滞，再加上新妈妈活动少，静脉中处于高凝状态的血液容易凝结成块（即血栓）而阻塞血管（即栓塞）。所以，对新妈妈来说，预防深静脉栓塞的最好的办法是活动。在妊娠末期，不要因为行动不便而停止活动，应坚持散步或做适量家务。产后第 1 周，是栓塞的多发期，新妈妈应尽早下床，并做适量运动，即使是手术后，也应尽量在床上做翻身、伸屈肢体等运动。只要深部

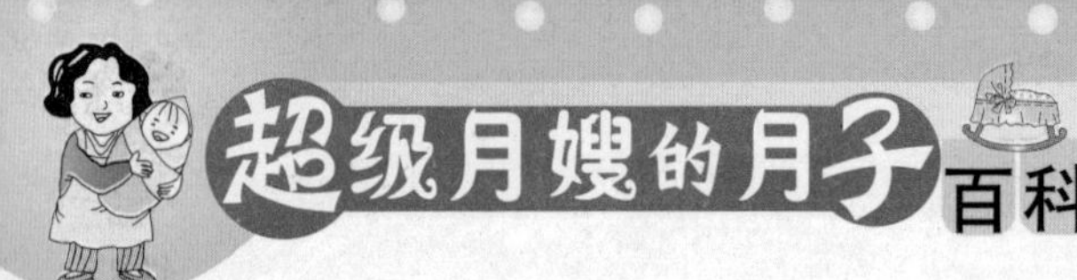

静脉血管内的血液能不停地流动，血栓就难以形成了。

下肢血栓性静脉炎多在产后7～9天出现，临床表现为一侧下肢疼痛、肿胀及活动受限，常伴有低热、心率快等症状。

当然，产前、产后还要严密观察，一旦出现发热，必须警惕是否发生静脉炎，除了要用抗凝药物治疗外，还要用抗生素进行治疗。如果发现下肢肿胀、疼痛、发凉、青紫等症状，要及时就医，如早期采用抗凝药物治疗，则无须开刀。如果延误了诊治，便需手术取出血块。因此，对新妈妈来说，及早注意预防是为上策。

肌腱炎

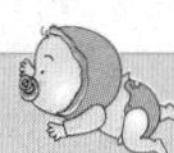

新妈妈觉得手指发麻、无力或是疼痛，这可能就表示了新妈妈肌腱炎的发生。新妈妈产后身体亏损严重，一些我们平时看起来很小的事，或是几乎不耗费体力的劳动，在产后都有可能成为问题。

新妈妈产后身体代谢水平下降，血液循环变慢，使用手指或是手腕的时候要特别小心，防止出现肌腱炎。新妈妈防治产后肌腱炎要注意以下几点。

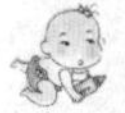

更换姿势

减少抱宝宝的次数和时间，或轮流更换抱宝宝的姿势，尽量不要单手抱，不要过分依赖手腕的力量，应该将宝宝靠近自己的身体，以获得较好的支撑力，减轻压在手腕的重量。

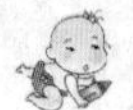

按摩

用一只手轻柔地按摩另侧腕关节2～3分钟；用拇指点按另侧腕关节痛点，同时另侧腕关节做旋转运动1～2分钟；双手五指相互交叉做摇腕运动约2分钟；用一只手拇指按另一只手侧腕关节4周，按压2～3次后，再做另一侧腕关节。

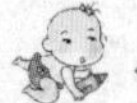

甩甩手

当手腕部出现酸胀感时，新妈妈可以甩甩手，左、右转圈，这一动作虽

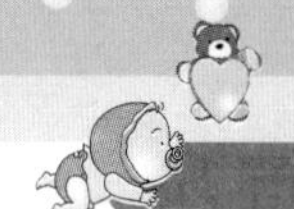

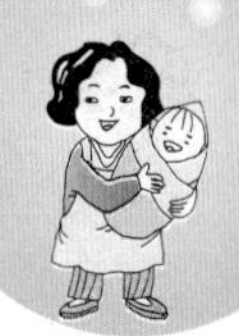

然简单，但是不仅能消除手腕处的不适感，还能锻炼手腕部的灵活性。

热敷

新妈妈可以用湿毛巾热敷腕部，以增加局部血液循环，促进炎症消失。热敷可以每天2~3次，每次20~30分钟。

腰椎间盘突出

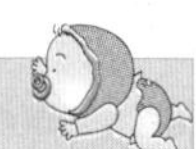

腰椎间盘突出也是新妈妈在月子里容易引发的疾病之一。月子里，新妈妈只是弯一下腰，或起床叠被、洗脸就会突然腰扭伤，而且经常这样，这预示着新妈妈可能患了腰椎间盘突出症。另外，一些新妈妈在过度伸位或过度屈位时曾发生过腰痛，一般可持续几天或1~2周，平常却没有任何症状，这可能也是腰椎间盘突出的先兆。

那么，在预防腰椎间盘突出时要注意哪些事项呢?

注意休息

新妈妈在月子里要有充分的睡眠。只有得到充分的休息，才能恢复体力，恢复肌肉的弹性。

不要抬搬重物

一定要避免抬或搬很重的物体；即使拿不太重的物品，动作也不要过猛；拿东西时身体要靠近物体，避免闪腰。新妈妈在日常生活中一定要减少腰部受伤的机会。

注意保暖

产后新妈妈的体质非常虚弱，极容易受凉，尤其是怀孕期间受力较重的腰部，更容易受到风寒侵袭，所以要做好保暖，这是产后预防腰椎间盘突出的很重要的一点。

控制体重

大多数新妈妈产后体重都会有明显的增加，过于肥胖的腹部，会增加腰部的负荷，容易引发腰椎间盘突出。当然，新妈妈应该保持正常的体重，不能太胖，也不能太瘦，过于瘦弱，会降低身体的免疫力和抵抗力。

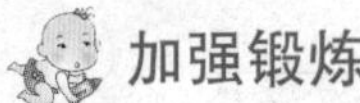

加强锻炼

新妈妈应该经常做一些运动和锻炼，增强腰部肌肉力量。长期缺乏身体锻炼，会导致腰部肌肉力量减弱，不利于保护腰椎间盘。

产后中暑

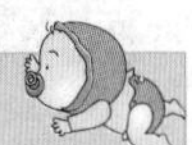

产后中暑的临床表现分为以下三种类型。

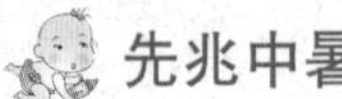

先兆中暑

开始时，新妈妈仅感口渴、多汗、恶心、头昏、头痛、胸闷、心悸、乏力等。

轻度中暑

体温上升、脉搏加快、呼吸加快、面色潮红、无汗、痱子多。

重度中暑

体温可达40℃，伴昏迷、抽搐、呕吐、腹泻、呼吸急促、脉搏细数、血压下降、面色苍白、瞳孔缩小，最终可因虚脱致呼吸、循环衰竭。即使抢救脱险，也可能由于中枢神经的损害而留下严重的后遗症。故重在预防。

夏季分娩的新妈妈已处于高温、高湿环境中，若再紧闭窗门，身着厚衣，势必使新妈妈体温调节中枢发生功能性障碍而中暑。怎样防止产后中暑呢?暑天分娩的新妈妈不要用布包额头，也不要穿长的、厚的衣裤和袜子，要穿薄一些的夏季衣裤。居室一定要开窗户，使空气流通，保持适当的温度，但需注意不要直接吹风。应多饮水，可以吃西瓜等瓜果。因为产后皮肤排泄功能较旺盛，出汗较多，可经常用温水擦浴，勤换衣服。

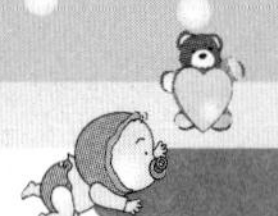

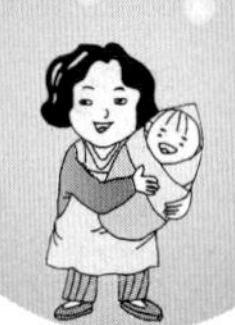

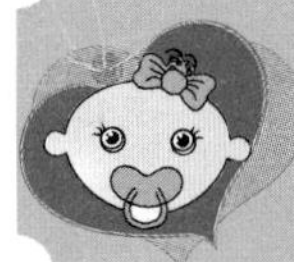

心理疾病的防治

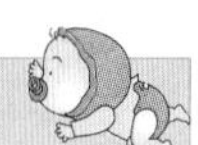

新妈妈产后情绪需密切关注

新妈妈情绪的好坏与身体健康密切相关。在月子里，新妈妈必须注意养神。中医认为，异常的精神状态，不但是精神疾病的直接发病原因，而且也是其他疾病的诱发原因。良好的精神状态，有利于疾病的治疗和康复。新妈妈如果在产后不注意精神调养，或愤怒、惊恐、悲哀都会影响身体的复原，所以新妈妈在月子里必须保持精神卫生，心情愉快。

女性在分娩后由于体内激素水平显著下降，往往带来情绪的波动，常在生产后3～10天，从医院回家以后，开始面对现实生活，有的新妈妈会莫名其妙地出现伤感情绪，不由自主地掉眼泪。这不必过分担心，因为这是一种几乎每个新妈妈都会出现的现象。一般来说，此种情绪波动几天后都会自动消失。

如果新妈妈情绪低落不能及时消除，则容易发生精神障碍，如精神抑郁、癫狂烦躁、谵语妄想等，因此新妈妈要注意保持心态平和，防止情绪低落，加强精神保健。

当新妈妈出现情绪低落时，家人和丈夫要加倍关爱和呵护，对婴儿要多加强护理，以使新妈妈有充足的休息和睡眠。新妈妈的丈夫和亲人要避免出言不逊，不要使新妈妈烦恼动怒、忧愁悲伤。新妈妈也要善于理智地调节自己的情绪，排除各种杂念，消除或减少不良情绪的出现。新妈妈要尽量保持精神愉快、清心寡欲、恬淡静养。当和宝宝建立起母爱的亲情后，伴随宝宝带来的天伦之乐，新妈妈低落的情绪就会烟消云散。

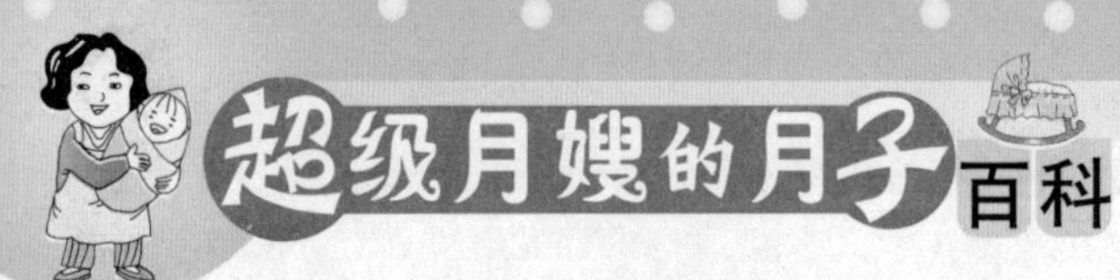

赶走产后疲倦和无助

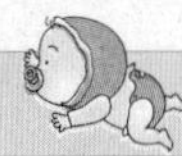

产后最初几周，宝宝需要喂食无数次，新妈妈晚上睡觉也不得安宁，这也是大多数新妈妈感觉最困难的时期，新生活让你疲惫不堪，甚至连自己的生活都照顾不过来，整天蓬头垢面，十分无助！

这些因为疲倦带来的负面情绪，长期发展就很可能造成产后情绪低落与忧郁。新妈妈要怎样重新适应产后新生活，既照顾好宝宝，又让自己得到足够的休息和恢复时间呢？

成人的正常睡眠时间只要保证6～7个小时就可以了，但是如果每一个小时都被宝宝吵醒，就会觉得睡不好。若宝宝在晚上需要喂乳的话，新妈妈必须在白天尽量休息，以保证身体健康。新妈妈可以配合宝宝的作息时间来休息。

不要趁宝宝睡觉的时候做家事，应该在此时睡觉，或是利用这些安静的时间尽量休息，或者听听放松的音乐，做些自己想做的事情。

不必事事躬亲，每次都是由新妈妈来安抚宝宝，直到宝宝入睡。晚上给宝宝喂完最后一次奶后，可以让丈夫或者请婆婆来帮忙照顾下宝宝，新妈妈则安心一觉到天明。

如果经济条件允许，就请个月嫂来料理家务和照顾宝宝的部分生活，让新妈妈从家务和洗尿布中解脱出来，有更充裕的时间来做自己的事情。

什么是产后抑郁症

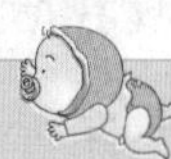

产后抑郁症是由生理、心理、社会等多方面因素作用而产生的情感性精神疾病。有人做过统计，50%～70%的妇女在产后3天内出现抑郁症状，表现为眼泪汪汪、情绪不稳定、好发脾气、食欲缺乏、失眠、压抑，甚至有离婚或轻生的念头。由于这些症状多数可几天后自行消失，所以很少被人注意，患病新妈妈也很少去就医。

随着社会发展和人们对产后抑郁症这一特殊情况下产生的疾病认识的加

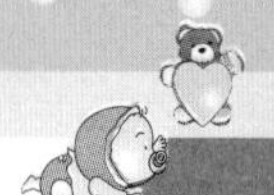

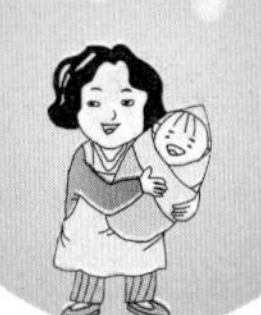

深，产后抑郁症正逐渐引起新妈妈家人以及医学界的重视。而且抑郁症严重的话会发展成精神病或者有自杀的倾向，所以，如果发现新妈妈有严重的产后抑郁症状，一定要建议她去找心理专家进行咨询和治疗。

抑郁症形成的原因

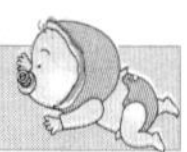

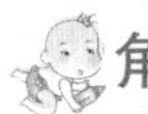

角色转换冲突

新妈妈产后不适应自己母亲的角色，很多原本可以做的事情，现在因为宝宝的出生而不能做了，新妈妈感觉自己的一生被束缚了，不自由了，所以产生了很大的心理落差，造成忧郁情绪。

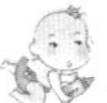

生理因素

经过分娩这一生理过程，新妈妈的身体相当疲惫，再加上产后激素的变化，以及面对臃肿的体形，新妈妈的忧郁与不安会自然而然地出现。假如身边又缺乏亲友给予照顾宝宝上的指导协助，新妈妈的产后抑郁就会更加严重。

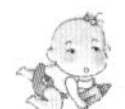

心理压力

产后因宝宝参与的夫妻关系、婆媳关系，以及传统道德赋予女性的既定规范，会给新妈妈造成一定的心理压力，这也是造成产后抑郁的因素之一。

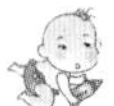

有过不愉快的孕产经历

有的新妈妈在怀孕期间经历了一些麻烦，或以前有过产程不顺的经历，以往的痛苦经历，让产后新妈妈在照顾宝宝时变得焦虑不安，也容易引发产后抑郁。

产后抑郁症的危害

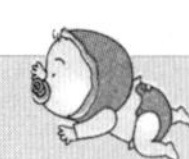

产后抑郁症会给新妈妈本人带来痛苦。她们情绪低沉、郁郁寡欢，有时有乌云压顶之感，严重者觉得生不如死。

一旦出现产后抑郁症，新妈妈往往不能很好地履行做母亲的职责。对于一个健康新妈妈而言，养育孩子已是一件非常繁重的工作。若新妈妈患了抑郁症，则往往更难于应付，会有力不从心之感；有的新妈妈则根本无法照顾小宝宝，从而影响宝宝的生长发育。

由于母亲终日情绪低落，也会对小宝宝的心理发育产生不良影响。

新妈妈患有抑郁症对夫妻关系也会产生不利影响。研究发现，新妈妈一旦患了抑郁症，就很难与丈夫进行有效的交流。

产后情绪自测小方法

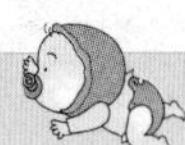

由于面临着新的人生任务，加上身体还在恢复期间，不能活动太多，新妈妈可能在产后出现情绪低落和抑郁，甚至出现抑郁症。这种心理上的严重不适不仅影响着新妈妈自己的健康，更会影响小宝宝的发育。

产后抑郁的表现与一般的抑郁症有些不同，新妈妈不妨自我测试一下，近两周内你是否有以下表现和感受：

（ ）情绪出现昼夜颠倒的情况，即白天较为低落，晚上反倒情绪高涨。

（ ）觉得所有事物都意兴阑珊，感觉到生活索然无趣，活着很辛苦。

（ ）食欲大增或大减，体重也时常出现大起大落。

（ ）睡眠情况不好，或者出现严重失眠，白天昏昏欲睡。

（ ）精神焦灼或呆滞，常为一点小事而生气，或者总是好几天不言不语、不吃不喝。

（ ）感觉很疲劳或虚弱不堪。

（ ）很难集中注意力，语言表达紊乱，没有逻辑性或缺少判断力。

（ ）总表现很深的自卑感，并不由自主地过度自责起来，对很多事都缺乏自信。

（ ）有反复自杀的意念或企图。

下面是测试的 2 种结果，新妈妈可以比照，以判断自身的情况。

第 1 种情况：如果这 9 道题的答案，你有 5 条答“是”的话，且这种状

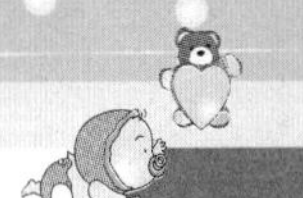
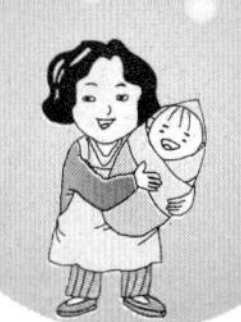

态持续了2周的时间，那么就要怀疑自己是产后抑郁了。

第2种情况：如果这9道题的答案只有1条答“是”，但每天都出现，那么也应该警惕自己遭遇了产后抑郁。

别让产后抑郁围绕你

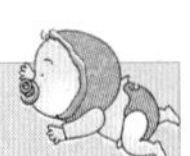

心理健康与生理健康之间存在着密切的联系。尤其是新妈妈，出现一些心理变动也是极为正常的。

宝宝刚生下来，初做母亲会让新妈妈感觉十分兴奋、激动，全身瞬间变得格外放松。不过，在随后的数天里，新妈妈会逐步感觉心情抑郁。此时，若是别人批评一句，很有可能默默地哭起来。

其实，这些都是非常普遍的反应。分娩时的紧张与用力得到解除，在医院里有护士和其他新妈妈陪伴，回家后，难以找到说话的对象。当然，如果你很清楚地知道这些，心里便会有所准备，降低了患产后抑郁的概率。

其实，也有一些积极应对的方法。

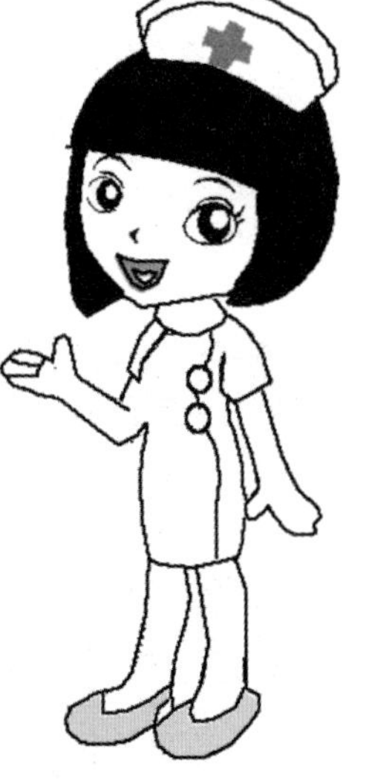

1 交友。恢复交际圈子，与朋友联络，可以安排一次聚会。再次投入到生活圈子后，可以分享生活中的快乐和痛苦，增加生活乐趣。

2 爱好。在怀孕期间，一些个人爱好可能会暂时停下来。此时，应该重新拾起平时的爱好，丰富自己的生活。

3 外出。隔一段时间和丈夫外出看一次电影，或者逛一次街。外出时，放开压抑已久的情绪，尽情地享受生活的乐趣。

4 母爱。一般来说，母爱是在照顾宝宝的过程中逐步滋长的。有些时候，缺乏母爱并不代表你不可以做一个好母亲。

抑郁症的防治

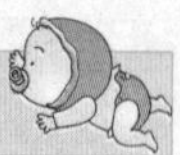

第一次做妈妈，很多女性在心理和精神上的压力会比较大，担心自己照顾不好宝宝，无法顺利完成角色转移，有些新妈妈会出现感情脆弱、焦虑，严重的会出现自杀倾向。

通常新妈妈会在产后2～3天内出现这种病症，在10天左右就会减轻或消失。如果病情持续加重的话，需要注意新妈妈是否患上了产后抑郁症。

新妈妈预防产后抑郁症，应注意以下事项。

1 家人宜多关心新妈妈。尤其是丈夫应该尽量陪伴新妈妈，帮助新妈妈分担育婴责任，减轻新妈妈的劳累和心理负担。

2 新妈妈宜做好角色的转换，要有足够的心理准备，克服挫败感，增加幸福感和责任感。

3 宜保持良好的健康习惯，适度锻炼身体，走出户外，带着孩子到户外活动、散步，呼吸新鲜的空气，感受温暖的阳光。

4 避免消极应对方式，如自我否定、悲观消极、回避解决问题等负性情绪和消极行为。

调节抑郁的方法

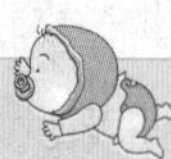

初为人母，有的新妈妈感到自己变得有些脆弱是正常的，轻度的抑郁状态会引起哭泣、焦虑、睡眠障碍、易怒和情绪多变等。如果这种状况持续时间超过2～3周，新妈妈很可能是患上了产后抑郁症。高达20%的新妈妈会受到这种症状的困扰，如果能了解一些心理学知识和心理治疗的技术就可以及时调整和改善新妈妈的情绪。

焦点转移法

如果产后的确面临让人非常不愉快的事情，甚至棘手的问题，也不要让

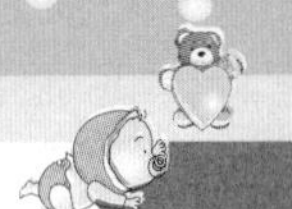

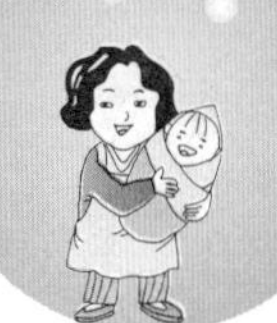

精力总是停留在不良事件上。越想不愉快的事，越容易钻牛角尖，心情就会越发低落，最终陷入情感恶性循环的怪圈中。

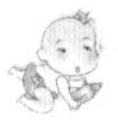

放松充电法

适当调节变动生活内容，不要时时刻刻关注宝宝而忽视了自己，将宝宝暂时交给其他人照料，给自己放个短假，哪怕是 2 个小时、半天，也能达到放松自己和给精神充电的效果，从而避免和减少心理、情绪透支。

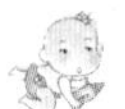

倾诉宣泄法

找好友或亲人交流，尽诉心曲，大哭一场也无妨，尽情宣泄郁闷情绪。

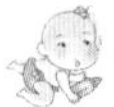

角色交替法

虽然自己已是人母，但仍是老公的娇妻、父母的爱女，谁也不可能只做 24 小时全职妈妈，所以要给自己换个角色，享受娇妻、爱女的权利。

自我松弛法应对产后焦虑

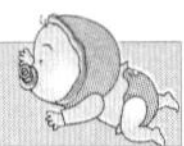

一些新妈妈会在生产时或产后因情绪紧张而产生焦虑。20 世纪西方国家首创自我松弛术，成为行为医学和精神医学相结合治疗产后焦虑症的方法之一。进行自我松弛术时，首先找一个安静的地方，采取最舒适的坐姿，然后微微闭上眼睛，集中注意自己的呼吸，应采取缓慢而深沉的呼吸。这时应十分平静，使自己从脚到脚踝、膝盖、臀部松弛，再从上腹部开始到整个胃部、手臂、肩、颈、下巴、前额松弛，逐步到全身有松弛的感觉。进行想象诱导训练时，感觉到自己的呼吸愈来愈深、愈来愈慢，然后想到太阳照着我，从头顶一直照射到身体的每一个部位，身体各部位感到很温暖，温暖的感觉缓慢地流遍全身。此时自己的呼吸愈来愈深，全身感到十分平静和松弛，此时心情也备感宁静、安逸。

自我松弛是将肌肉的松弛与心理的暗示诱导相互作用产生的结果，用以调节整个神经系统，这与气功的临界状况极为相似。但自我松弛练习绝对没

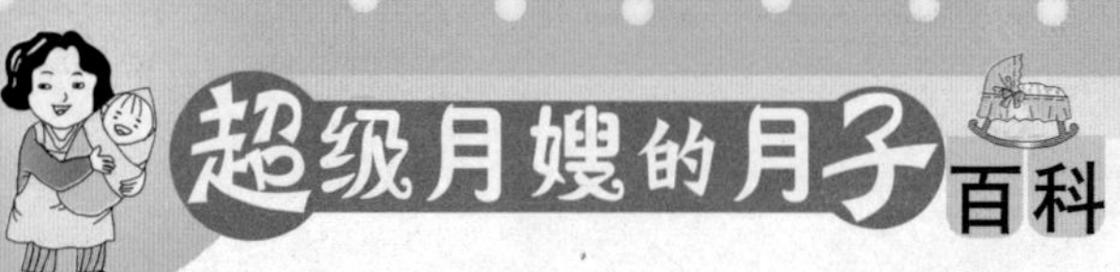

有任何副作用，可以没有专业指导而自己练习。对松弛与紧张的程度不要太认真，只要感觉自己的心绪越来越安宁、身体轻松愉快就达到目的了。在整个练习过程中如果睡着了，也应顺其自然，这也是身体松弛后的最佳表现状态。通过上面这些简单的方法可以使焦虑症状得到缓解，顺利地度过产褥期单调、烦恼的生活。

放松方法最好在平时就多加运用，而不是临时抱佛脚，如果在平时能熟练掌握，经常使用，到需要它时或其他紧张焦虑的场合就能运用自如；反之，如果平时知而不用，到临场想救急时就得不到好效果。

走出情绪低落的“泥潭”

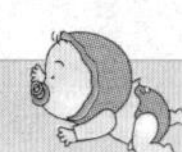

最初几天，新妈妈会很情绪化，原因可能是各种各样的，但是生理上的因素绝对不能忽视。一方面在怀孕期间，血液中的黄体酮激素的大量增加，使人变得情感丰富，较为情绪化。产后，荷尔蒙的突然流失，也会导致新妈妈情绪化。另一方面，分娩后的生理负荷减少，晋升为人母后所带来的压力也是因素之一。如果了解这一点，就不会觉得产后情绪低落这种情况难以理解了。

另外，怀孕的时候，会感受到一种前所未有的母子（女）之间血浓于水的强烈情感，产生亲吻他（她）、拥抱他（她）并保护他（她）的冲动。但是，孩子出生以后，自己已经累得筋疲力尽，需要别的人来看顾孩子。有的女性便会对自己不能尽到身为人母应负的责任而感到失望，从而情绪十分低落。

初为人母者可能会因为环境因素而无法与婴儿立即共处，如婴儿需要安置在加护育婴箱中，而初为人母者无法立即看护婴儿，就会感到失望与担忧。

但是，切勿被这种失落击倒，暂时不能很好地照顾宝宝，这并不表示与婴儿所建立的亲密感会有所改变。当有机会照顾婴儿时，母儿间会有很多的机会可以互相了解，到时候，可以逗他（她），打开他（她）那紧握的小手和脚，注视着他（她），确定他（她）的存在。在注视着他（她），对他

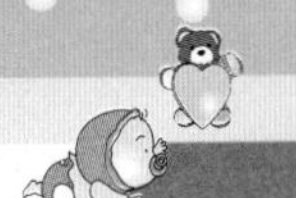

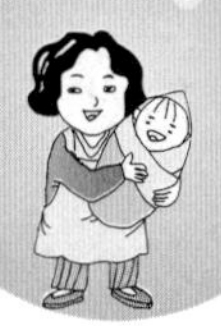

（她）说话的时候，他（她）会紧握着妈妈的手指，而妈妈也会为此感到好奇。

如果知道了自己非常情绪化，最好是控制好自己的情感，免于受外界的干扰。不要觉得全天下的人都不关心你，不要在失望中度过每一天。

重要的是，要了解并设法摆脱这种状态。

产后抑郁症的误区有哪些

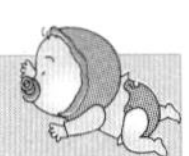

对于产后抑郁症，新妈妈的认识存在哪些误区，让我们一起来了解一下。

误区 1：产后抑郁是很正常的，所有的新妈妈都会感到疲惫和抑郁。

正解：新妈妈经常会感到疲劳和力不从心。她们或许会经历一段叫作“宝宝综合征”的心路历程。有这种综合征的新妈妈会感到疲累，没有精力。但是，产后抑郁症是一种情感更强烈的、持续时间更长的心理障碍。有产后抑郁症的新妈妈或许会不想和自己的宝宝玩耍。她或许会感到难以集中精神，不能给宝宝足够的温暖和爱护，她会因此而感到内疚。

误区 2：如果新妈妈在分娩之后，没有立即患上产后抑郁症，那么，就不会再患上它了。

正解：产后抑郁症会在分娩后的 1 年内随时发作。

误区 3：产后抑郁会不治而愈。

正解：“宝宝综合征”大概会持续 4 个星期，并自动痊愈。但产后抑郁和其他疾病一样，不经过治疗几乎是不能痊愈的。但好消息是，有很多办法能治愈这个病。

误区 4：患有产后抑郁的女性都会有虐儿倾向。

正解：产后抑郁跟产后精神病不同。产后精神病患者会对生命造成威胁，她们可能会自虐，或者虐儿。如果你感到有这种心理倾向，那么就要立刻向家人和医生寻求帮助。

误区 5：产后抑郁症患者会看起来很抑郁，停止照顾自己。

正解：你不能单从一个人的外表就看出她是否是产后抑郁症患者。产后抑郁症患者或许看起来与常人无异，她会努力使自己看起来很光鲜，并努力地化好妆，通过对外表做修饰来转移她内心的痛苦。

误区6：有产后抑郁的新妈妈都不会是好妈妈。

正解：产后抑郁不会使任何女性变成失职的妈妈。

照顾新妈妈要细致入微

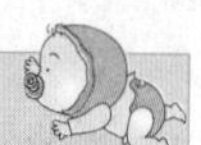

对新妈妈来说，来自于家庭的全面关爱，好过于任何的心理护理。

新妈妈身体经历了生产疲惫不堪，内分泌也发生了变化，因此，很多新妈妈在产后易出现哭泣、抑郁、烦闷等情绪的变化，大多发生在产后3天，并持续7天左右。家人一方面要在产前从心理上做好各种准备，另一方面在新妈妈产后这一人生的特殊时期，家人也一定要多了解产后护理的相关知识，随时注意和观察新妈妈的情绪变化。

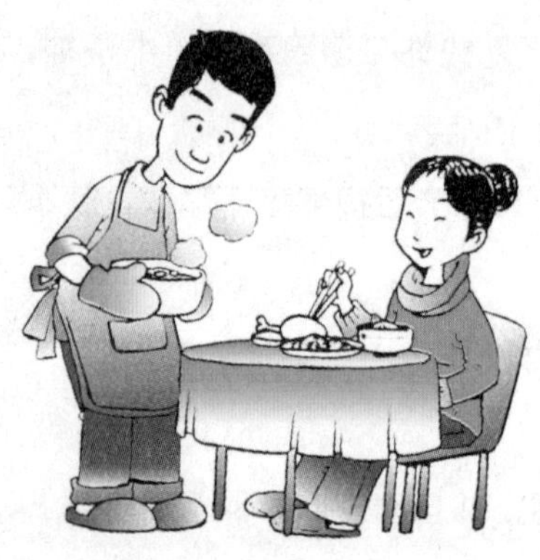

家人的陪伴

新爸爸最好能时常主动陪在新妈妈的身边，对于生男生女都不要埋怨，凡事主动去做，给妻子最大的照顾。如果平素婆媳关系不和睦就不一定要婆婆来照料。无论是来照顾的长辈还是新爸爸，都要多与新妈妈交流，听新妈妈讲讲心事，疏导她的情绪。

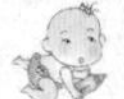

无微不至的照顾

家人应该多承担照顾宝宝的事情，尤其是夜间，新爸爸要多帮忙照顾宝宝，不要怕影响自己的睡眠就到另一个房间住。让新妈妈在产后处于无忧而愉快的情绪中，这样有助于身体恢复得更快更好。家人在照顾新妈妈的日常饮食时，除了要按照科学的方法制备合适的膳食外，也要适当地照顾新妈妈的口味。

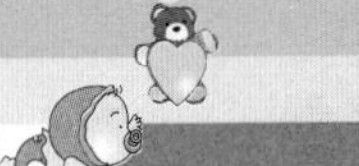
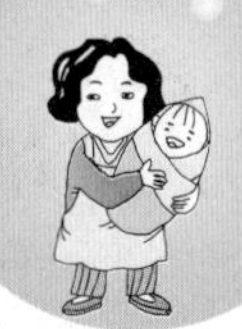

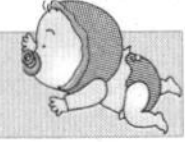

新妈妈要常做自我心理按摩

新妈妈应该掌握一些自我心理按摩法，让自己的心理压力及早缓解。

1 在孕期或者临产前，经常注意电视、报纸、杂志、书籍、VCD 的健康育儿信息，有针对性地收集一些资料。

2 跟丈夫一起上街，买自己和丈夫都喜欢的漂亮内衣，准备做一个漂亮的新妈妈。

3 告诉家人和来访的朋友，在准备孩子用品的同时，不要忘记自己的需要。

4 多向专家咨询，很多问题都是可以科学解决的，不用自己冥思苦想。

5 如果孩子已经生下来了，自己和丈夫还没有照顾孩子的方法，不妨试着列个图表，一一写出解决它们的方法，直到自己满意为止。

6 让丈夫每天观察孩子，也把自己观察到的宝宝变化告诉他。

7 请一个有知识、有经验的月子保姆，帮助自己度过这个时期。

8 不妨重新做一次宝宝，也就是说，尽量跟宝宝的生活节奏一致，他（她）睡觉的时候自己也抓紧时间睡觉，这样等他（她）醒来自己也有精力去观察他（她）或者照顾他（她）。

9 要知道，和睦、温馨的家庭气氛是家人创造的，也是自己创造的，不要给家人压力。

10 用相机将宝宝每天的样子记录下来，并想象一下宝宝 1 岁的样子，3 岁的样子，5 岁的样子。

11 每次给孩子喂奶时都将 CD 机打开，放上一段柔情的音乐。

12 在镜子里多角度地看看自己抱着孩子的模样，体味做妈妈的快乐。

13 在换尿布、洗澡时，多跟孩子说话，告诉孩子自己正在为他（她）做什么，并把自己称为妈妈。

14 多休息，缓解疲劳，将家务搁一搁，理直气壮地告诉自己“因为我是一个新手妈妈”。

15 想想过去条件那么差，孩子也会一天天长大，更何况在医疗条件、经济条件都变得优越起来的今天，宝宝的成长会是良好的。

心理按摩是每个产褥期妈妈的主动行为，而且不能等负面心理出现以后再进行。如果上述情况靠自己和家人不能改变，请立即向专家咨询。

Part 5

月子里你也可以美美哒

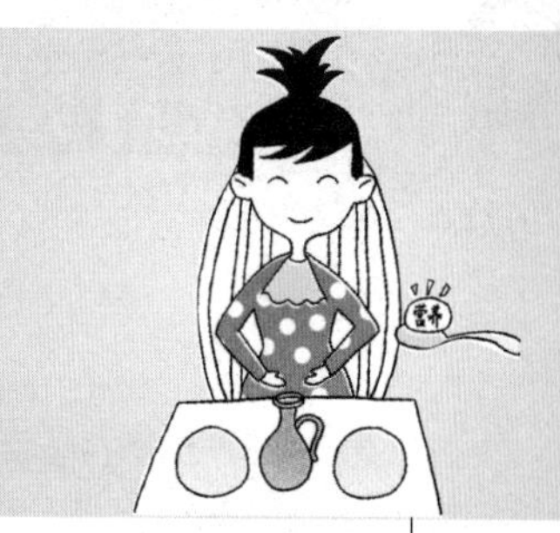
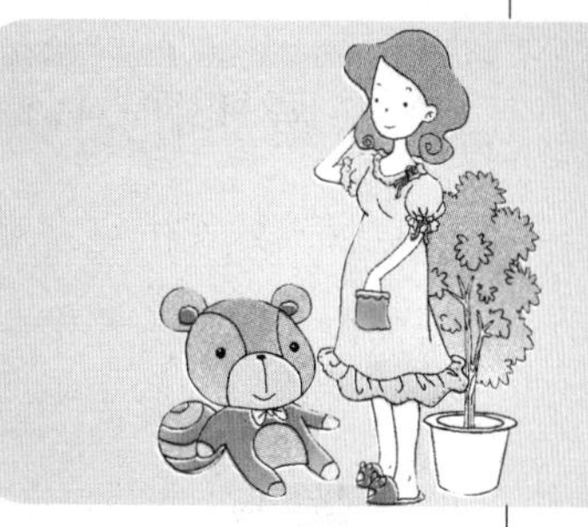
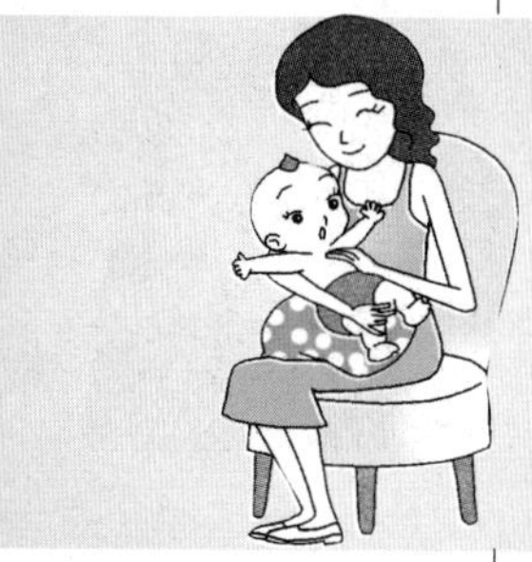

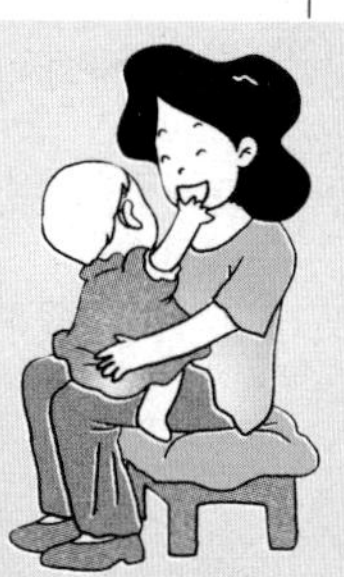

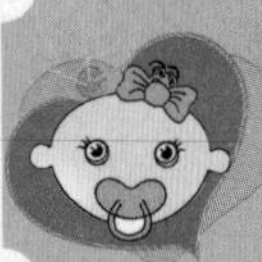

产后瘦身的原则

产后减肥的小常识

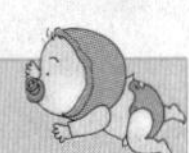

很多新妈妈生完宝宝后就急于产后减肥，有的却因对减肥的一些常识不了解而陷入误区。清醒地认识减肥，才能科学、合理地减肥，以下关于产后减肥的常识新妈妈应该心里有数。

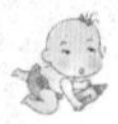

产后肥胖的内涵

新妈妈在整个怀孕过程，体重增加 9 ~ 13.5 千克是合理的，而如果产后 6 周体重超过怀孕前体重的 1/10，就是产后肥胖。

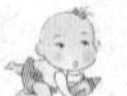

产后肥胖的原因

新妈妈怀孕后，由于内分泌和新陈代谢的改变，肠胃蠕动变慢，腹部肌肉松弛，从而导致产后肥胖。

新妈妈产后胎盘脱离母体，体内的母体胎盘素会快速下降，无法代谢体内多余的脂肪，造成产后肥胖。

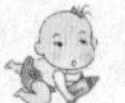

产后减肥的范围

产后减肥包括因生产堆积的脂肪消除，体重降低，局部身材恢复，饮食恢复，等等。

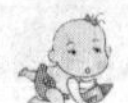

产后减肥原则

产后减肥要遵循科学、合理、安全的原则。具体而言，新妈妈要饮食平

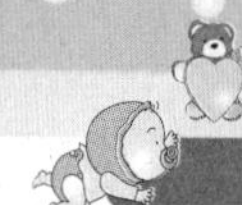

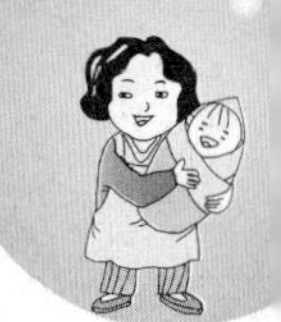

衡，不要盲目节食；运动强度要合理，不要过于剧烈，应该循序渐进，慢慢加大运动强度；哺乳新妈妈不吃减肥药等。

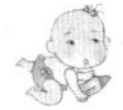

产后减肥时间表

月子期间不可减肥；产后 6 周，可以开始低强度减肥；产后 2 个月，循序渐进地进行减肥；产后 4 个月，可以加大减肥力度；产后 6 个月，是减肥的黄金期。

月子期瘦身三原则

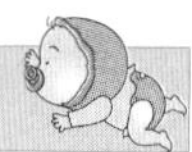

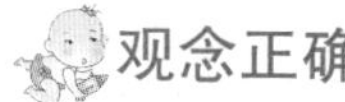

观念正确

产后减肥的前提是，新妈妈的身体健康。每个新妈妈的体质及生产方式决定了产后瘦身的方式，并非单纯某一种瘦身方法就能保证效果。至于什么时候开始瘦身，这是因人而异的，如顺产的新妈妈肯定会比剖宫产的新妈妈可以更早开始瘦身计划。

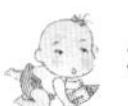

循序渐进

新妈妈进行产后运动时，首先要从轻度运动开始，随着时间的推移，慢慢地过渡到中度运动，即使出了月子期，短时间内也不建议新妈妈选择高强度运动。在运动类型上，新妈妈应该先选择轻微的有氧运动，如散步，慢慢地过渡到游泳、慢跑等。

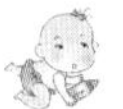

避免剧烈运动

许多新妈妈为了快速减肥，产后没多久就采取激烈的运动方式进行减肥，这很容易造成疲劳，损害健康。产后立即进行剧烈运动减肥，很可能影响子宫的康复并引起出血，严重时还会使生产时的手术创面或外阴切口再次遭受损伤。所以这里要提醒新妈妈的是，产后做做运动可以，但动作一定要缓慢、温和。

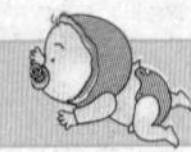

产后瘦身饮食法则

如今都市女性非常注重产后瘦身。但是对于尚处于哺乳期的新妈妈来说，除非你不为宝宝喂乳，否则就应首先保证有足够的营养，足够的母乳，保障宝宝的正常生长发育。然后才能考虑选用一些合适的饮食策略，在不影响宝宝正常成长的前提下，达到瘦身的目的。下面就教你几招产后瘦身的饮食魔法。

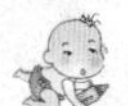

充分咀嚼后再吃

细细品尝，每一口咀嚼 30 次以上，咀嚼得越久，饭后的能量消耗就越高。

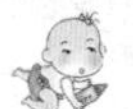

花点时间慢慢吃

用餐时间若超过 20 分钟，脑部就会发出饱足信号，所以要悠闲地进食。

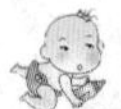

吃饭时把电视机关掉

边吃饭边看电视，是进食过量的原因之一。

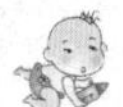

饭后要立即转换心情

用餐完毕后，要立刻收拾餐具，别让食物一直摆在你的眼前，引起你的食欲，这点很重要。

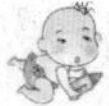

留一点剩饭

“处理”剩饭、剩菜是让人发福的元凶，特别是用餐人少和外出用餐时，菜饭多时，要记住留下剩饭，而不可“占肚不占碗”。

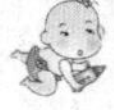

以水果代替零食

如果有想吃零食的念头，就选一些水果来吃，比如说黄瓜、西红柿等。

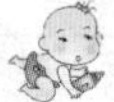

限定吃饭的场所

限定好只能在客厅用餐和吃零食，这样，平时在无意间所吃的零食便会减少许多。

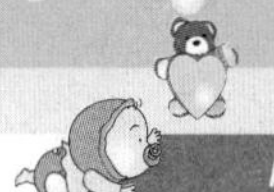
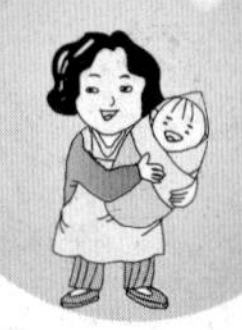

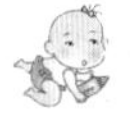 一日三餐，规律进食

规律的饮食生活，能减少体内脂肪；平时要避免拉长两次进餐的时间和夜间进食。

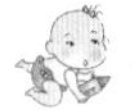 不吃冰冷的食物

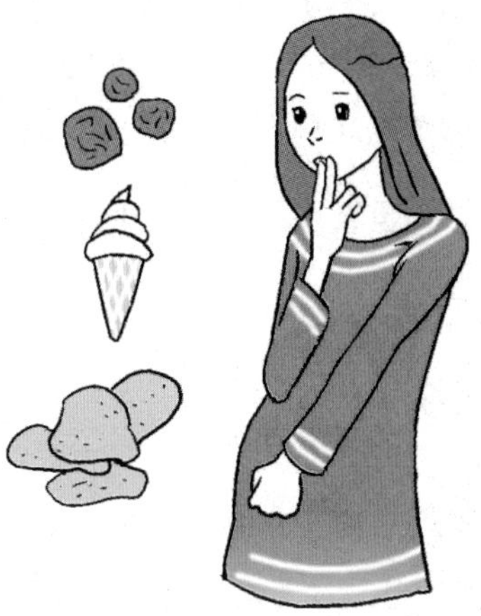

一般而言，冰冷的食物要尽量少吃，即使出了月子，新妈妈也要少吃。因为食物的温度太低，会直接降低细胞的新陈代谢率，当食用的食物温度太低时，会让身体细胞的温度降低，使得应该进行的生化反应暂停，影响热量的正常代谢。冰冷的饮食会使血管收缩，影响身体的循环作用，许多聚积在身体内的代谢废物很难排出去，最后就变成容易堆积的脂肪及水分，成了排毒差的肥胖体质，这是为什么许多新妈妈在月子期间吃生冷的东西之后，会突然变得臃肿的原因。

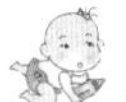 适量的纤维素摄取

纤维素可以增加粪便的体积，促进排便的顺畅，在怀孕末期因为胎儿的长大会压迫到新妈妈的下半身血管，使得血液循环受阻，多数新妈妈会伴有痔疮的发生，造成排便困难，所以纤维素的摄取对怀新妈妈而言是很重要的。但是要注意的是，在分娩过后，身体需要大量的营养素来帮助身体器官的修复，如果此时摄取过多的纤维素，反而会干扰到许多其他营养素的吸收，因此对产后妈妈而言，纤维的摄取量不宜过多。

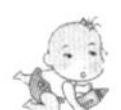 不吃含盐量高的食物

分娩时，子宫会急速收缩，它所产生的剧烈疼痛会影响到身体肾上腺激素的分泌。肾上腺激素是人体对水分和盐分代谢的重要激素，所以为了减少肾上腺的负担，生产过后应尽量不要吃太多盐，以免造成日后水分的代谢不良。

产后运动要循序渐进

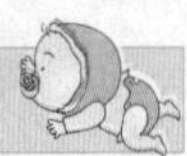

每次做运动时，必须从比较不费力的动作开始，即为热身。将运动时段安排得短而频繁，不要在一天中做长时间的运动。如果有时间，而且真正喜爱运动的话，可以参加新妈妈健身俱乐部或买本产后运动的书籍，好好拟一项运动计划。如果不行，只要定时先做一些简单运动，也可以使身材恢复，尤其是直接针对重点部位所设计的运动，如腹部、大腿、臀部等部位的强化运动。

做运动要慢慢来，动作衔接之间要有足够的恢复时间，切莫快速做完一系列的反复动作。两项运动之间，要有短暂的休息（肌肉是在此时间得到加强的，而不是在运动时）。即使可以负荷，也不要超过建议量。在感觉疲倦以前，便停止运动。要是过量的话，当时通常不会有感觉，一直要到隔天才会发现，届时便可能心有余而力不足了。

产后6周当中，不要做膝胸卧式、仰卧起坐或双腿高抬的运动。

早期的运动可在床上进行，以后则最好在表面比较坚硬的地方做，如地板。

告别小“腹”婆的运动方法

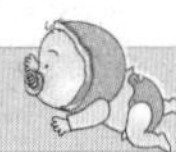

1 仰卧床上，两膝关节屈曲，两脚掌平放在床上。两手放在腹部，进行深吸气后动，肚子一鼓一收。

2 仰卧床上，两手抱住后脑勺，胸腹稍抬起，两腿伸直上下交替运动，幅度由小到大，频率由慢到快，连做50次左右。

3 仰卧床上，两手握住床栏，两腿一齐向上翘，膝关节不要弯曲，脚尖要绷直，两腿和身体的角度最好达到90°，翘上去后停一会儿再落下来，如此反复进行，直到腹部发酸为止。

4 两手放在身体的两侧。用手支撑住床，两膝关节屈曲。两脚掌蹬住

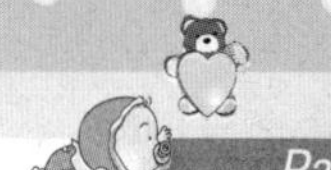

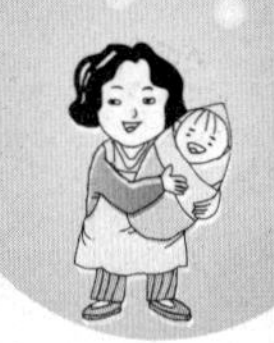

床，臀部尽量向上抬，抬起后停止 4 秒钟落下，休息一会儿再抬。

5 手放在身体两侧，两腿尽量向上翘，像蹬自行车一样两脚轮流蹬。直到两腿酸沉为止。

6 立在床边，两手扶住床，两脚向后撤，身体成一条直线，两前臂屈曲，身体向下压，停两三秒钟后，两前臂伸直，身体向上起，如此反复进行 5～15 次。

7 一条腿立在地上，支撑整个身体的重量，另一条腿弯曲抬起，然后用支撑身体的那条腿连续蹦跳，每次 20～30 下，两条腿交替进行，直到腿酸为止。

8 跪在床上，两手扶床面。胸部尽量向下压，腹部尽量收缩。同时深呼吸。然后将胸挺起来，进行深吸气后使腹部鼓起，同时深呼气进行换气，每天起床后及睡觉前各练 5～10 次。

9 仰卧起坐想必大家都会做，这也是锻炼腹部肌肉的极好运动，每天做 5～10 次。

减肥药、茶都不可行

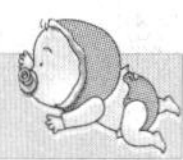

产后瘦身不同于以往的减肥，因为特殊的身体状况，新妈妈要采取适合于坐月子时的瘦身方法，否则，不但减肥不成功，还会给自己和宝宝的身体健康带来隐患。

为了使身体尽快变苗条，有的新妈妈想尝试使用减肥药。减肥药主要通过人体少吸收营养，增加排泄量，达到减肥的目的，而且减肥药还会影响人体的新陈代谢。哺乳期妈妈服用减肥药后，一部分药物会通过乳汁让宝宝吸收。新生宝宝肝脏解毒能力差，大剂量的药物还易引起宝宝肝功能降低，造成肝功能异常。

说到这，有的新妈妈就问了：“既然减肥药不可行，那喝茶减肥总可以了吧！比如常见的普洱茶，有一定的瘦身效果。”在这里，明确地告知新妈妈，喝茶也是不行的，因为茶叶中含有鞣酸，它可以与食物中的铁相结合，影响肠道对铁的吸收，从而引起贫血。茶水浓度越大，鞣酸含量越高，对铁的吸收影响越严重。

另外，茶叶中还含有咖啡因，引用茶水后，使人精神振奋，不易入睡，影响新妈妈休息和体力的恢复，同时茶内的咖啡因可通过乳汁进入宝宝体内，容易使宝宝发生肠痉挛和无故啼哭现象。

所以，想通过吃减肥药和喝茶的方法减肥都是不可行的。

盲目节食减肥不可取

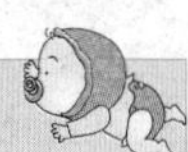

分娩后不久，有些新妈妈就急着开始施行产后减肥计划。对于那些高脂肪、高热量的食物，她们是绝对拒绝的，因为觉得这些食物吃得越多，身材就越难恢复。不吃这类食物确实可以减肥，但是时间一长，身体就会变虚弱，甚至还会出现严重的贫血症状，导致乳汁分泌减少。

专家表明，新妈妈在产后 42 天内是不能盲目节食减肥的。因为分娩后，身体还未完全恢复到孕前的程度，加上有些新妈妈还担负着繁重的哺育任务，此时正是需要补充营养的关键时刻。如果产后强制节食，不仅会导致新妈妈身体恢复慢，甚至还有可能引发产后各种并发症。

另外，一般节食减肥的人常常会感觉食欲不振、胀气、胀痛，这都有可能是胃下垂的征兆。轻度胃下垂的患者一般无不适感觉，下垂明显者常有腹部不适、饱胀及重坠感，在餐后、站立或劳累后症状加重，并伴有食欲不振、恶心、嗳气、消化不良、便秘等现象。胃下垂严重时，还有可能同时伴有肝、肾、结肠等内脏下垂的现象。新妈妈如果盲目地采用节食减肥的方法很容易患上胃下垂。

因此，在产后平衡膳食、制定合理的饮食结构是新妈妈日常饮食的关键，既要保证宝宝和新妈妈营养摄入充分，又要避免营养过剩。其中蛋白质、碳水化合物及脂肪类食物要搭配好，不能只偏好鸡鸭鱼肉蛋等荤菜，否则容易导致产后发胖。甜食、油炸食品、动物油、肥肉等都属于高脂类食物，爱美的新妈妈也要少吃。

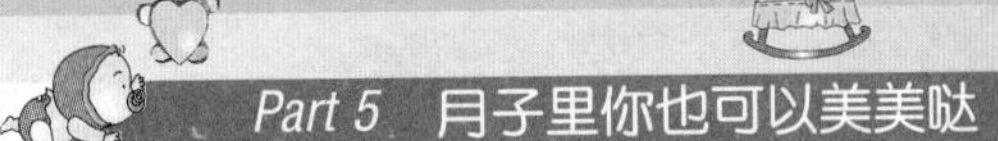
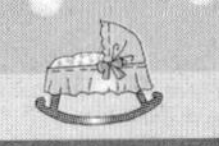
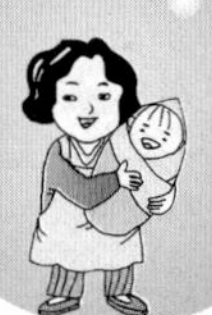
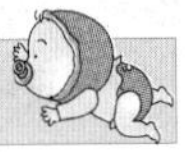

腰部健美的方法

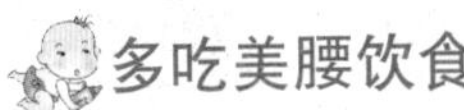

多吃美腰饮食

美腰饮食即为减肥饮食。腰部的臃肿和松弛，主要是动物性脂肪摄入过多或热量过剩所致。因此，饮食脂肪的来源应以植物性脂肪为主，如核桃、芝麻、葵花子、花生、黄豆等，这些食物中的脂肪不会使人体过胖。为了减去腰部的脂肪，每天应该多吃蔬菜和水果，如番茄、黄瓜、莴笋等，如消毒洗净后凉拌吃，减肥效果更好。常吃海藻类食物也有利于腰部健美。

粗腰变细要锻炼

女性的腰也不是越细越好，而是应该去掉脂肪，增加肌肉，使腰部不肥胖，但很有力量。少吃脂肪食物是降低脂肪，多做身体锻炼则是增加腰部肌肉。锻炼方法：

1. 面朝上躺在床上，双膝弯曲或呈直角，然后以双腿为支点，以双手为重心支撑在床上，将身体慢慢抬起再放下，连续做 10 次，每天做 1 遍。

2. 仰卧，两腿伸直，两臂体侧弯曲，掌心向下，右腿弯曲后向左，膝部触床面，左腿保持伸直不动、吸气，然后还原开始的姿势、呼气。以后换左腿做相反的动作，每条腿做 10 ~ 15 次。

3. 仰卧起坐。左侧卧，左腿稍屈，左膝部向前，右腿伸直压在左踝关节上，两臂弯曲，两手掌着床面，前额放在手背上。

1 拍——上体右倾起坐，同时左手举至头顶，右手摸左踝关节，右腿保持伸直不动。

2 拍——还原到开始的姿势。以后换另一侧做同样的动作，均匀呼吸。一开始每侧做 3 次，以后可逐渐增加到每侧 10 次。

此锻炼方法主要是活动腰部骨骼和肌肉，对腰部起到减肥增肌作用，可防止腰部粗圆。

产后6周可酌情减肥

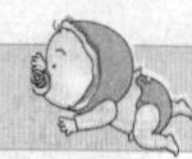

新妈妈在生产后，身体正处于最虚弱的状态，需要充分恢复，同时在月子期间还要频繁母乳喂养和辛苦育儿，需要消耗很大的能量，因此无论如何在坐月子期间都不要以任何形式去减肥恢复体形，那样会严重地伤害到身体。不过也要注意，在月子期间亦不能享用太多高油脂、高糖分和高热量滋补品，那也会给日后的减肥增加难度。

坐完月子后也不要立刻开始减肥，因为经过1个月的休养并不能使身体完全恢复到产前的状况，因此还需要继续恢复体力。产后大约6周后，才可以根据自身的情况来酌情考虑减肥计划。在身体完全恢复且不需要进行母乳喂养的前提下，此阶段可以开始通过适当运动和适当控制食量的方式减轻体重。不过，产后减肥的最好方式其实是母乳喂养。母乳喂养会消耗一定热量，可以说是最健康而且还有利于母子的减肥方式。

产后可选择有氧运动

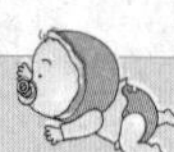

产后进行适当运动，可以促进血液循环，增加热量消耗，防止早衰，恢复生育前原有的女性美。但要注意时间不可过长，运动量不可过大。应根据个人的体质逐渐延长时间，适当加大运动量，逐步由室内走向户外。运动形式可选择散步、快步走、保健操等。动作幅度不要太大，用力不要过猛，要循序渐进，量力而行。

新妈妈进行产后运动时，首先要从轻度运动开始，随着时间的推移，慢慢地过渡到中度运动，即使出了月子期，短时间内也不建议新妈妈选择高强度运动。在运动类型上，新妈妈应该先选择轻微的有氧运动，如散步，慢慢地过渡到游泳、慢跑等。

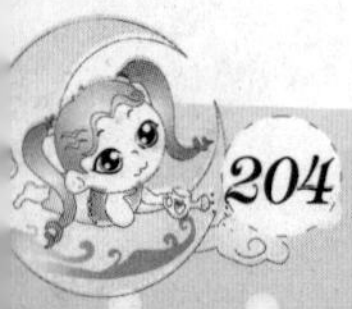

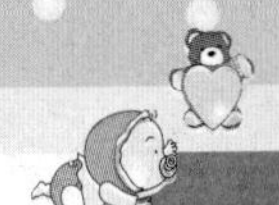
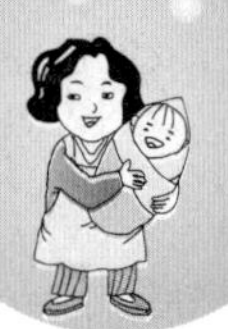

产后减肥“两不宜”

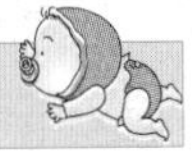

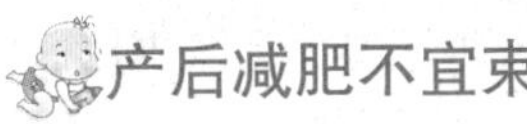

产后减肥不宜束腰

爱美是女人的天性，很多新妈妈尤其关注自己的体形变化，并以为产后束紧腹部，有助于体形的恢复，殊不知这也可能给她们的身体带来意外的麻烦。

年轻新妈妈会在产前就准备好腹带和健美裤。宝宝刚生下来，就将自己从胯到腹紧紧裹住，以至于弯腰都很困难。当身体能恢复运动时，便换上了健美裤，紧紧地绷在身上，希望自己的体形能早日恢复。可偏偏事与愿违，这样不仅没能恢复苗条的体形，还患上了讨厌的痔疮。

患上痔疮主要是由紧束腰带对腹部造成压迫，进而妨碍了腹腔器官的血液循环，出现腹胀、消化不良和便秘所致。

产后减肥不宜针灸

有意通过针灸减肥的新妈妈，应该在给宝宝断奶以后再尝试，因为针灸减肥需要配合饮食调理，如暂时用鱼肉和鸡肉代替猪肉、牛肉和羊肉。但对于还处于哺乳期的新妈妈来说，这样做可能会影响乳汁的营养成分，应该等宝宝断奶以后再开始疗程。

不宜做高冲力运动

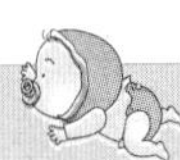

在分娩后最初几周内，为了让关节及骨盆底有足够的恢复时间，不应该做高强度的训练。如果是母乳喂养，乳房会感觉到疼痛和不适。在受到冲击时，关节受到的压力将成倍增加，其中踝关节、膝关节、骨盆和脊柱特别危险。慢跑运动因其简便易行而常常在产后被采用。没有经验的训练者开始时应小心谨慎，因此最好采用轻慢跑的形式。此时应采用小跨步，将垂直方向上的运动幅度减至最低，这样能够减少身体承受的压力和冲力。迈步时，应该保持膝盖和臀部之间的正确形态。

高强度运动对骨盆平面造成的压力可能会引起尿失禁（激烈运动时有少量尿液流出），因为在分娩时这些肌肉受到牵拉，力量很弱，不能够承受这样高的内部压力。有冲击性的运动，例如蹦床、骑马或快速下蹲运动，同上述运动一样会对骨盆造成压力，因此应该避免。剖宫产避免了自然分娩对骨盆底肌所造成的外伤，因而危险性稍小，但是不要忘记在妊娠的9个月里这些肌肉同样承受了不断增加的压力，而处于松弛无力的状态。

此外，剧烈运动会使腹部的器官凸出而进入阴道，因而有子宫脱垂的危险。

产后瘦身食材推荐

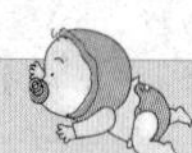

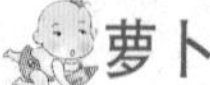

萝卜

萝卜能使肠管紧张度增高，肠蠕动增强，缩短食物在肠道的存留时间，利于食物代谢及废物的排出，达到减肥效果。

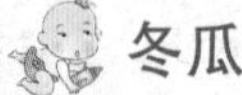

冬瓜

冬瓜不含脂肪，含有丰富的纤维、铁、钙、磷等，能利尿清热，内含丙醇二酸，可阻止体内脂肪堆积。

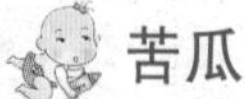

苦瓜

苦瓜能除邪热、解劳乏、清心明目，而且还能快速排除毒素，避免体内毒素的堆积，同时也可以阻止脂肪吸收，是减肥保健、清热败火的好食材。

魔芋

魔芋内含大量食物纤维和水分，有利于新妈妈减肥。

芹菜

芹菜大部分是水分和纤维素，含维生素A和维生素C，性味清凉，可降血压、血脂，更可清内热，是减肥的好食材。

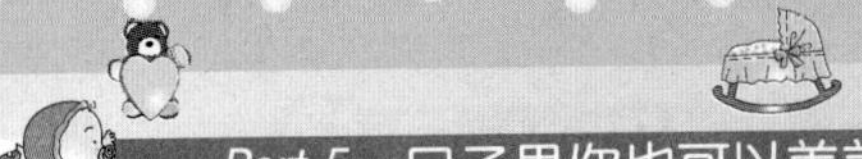
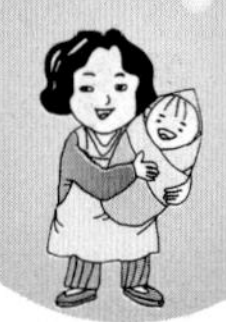

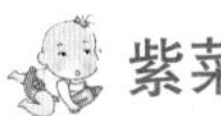

紫菜

紫菜除了含有丰富的维生素 A、维生素 B_1 及维生素 B_2 以外，还含有丰富的纤维素及矿物质，可以帮助排走身体内的废物及积聚的水分，从而收到减肥之效。

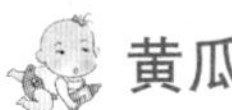

黄瓜

黄瓜有助于抑制各种食物中的碳水化合物在体内转化为脂肪，清热败火，是良好的减肥食物。

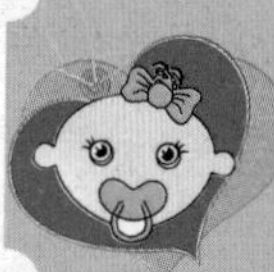

运动瘦身新方案

产后多久可以开始运动

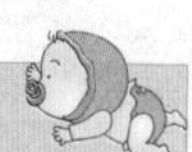

原则上，新妈妈都应该尽早活动，但剖宫产妈妈由于手术的影响，产后头1周一般不可进行健身锻炼，做些简单舒缓的恢复活动即可。剖宫产24小时后可下床简单活动，术后10天左右，身体恢复良好的情况下可以进行健身锻炼。

剖宫产后最初的1~2天，新妈妈不论用餐、如厕都必须在床上进行。若身体情况良好，剖宫产手术后24小时，妈妈可下床活动，帮助肠蠕动，减轻腹胀，以及预防血管栓塞。以后每天都可下床适当活动，不过由于伤口尚未愈合，前2~3天会比较不舒服，活动时可以使用腹带支托伤口，以减轻伤口疼痛。

产后何时做保健操

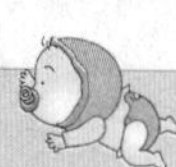

女性怀孕后，由于胎儿的发育，子宫不断增大，腹部逐渐膨大，妊娠后期更为明显，分娩后肌肉、韧带的张力以及体形一时难以恢复。做产后保健操，不但有助于恢复健美的体形，防止臃肿肥胖，还可促进身体各项生理功能的恢复，预防后位子宫、子宫脱垂、尿失禁等并发症。正常分娩的健康新妈妈，产后第2天就可以下床活动，同时开始做保健操。可以在床上做抬头、伸臂、举腿等运动，每天做4~5次，每次重复5~6遍；随时做收缩肛门的动作，以促进盆底肌肉张力的恢复，每天30~50次；为预防后位子宫的形成，可于晨起或晚间入睡前，各俯卧15分钟；产后第10天起，早晚各做一次胸膝卧位，从每次2～3分钟逐渐增至15分钟；自产后1周开始，可做仰卧起坐，进一步促进腹肌的恢复。

产后活动应循序渐进，天天坚持，以不使新妈妈过于疲劳为原则。有异常情况者，应延迟或暂停锻炼。体质弱、产程长、手术分娩的新妈妈，则应根据具体情况，安排做保健操的时间及运动量。产后发热、大出血、患严重心血管疾病和肾脏疾病、会阴严重裂伤等的新妈妈，不适于做保健操。

产后第1周的运动

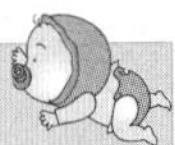

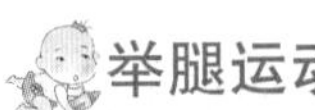

举腿运动

仰卧，双膝屈曲，脚心平放在床上。大腿和床呈直角弯曲，呼吸1次。大腿更加靠近肚子，大腿和床平行，恢复原状，腿伸直，呼吸1次，放下腿。每日早、晚各2次。每次双腿交替各做5次。

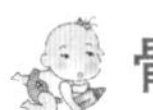

骨盆运动

仰卧，膝盖屈曲，脚心平放在床上，手掌平放在两侧。双腿并拢，先向右倒，呼吸1次，再向左倒。每日早、晚两次，左右各5次。

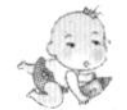

按摩胳膊

用手掌和手指从上到下揉搓胳膊的外侧。然后用相同的要领揉搓胳膊的内侧。每日可随时做，做时左右交替各10次。

塑造完美身材的3种运动

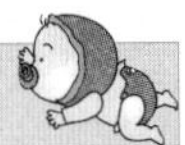

对新妈妈来说，每天摄取的热量不得少于2700千卡，哺乳的新妈妈需额外加上500千卡，每周减重量为0.5～1千克最合适。在此基础上，新妈妈应坚持适度的运动量，每周运动2～3天，每次运动维持30～45分钟，才会有

最好的减肥效果。

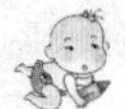 恢复体形——瑜伽

瑜伽的减肥效果因人而异，虽然有的人做瑜伽减肥效果不是很显著，但由于动作的伸展吐纳，可帮助恢复身体的状态，特别适合产后恢复体形。

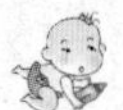 消耗多余脂肪——散步

散步是最简单有效的产后减肥法，不论你身处何方，任何时间都可以进行。散步 60 分钟可以帮助新妈妈消耗大约 500 千卡的能量，新妈妈坚持下去就能看到明显效果。

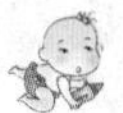 美腹操

生产之后新妈妈的腹部肌肉过度拉伸，弹性变小，因此美腹操是产后瘦身的关键。产后 2 ~3 天后开始，新妈妈可以仰卧在床上，两膝关节屈曲，两脚掌平放在床上，两手放在腹部，进行深呼吸运动，肚子一鼓一收。产后 1 周可增加抬腹动作，幅度小到幅度大，每天连做 50 次即可。

剖宫产妈妈不可过早运动

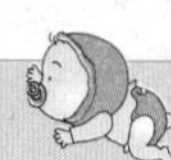

剖宫产新妈妈，在产后运动上一定要跟顺产妈妈区分开来，千万不能按照顺产妈妈的运动和瘦身方案来进行，这是因为手术的刀口恢复起来需要一定的时间，新妈妈腰腹部比较脆弱，强行用力锻炼，会对身体造成伤害。一般来说，剖宫产妈妈产后 24 小时可以做翻身、下床走动这些轻微的动作，等产后 4 周伤口基本愈合了，再进行瘦身运动。

剖宫产新妈妈在选择产后运动项目时，应该考虑手术后身体状况，虽然产后运动项目与顺产新妈妈的相差不大，但是产后运动进行的程度与时间和顺产新妈妈要有所不同。在医生的允许下适当活动及做产后健身操，可以帮助新妈妈提早恢复肌力，增强腹肌和盆底肌肉的功能。锻炼时要循序渐进地进行，不要操之过急，以免撕裂腹部伤口。

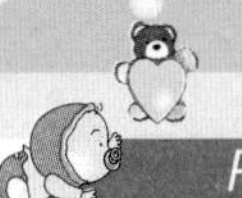
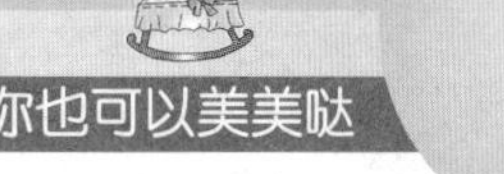
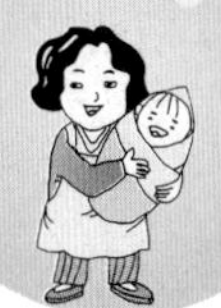
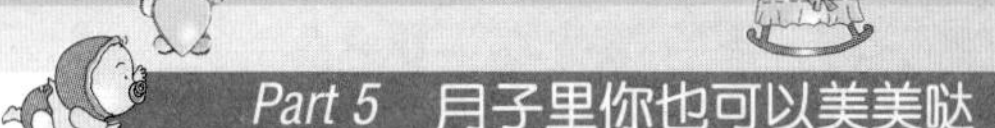

恢复完美身材的三种运动

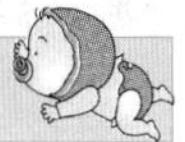

产后，爱美的女性最关注的问题莫过于身材能否恢复苗条，月子期大量的营养摄入也会让新妈妈着急，担心影响以后的身材。其实，新妈妈因为要哺乳，每天应适量多摄取一些热量和营养，在此基础上，再辅以适当的运动，才能做到健康减肥。

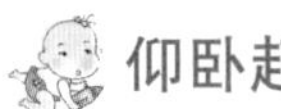

仰卧起坐

仰卧起坐是让新妈妈的腹部变得紧致的最好的运动。仰卧于地面或者体操垫上，两腿屈膝稍分开，大小腿呈直角，两手交叉抱于脑后，另一人压住受试者双脚。要求起坐时双肘触及两膝，仰卧时两肩胛必须触垫。如果想让仰卧起坐发挥更好的效果，可以尝试每分钟仅做 10 次仰卧起坐，在上身与地面呈 45 度角的时候保持 5 秒钟。

俯卧撑

俯卧撑可以锻炼身体的很多部位，比如增强胸肌、背肌、三头肌还有腹肌。俯卧撑适合不同的人群。对于产后的新妈妈来说，可以从简单的开始。比如，开始可以将手放在桌子上，然后降低高度，增加难度。从手伏在椅子上，到将身体伏在地上，撑起来。练习得比较熟练后，就可以尝试“稳定性”俯卧撑：保持俯卧撑的姿势，然后，将一只手收起来，只有一只手支撑身体，将身体重心放在支撑身体的那只手及双腿上面。

深蹲

深蹲主要锻炼到背肌和二头肌。正确锻炼的姿势是：双腿以肩宽分开站立，然后慢慢蹲下，弯曲臀部。如果刚开始站起来有难度的话，可以先尝试坐在有一点高度的垫子上面，或者有点倾斜的其他物体上面。保持你的骨盆一点点前倾，收缩腹部。也可以负重练习，比如增加哑铃什么的，但是初学者刚刚开始时不要负重练习。

一把椅子就可以健身

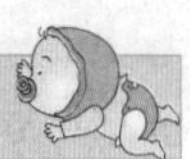

这里给新妈妈介绍一种简易座椅健身运动。它的方法很简单，新妈妈只要有一把椅子，按照以下步骤进行即可。

热身运动：做操前，必须先做热身运动，以使关节和肌肉活动起来。

坐在椅子上，双手平伸，慢慢弯腰，使双手接触脚尖，再恢复原状。重复这一动作，做10次。

将座椅贴近工作台或办公桌，收腹，肚脐内吸，脊柱直立。

将一支铅笔平放于座椅左侧地上，伸左手、弯腰向左侧慢慢捡起铅笔，坐姿复原。再放下，再捡起，做5次。改变方向，同样动作，向右侧做5次，恢复原状。

足踝、手腕做向内、向外旋转运动各5次。颈部做向左、向右旋转运动各5次，恢复原状。

双腿抬起，平伸，伸直，双手放腿上，停留3分钟后，双腿放下。休息片刻，重复做1次，恢复原状。

坐在办公桌前，双手放在桌面上，双腿放在桌下，抬起左腿离地，放下。换抬右腿离地，放下。重复各做10次，恢复原状。

耸动双肩，头向后摆动。做10次，恢复原状。

做这套操时间不超过30分钟，每个动作的间隔时间不超过20秒。

练习腹肌的两种方法

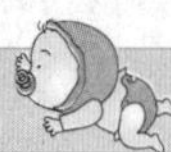

谁不想拥有平坦紧实的腹部？专家告诉我们，如果我们使用合适和正确的练习方式，也可以拥有梦寐以求的平坦紧实的腹部。而俯卧撑和仰卧起坐就是比较好的方式。恢复较好的新妈妈，在自然分娩后1周，就可做俯卧撑和仰卧起坐运动，锻炼腹肌力量，减少腹部赘肉。

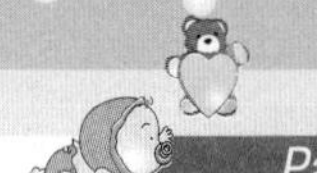
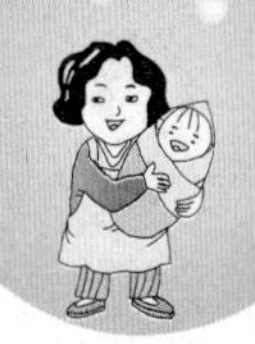

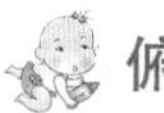

俯卧撑

俯卧床上，双手撑起身体，收腹挺胸，双臂与床垂直，胳膊弯曲向床俯卧，但身体不能着床。每天做1次，每次3～5个，以后可逐渐增加。

仰卧起坐

平躺于床上，两手交叉于头枕部，慢慢坐起再躺下。注意利用腰部和肘部的力量。新妈妈不必刻意勉强。每天1次，每次3～5个，以后可逐渐增加。

瘦腰减腹的注意事项

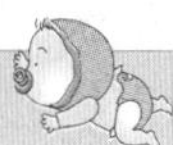

产后尽快地恢复曼妙的身材是新妈妈的愿望，不过新妈妈的美体计划也不能操之过急。

月子期间不可乱用招。新妈妈月子中正处于虚弱身体的恢复期，同时要母乳喂养宝宝，会消耗很大能量，非常辛苦，因此在月子期间，千万不要采取针灸、束腰、桑拿等来进行瘦身尝试，这是不明智的，会严重伤害身体。

身体康复后逐渐加大美体力度。产后6个月以内是塑身的最佳时期。产后大约6周后，新妈妈可以根据自身的情况考虑瘦腰减肥计划，而且最好通过适当运动和适当控制食量的方式减轻体重。满2个月且身体得到恢复后，新妈妈就可以开始循序渐进地减重了。产后4个月可以加大瘦腰减肥力度，适当减少食量，适度增加运动。

瘦腰减肥的最好方式是母乳喂养。宝宝长时间吮吸乳头，可帮助新妈妈子宫收缩，同时制造奶水的过程也会消耗新妈妈体内的脂肪，对瘦腰减肥有益。

对于新妈妈来说，产后腰腹部的问题最突出。在孕期时腰围大约增加了50厘米，因此产后新妈妈会感到腹部非常松弛。这时，可以通过一些简单的运动，让肌肉尽量恢复原来的状态与力量。

轻轻松松减掉“大肚腩”

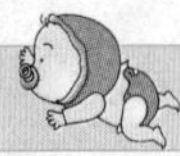

宝宝终于出世了，可新妈妈小腹却没有了往日的紧实平坦，充满赘肉的小肚子出现了，成了名副其实的“小腹婆”。对于影响形象美观的腹部赘肉，新妈妈可谓绞尽脑汁，有时却毫不见效，这里帮新妈妈总结了一份消除腹部赘肉的妙方清单，新妈妈可以参考试用。

俯睡瘦小腹

如果新妈妈晚上吃得太多，仰睡会让多余的脂肪囤积在小腹周围，从而造成小腹赘肉。新妈妈简单地更换睡姿，就能帮助、促进消化与循环系统的代谢，消耗更多的脂肪。而俯卧是消耗更多腰腹部脂肪、平坦小腹的最佳睡姿。

早吃晚餐

新妈妈在睡前4小时吃晚餐就不容易发胖，如果已经有很多赘肉，可以把晚餐时间更提前一些，比如晚上6点之前，让肠胃在睡前有充分的时间消化、排空，这样腹部就不会囤积脂肪，新妈妈才可能拥有平坦的小腹。

海盐按摩

海盐能够促进身体排出废物，还能促进脂肪代谢，为肌肤补充矿物质，让腹部肌肤细致紧实。新妈妈洗完澡后，抓一把海盐，绕肚脐顺时针按摩腹部50圈，再逆时针按摩50圈，然后双手交叠，上下用力按摩50次。坚持1~2个月即可见效。

恢复小蛮腰的锻炼方法

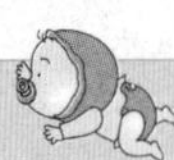

女性的腰也不是越细越好，而是应该去掉脂肪，增加肌肉，使腰部不肥胖但很有力量。少吃脂肪食物减少脂肪生成，多做身体锻炼增强腰部肌肉。

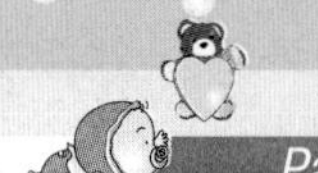

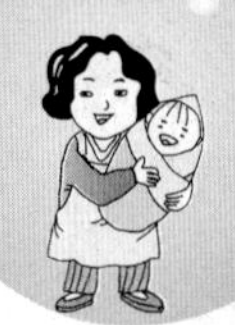

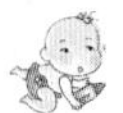

双腿打直左右扭转

1 身体平躺，双腿并拢离地。大、小腿尽量打直与地板垂直。双手臂打开呈“T”字形。腹部与肋骨收缩稳定身体。

2 吸气，骨盆与双腿同时向右扭转，双腿尽量打直延伸。头、颈、肩尽量保持着地。

3 吐气，腹部收缩带动骨盆与双腿扭转收回。

4 吸气，再往左方扭转。

5 吐气，腹部收缩再扭转收回。左、右扭转为1套，反复练习10套。

效果：如膝盖左右扭转，只是阻力加大，肌肉需使用更多的能量完成，效果更显著。

为了减去腰部的脂肪，每日应该多吃蔬菜和水果，如番茄、黄瓜、莴笋等，消毒洗净后凉拌吃，减肥效果更好。常吃海藻类食物也有利于腰部健美。

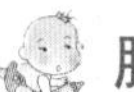

膝盖左右扭转

1 身体平躺，双腿弯曲并拢离地。大腿与地板垂直，小腿与大腿呈90°。双手臂打开呈“T”字形。腹部与肋骨收缩稳定身体。

2 吸气，骨盆与双腿同时向右扭转。头、颈、肩尽量保持着地。

3 吐气，腹部收缩带动骨盆与双腿扭转收回。

4 吸气，再往左方扭转。

5 吐气，腹部收缩再扭转收回。左、右扭转为1套，反复练习10套。

效果：训练脊椎扭转动作，加强内外腹斜肌的肌力，修饰腰部两侧线条。

产后瘦腿

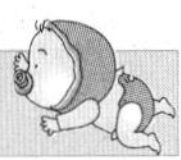

产后第五天至满月，可以适当运动双腿，锻炼腿部肌肉，改善下肢静脉血液的回流。

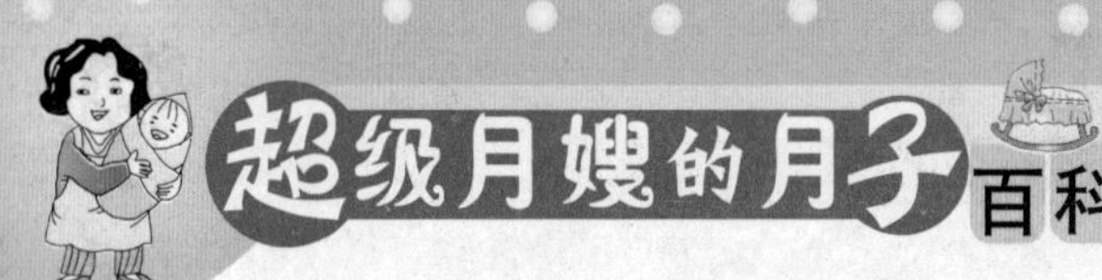

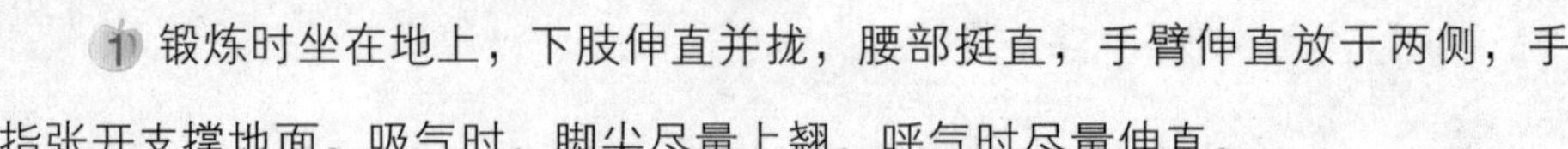

1 锻炼时坐在地上，下肢伸直并拢，腰部挺直，手臂伸直放于两侧，手指张开支撑地面。吸气时，脚尖尽量上翘，呼气时尽量伸直。

2 保持仰卧，下肢伸直，略微分开。手臂放于两侧，吸气时左脚伸直，与上身呈直角，足尖翘起。呼气时脚尖伸直，两脚交替进行。

正常分娩的新妈妈，身体大多较虚，因而在锻炼的时候要依据自身情况，量力而行，不要操之过急。每次做 2 ~ 3 分钟，早、晚各 1 次，注意呼吸与运动时节奏的把握。满月以后可以着重进行各个肌群的锻炼，逐步恢复大腿肌肉的弹力、强度，如慢跑、游泳等，都是极为合适的选择。

当然，关注运动时的注意事项也是格外重要的。产后新妈妈的体质与正常人差异较大，应当格外引起重视。

1 穿宽松或者弹性较好的衣物。

2 运动前及时排空膀胱。

3 保证周边空气的正常流通。

4 最好选择在榻榻米、硬板床或者地板上进行运动。

5 运动后会大量出汗，要及时补充水分。

6 早晚运动 15 分钟，坚持两个月以上。

7 运动时注意调整呼吸，可以增加耐力。

8 饭前或者饭后 1 小时，最好不要做运动。

9 运动要循序渐进，不要急于求成。倘若出现恶露增多或者疼痛感加强的情形，及时暂停运动，待恢复后再开始。

正确散步可以减肥瘦腿

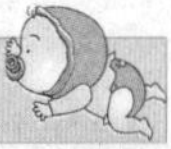

别小看人人都会的散步运动，如果方法不对，也很可能会适得其反。正确的健身散步是挺胸抬头，迈大步，每分钟走 60 ~ 80 米。上肢应随步子的节奏摆动，走的路线要直，不要左弯右拐。每天应散步半小时至 1 小时，强度

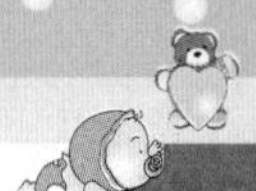
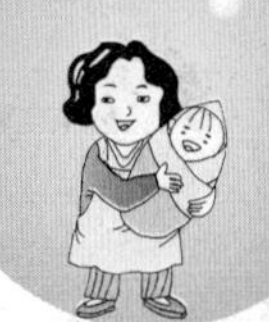

以体质而异，一般以微微出汗为宜。散步只要坚持 3 周就能显效。如果新妈妈已经决定把散步列入自己的健身方案，有几种散步锻炼法可供新妈妈参考。

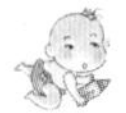

普通散步法

以慢速和中速行走，每次 60 分钟，每日 3 次。适宜在风景秀丽的地方进行。

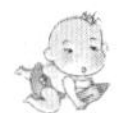

快速步行法

每小时步行 5 千米，每次锻炼 60 分钟。步行时心率控制在每分钟 120 次以下，这样可振奋精神。

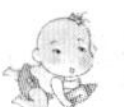

定量步行法

包括在平地和坡地上步行。例如在 3°斜坡上步行 100 米，渐渐增至在 5°斜坡上行走 15 分钟，再在平地上行走 15 分钟。

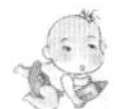

摆臂散步法

散步时两臂有节奏地前后摆动，可增进肩膀胸廓的活动，适用于有呼吸系统疾病的人。

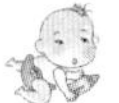

摩腹散步法

一边散步一边按摩腹部，这对消化不良和有胃肠疾病的人很有益处。

散步锻炼时要注意鞋底一定不能太硬，鞋不能挤脚。散步后回到家最好打赤脚，以彻底放松；洗澡时注意用热水泡泡脚，这样可以缓解足部疲劳；洗完澡后坐在床上，放松两腿，用手由下至上按摩，能促进新陈代谢，排除毒素。

让结实美背重新出现

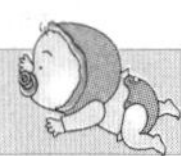

新妈妈坐完月子且到医院复诊后一切正常即可开始此项运动，但运动前要先做 5 ~ 10 分钟的暖身伸展操（可选择月子期间的锻炼动作来热身），让身体先舒展一下才不会产生运动伤害！

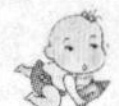

拔宝剑动作

1 将弹力带平放于地板上，双腿盘坐于弹力带上，背部直立，下巴内缩，骨盆维持中立位置。

2 右手握住左侧弹力带，手心朝下。左手自然放在身侧。吸气预备。

3 吐气，收缩腹肌，右手肘往右上抬高与肩同高，手肘固定高度，保持手腕稳定直立，慢慢地将右下手臂伸直将弹力带拉上。动作中，身体稳定不倾斜，右肩不耸高。

4 吸气，慢慢将下手臂放下回到预备动作。反复练习 10 次，之后左右手交换再做 10 次。

上背部挺举

1 趴下，双手弯曲手心向下，平放于脸部两侧。双腿伸直放松，头与颈椎呈一直线，面朝下颈部拉长（颈部不要抬起）。吸气预备。

2 吐气，头至肩膀提起离地，下巴内收，避免头过度上扬或下垂。（双手轻靠于地面，不出力，靠背部的肌肉拉起）

3 吸气停留。

4 吐气，身体着地。反复练习 10 次。

背后拉举

1 坐姿，双腿盘坐，背部直立，下巴内缩。右手放在身后，握住弹力带一端，手臂弯曲，手心向前虎口朝下。弹力带垂挂于身体后方，左手接住弹力带的另一端，固定于骨盆后方地上，手心向后虎口朝上。吸气预备。

2 吐气，收缩腹部肌群，将右手臂伸直。

3 吸气，右手弯曲带回预备位置。反复练习 10 次，之后左右手交换再 10 次。

效果：训练肱三头肌，紧实手臂后方肌群，告别“蝴蝶袖”。

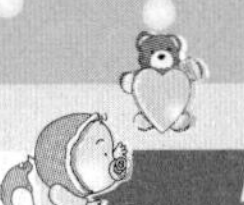
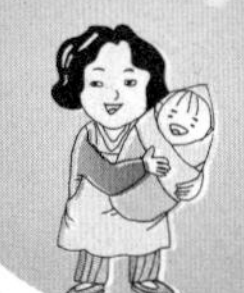
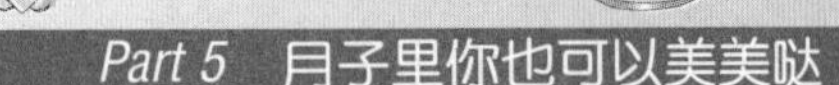

让臀部更具美感的运动方法

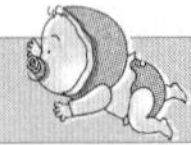

双臀的肌肉变得松弛下垂，缺乏美感，也是新妈妈产后的苦恼之一。其实，有针对性的体位锻炼，有助于增强臀肌和臀力，让臀部更具美感。

在运动之前要根据身高选择适合自己的绳子。绳操练习需要保持每周2～3次的运动频率，这样1个月下来就能看见手臂上的赘肉以喜人的速度消失，肩部的线条出来了，整个人看上去灵巧了不少。

动力性力量练习

面墙而立，同时距墙保持一步距离，两腿分开与肩同宽，双臂屈肘撑墙，胸部力求靠近墙面；伸直双臂逐渐撑起，重复20～30次，或者可采用加宽墙距，支撑桌边或做俯卧撑增加练习难度；提臀，两膝伸直，两脚撑起，静止4～5秒，吸气；还原成跪撑，呼气，如法重复4～6次；站立，两腿开立与肩同宽，两手在头上持举厚书，也可用3～5千克哑铃或其他物品取代；深蹲，腰背挺直，呼气，起立，同时两手上举，吸气。重复4～5次。

静力性自我抗阻练习

站立，两腿开立与肩同宽，两手合掌，手指向上，位于胸前；右掌推力超过左掌，用力将左臂推至左体侧，左掌抵制右掌，将右臂推回到右体侧，重复8～10次。两脚开立，左臂胸前屈，掌心向下，右手握拳，拳面向上，抵住左掌心，右掌用力向上抗阻左掌下压的力，使右手伸直上举，吸气，左掌尽全力向下按压，使右臂屈肘成预备姿势，呼气。两手交替进行，重复5～6次。两腿分开，屈膝半蹲成马步，两臂微屈，掌心平放膝上。两手用力向下按压，使两腿慢速起立；两手用力推压两腿屈膝成马步，重复5～6次。面桌而坐，两臂屈肘，撑着桌面，两手掌心紧贴，交叉互握；右掌向左迎着左掌向右的力，尽全力推移左掌，左掌推移右掌的动作相同，力却相反，形成抗持停滞姿势，静止7～8秒，如法重复5～6次。

绳操塑造纤细双臂

绳操特别适合上肢粗壮和肌肉松弛的新妈妈，坚持练习，新妈妈就会发现自己走路的姿态更加优雅，体态也更加挺拔。下面是几个常见的动作，新妈妈需要认真练习。

1 举绳弯腰：双手举绳，高过头顶，手臂尽量绷直，随着腰部的左右侧弯，手臂一开一合。此动作锻炼双臂和两侧腰。

2 举绳摆动：双脚打开，与肩同宽，脚步左右移动，双手根据脚步的拍子上下拉紧和放松绳子。此动作能锻炼双臂和腹部。

3 侧并步：左脚向左侧点地时，双手拿绳，高过头顶向左摆动；右脚向右侧点地时，双手拿绳，高过头顶向右摆动。此动作可锻炼双臂和大腿。

塑造迷人的S形曲线

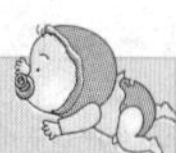

产后女性要想拥有优美、性感、诱人的曲线体形，必须要抓住胸、腰、臀、腿这四个部位。这四个部位的工作做好了，S形曲线也就出来了。

扩胸运动让胸部高耸

扩胸运动可以让胸部高耸。一个最简单的方法是两肘弯曲，肘部外侧打开。双手在胸前挤压卷成团的毛巾。一边呼气，一边挤压，挤累了可以将胳膊抬高，双手举至头顶稍作休息，连续做10次即可。手中的挤压物也可以换成其他的物品。

仰卧起坐让腰部瘦下去

去除赘肉最简便最有效的运动是仰卧起坐。在求得胸部丰满的同时，可使腰部瘦下去。许多女性腰粗是因为腰部有赘肉，平时可以做做仰卧起坐，还有一种变相的仰卧起坐也很有效，就是臀部以上平躺于地面，双肘抱头轻轻抬起，双腿变曲靠拢，以腰为支点左右摆动，摆动幅度要大，两腿要能挨地。

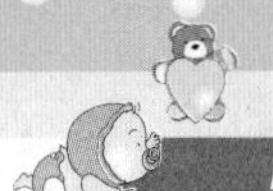

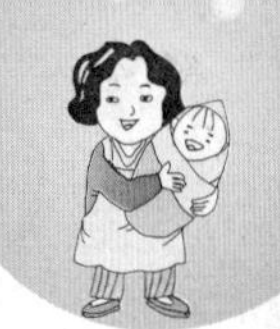

另外，收紧腹肌、增强腹肌力量的运动可随时随地地做，如在办公桌前，双肘撑于桌面，臀部抬起片刻，均可起到收腹作用；在上班途中的公共汽车上，坐在座位上挺胸收腹，双脚离地片刻。

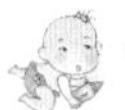 锻炼使臀部肌肉紧、挺

S 形曲线中，腰以下的臀部是应该求得丰满的地方。臀部曲线的优美在于臀部肌肉的紧和挺，松弛下坠势必臃肿，而并非我们所说的丰满。

正确姿势使臀部肌肉紧挺。平时要注意提臀、夹臀；坐时注意挺胸收腹，脚尖抬起往回勾，直勾到臀肌有感觉。后踢时双手扶住椅背，支撑腿弯，上身保持不动，腰部不用力，单腿向后踢。清晨锻炼时可双手叉腰，前弓步向下压腿，起到增强臀肌弹性的作用。要想使臀部肌肉绷紧，还可通过后踢腿锻炼来达到目的。

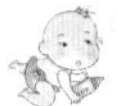 多种运动让腿部曲线流畅

腿部曲线以流畅为美，大腿和小腿曲线过渡要自然，相配要匀称。大腿过粗或过细，小腿过细，均谈不上曲线流畅。

此外，多做下蹲起立运动也能起到锻炼下肢肌肉的目的。

总之，产后营造女性优美曲线并不难，关键是持之以恒地锻炼。

产后瘦身不瘦胸的秘诀

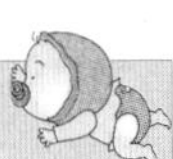

通常来说，女性在产后瘦身的同时，胸围肯定也会跟着“缩水”，这让很多新妈妈都感到烦恼。但是，因为产后特殊的身体条件，这时候丰胸往往又能取得更好的效果。因此，新妈妈只要掌握了正确的运动方式，就能在瘦身的同时防止乳房“缩水”。新妈妈可以参考以下 8 种运动方式，帮助丰胸。

1. 两腿前后分立，前弓后蹬，手持拉力器，将双臂沿双肩水平方向往前直伸，接着双臂向后，胸部前挺。此套动作连做数次，每分钟重复做 25 ~ 30 次为宜。

2. 手持拉力器，双臂上举，掌心向前。双臂以半圆状后展，再还原到前

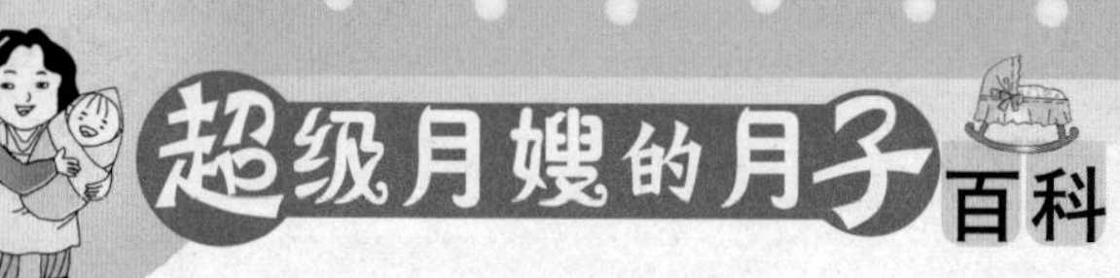

面，每分钟重复做25～30次。

3 双腿自然开立，上体前倾与地面平行，双手持拉力器，双臂侧平举。然后尽力做双臂交叉动作，速度与前同。

4 双腿分开，身体直立，手持拉力器向上挥动，双臂在头前做交叉活动，掌心向外，速度同前。

5 两腿自然开立，挺胸，手持拉力器，挥动双臂在体前做交叉动作，停留片刻，还原，速度同前。

6 手持哑铃站立，一手前平举与肩同高，另一手沿体侧下垂。然后两臂于体前上下交替举哑铃，速度同上。

7 仰卧，双手握哑铃置于体侧。然后两臂轮流举哑铃于头前上方，速度同上。

8 双腿自然开立，两手持哑铃在体侧交叉做回环。练习时不可弯腰，两臂尽量伸直，速度同上。

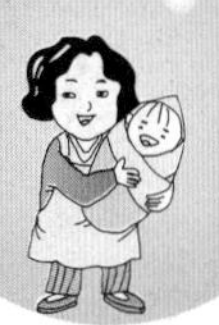

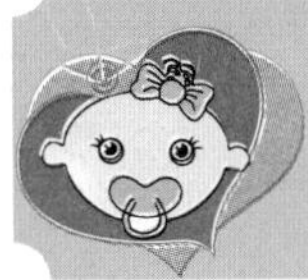

保养皮肤 DIY

不同肤质的护肤建议

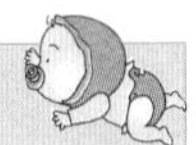

中性肤质皮肤既不油腻又不干燥，组织紧密，纹路排列整齐，毛孔细小，光滑细嫩，柔软且富于弹性。中性偏干者可以用乳霜，中性偏油者用乳液要注意坚持保养，以免肤质改变。

干性肤质皮肤没有光泽，毛孔细小，干燥粗糙，缺乏弹性；皮肤较薄，易长皱纹和色斑，也易出现脱皮、干裂、发痒或皲裂等。干性肤质适用膏状护肤品，这类产品一般质地厚，油性原料会在皮肤表面形成油膜，保水性好，可以很好地保护干性皮肤。干性皮肤者应特别注意保湿、滋润保养，预防因紫外线伤害而形成皱纹、斑点，少做夸张的表情，避免皱纹过早出现。

油性肤质皮脂分泌多，面部及 T 形区可见油光；皮肤纹理粗糙，易受污染；抗菌力弱，易生痤疮；附着力差，化妆后易掉妆；较能经受外界刺激，不宜老化，面部出现皱纹较晚。油性皮肤者适用啫喱状护肤品，因为此类产品很薄、很清爽。油性肤质者注意彻底清洁肌肤，加强去角质、敷面及收缩毛孔等特别护理。少吃高热量、油性、辛辣食物，多吃水果、蔬菜。

混合型肤质前额、鼻翼部（下巴）处为油性，毛孔粗大，油脂分泌较多，甚至可发生痤疮；而其他部位如面颊部，呈现出干性或中性皮肤的特征。此类肤质者两颊干燥处可以使用膏状护肤品，T 形出油区宜使用啫喱状护肤品，使用护肤品时，先滋润较干的部位，再擦拭其他部位。注意适时补水、补营养成分、调节皮肤的平衡。

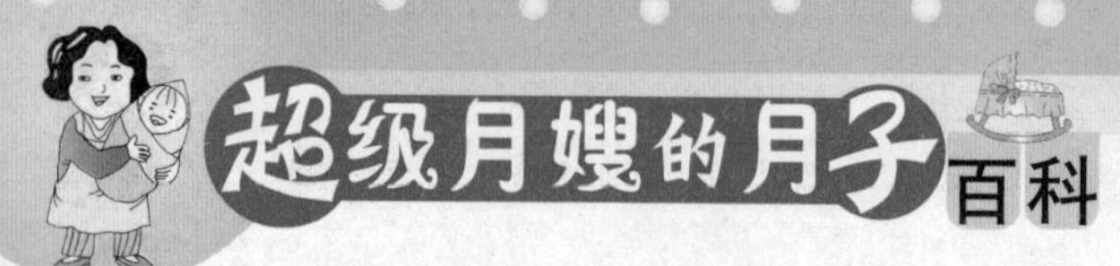

过敏性肤质皮肤表皮层较薄，易出现红血丝；肤色较白嫩，但显得干燥，经风吹、日晒以及外界刺激，常会有刺痒的感觉，并且容易出现一片一片的红斑。护肤品要清爽，让肌肤无负担。增强肌肤防御力重点是洁净肌肤、加强保湿，避免使用刺激性护肤品。

想祛斑先调节生活习惯

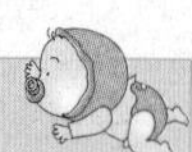

一些不科学的生活习惯，有时会导致新妈妈脸部色素沉着或黄褐斑的形成。因此，在日常生活中，新妈妈应注意以下几个方面，做到养护结合，才能使面部皮肤美白如初。

避免阳光直接照射

阳光直接照射面部，会使面部的斑点增多、颜色变深或斑点变大。因此，应避免阳光过度照晒，尤其是夏天和春天，外出应注意打伞或戴宽边太阳帽或涂抹防晒霜。

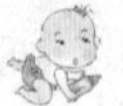

每天保证充足的睡眠

产后新妈妈无论多忙都要保证每天 8 小时以上的睡眠，调整体内激素的分泌。

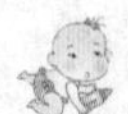

注意日常饮食

多吃一些富含维生素 C、维生素 E 及蛋白质的食物。维生素 C 可抑制代谢废物转化成有色物质，从而减少黑色素的产生；维生素 E 能促进血液循环；蛋白质可促进皮肤生理功能。同时注意少食油腻、辛辣食物，忌烟酒，不饮用过浓的咖啡。

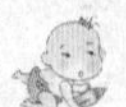

保持平和的心态

不管遇到什么事，都不急不躁，良好的情绪将会使皮肤越来越好，色斑也会慢慢变淡。

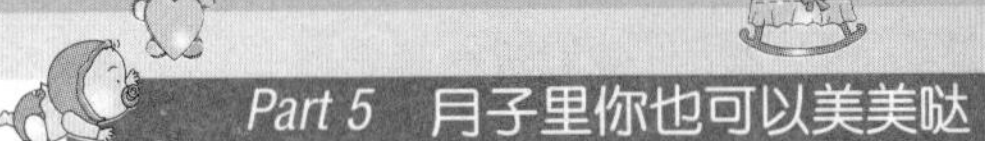

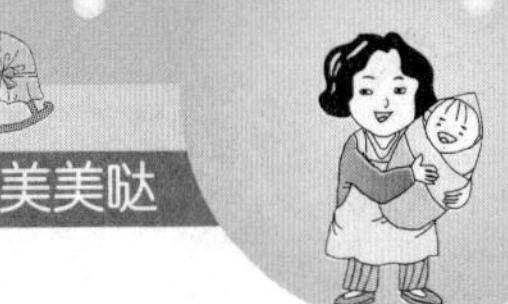

怎样淡化妊娠斑

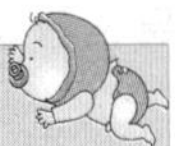

怀孕的时候，由于激素分泌水平变化的影响，黑色素水平会较为活跃，容易有黑色素沉淀的现象，孕妇的脸上容易出现妊娠斑，而身体其他部位，包括腋下、脖子、乳晕周围、腹部的中线、大腿内侧、外阴部等都会有变黑的情形。原本脸上就有斑点、疤或是痣的新妈妈，其颜色可能会变得更深。

孕期形成的这些色素沉淀通常会在产后6个月左右慢慢变淡，只是变淡的情形因个人体质而有所不同。新妈妈可在产后考虑使用美白产品，积极改善脸部的色斑。

美白保养品可使脸部的肤色较为均匀、明亮，并且改善浅表的斑点，但对于较深层的斑点，也就是位于真皮层的斑点却无能为力。而妊娠斑正好是有深有浅，两者混合，因此单纯使用美白保养品，其改善效果较有限。

有些人既用保湿品，又涂抹美白保养品，还想试试抗皱产品。到底要如何使用才能有最好效果，不会让不同产品彼此影响呢?

美容专家表示，时间许可的话，比较好的方法是一层一层擦上去，且每一层之间最好能相隔10分钟，这样皮肤才会吸收到养分；同时，必须先从质地清爽的产品使用起，最后则是质地较滋润、浓稠的产品，这样才能够把营养成分锁在皮肤中，产品类型质地由清爽到滋润的顺序一般是：化妆水→精华液→乳液→乳霜。

新妈妈肤色晦暗的护理

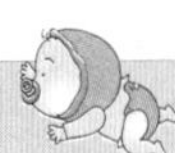

新妈妈也许很奇怪，明明自己的护肤程序已经很细致，为什么肤色却得不到明显的改善呢? 还是一副萎黄、黯淡的样子，看上去无精打采。那么，新妈妈肤色晦暗到底该怎么办?

首先，要明白肤色晦暗的原因。如果脸部的肤色比手臂、小腿深，平时防晒工作又有一搭没一搭的，那就应该是属于“日晒型”的暗沉。皮肤被晒黑，而且皮肤角质层受伤、排列参差不齐，摸起来触感粗糙，于是肤色暗沉、没有光泽。

其次，有些新妈妈防晒很到位，美白保养品也不忘涂，肤色还是暗沉。这是因为这类人的肤质大多很粗糙，角质层肥厚，妨碍皮肤正常的更新代谢，所以涂再多保养品也无法吸收。另外，生活作息不正常、身体细胞缺氧，也会影响肤色。失眠、压力、紧张都会影响激素分泌与皮肤代谢更新能力；贫血或血液中血红素含氧量不足，也会使皮肤肤色趋于暗沉。

要想避免肌肤暗沉，防晒为美白之本，建议新妈妈不分四季、阴晴，至少要擦 SPF15、PA + + 以上的防晒产品；若长时间曝晒在阳光下，防晒系数要提高到 SPF30、PA + + + 以上，每 1 ~ 2 小时补擦 1 次，以维持防晒效果。而角质肥厚的新妈妈，则别忘了定期除角质，或使用含果酸成分的保养品，以加强角质代谢与促进美白成分的吸收。

怎样让“蝴蝶斑”消失

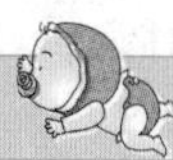

由于孕期生理上的改变，常使一些女性在产后脸上增添“蝴蝶斑”，这让一些爱美的女性朋友很发愁。其实，只要你足够细心，认真去治疗，“蝴蝶斑”是完全可以从你脸上消失的。

大剂量维生素 C，维生素 E，麦绿素 4 克，一日 3 次，饭前半小时服；丹参制剂口服或六味地黄丸、逍遥丸、桃红四物汤加减口服，可淡化“蝴蝶斑”。

建议到专业医院中医科，在医生指导下选用口服药物，切忌自用任何外用药，以免用药不当引起面部皮肤剥脱性皮炎，造成无法挽回的后果。

告别雀斑不再愁

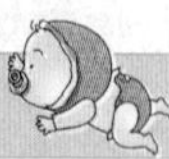

雀斑是一种色素沉着性皮肤病，与紫外线、遗传等因素有密切关系。产

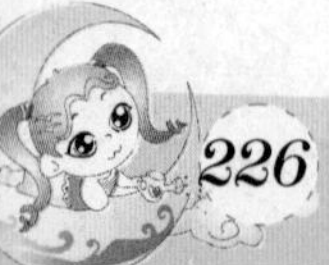

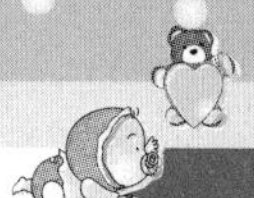
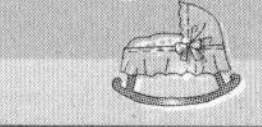

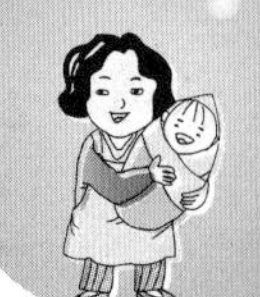

后的新妈妈在日常生活中如果能够注意以下几个方面，就可以消除或者是减轻雀斑：

1 阳光直接照射脸部会使雀斑数目增多，同时也会使颜色变深或者斑点变大。因此，新妈妈要避免阳光过度照射，尤其是夏天和春天，外出时要注意防晒。

2 选购护肤品时，要根据自己的皮肤来选购，最好先在手背上试用，如果没有不舒服的感觉再使用，千万不要在不了解的情况下直接涂在脸上。

3 将维生素 C 片磨碎后调入护肤品内，涂在雀斑处，每天早、晚各 1 次，能有效缓解雀斑，尤其是冬天使用效果会更好。

4 不哺乳的新妈妈可以外涂 10% ~20% 的白降汞软膏或 3% 氢醌霜，每天 2 ~3 次，能减轻雀斑或使其暂时消退。

科学护理干燥的皮肤

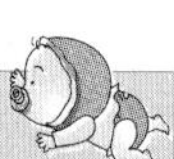

1 少吃刺激、热性的食物，多补充含有维生素 A 和维生素 C 的蔬菜及水果。

2 洗澡时水不宜过热，冬天时水温 37 ~40℃为好，水过热容易洗去皮肤表层的油脂，加重皮肤干燥感。

3 洗完澡后可以在全身涂抹润肤霜，减轻干燥感。

4 贴身衣物尽量选择纯棉织物，避免化纤等面料内衣。

5 如果身体皮肤特别干燥而产生皮屑，建议到医院看皮肤科，在排除过敏等原因后，请医生开些辅助药物，但不能长久使用。

6 脸部皮肤干燥，可选用注重补水效果的护肤品，在洁肤后，涂上纯天然的特级玫瑰露，具有美白、补水、收敛、抗老化等功效，适用于所有肌肤，特别有益于成熟、干燥或敏感性肌肤。

7 每周使用 1 ~2 次补水面膜，长期保持能让皮肤看上去水灵灵的。

8 常在空调环境下，就注意常备一瓶补水喷雾，时刻给皮肤保湿。

9 注意洗脸不能用过热的水，由于皮肤本身就干燥，磨砂类洗面奶不适宜使用。

10 多喝水，每天至少要喝 8 大杯水，除了喝水外，可别忘了多吃水果。还要保证充足睡眠。

面部皮肤保养不是一蹴而就的，需要一个过程，如果你坚持保养，不久就会恢复健康、红润、水灵的肌肤。

如何在干燥的秋季护理皮肤

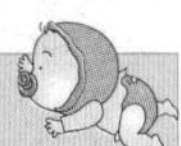

秋风乍起，天意渐凉。此时的气候对于肌肤的侵害较为明显，新妈妈的肌肤更需要加倍呵护。下面介绍一些秋季肌肤保养的秘诀。

初秋，天气虽已有凉意，但中午前后的紫外线仍十分强烈，经夏日晒后的皮肤，除了应坚持敷面膜、按摩等保养外，仍应注意对紫外线的防护。尤其是新妈妈面部本来就容易有明显的色素沉着和雀斑，更应该细心养护。户外活动时仍应坚持避免紫外线的照射，返回室内后，给予良好的晒后护理。

中秋时节，日晒减弱而寒气渐渐袭来，皮脂与汗腺分泌缓慢，皮肤处于干燥状态。若任凭皮肤暴露在外，不及时补充水分和油分，会使皮肤变得粗糙、多皱。故此时的皮肤，既要注意保持清洁，又要避免过多洗浴。洁肤时，应用温水，并使用弱碱性化妆水轻拍面部。在润肤霜的选择上，应使用以保湿为主的抗衰老化妆品，补足面部皮肤的水分，有效地防止干燥和细纹的产生，使皮肤充实而有弹性。

选择适宜的护肤品是护肤成功的根本保证。秋季选择护肤品的原则，一方面需要根据皮肤属性，另一方面要根据时间和气候。例如，干性皮肤者，

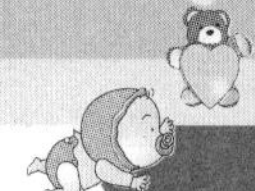
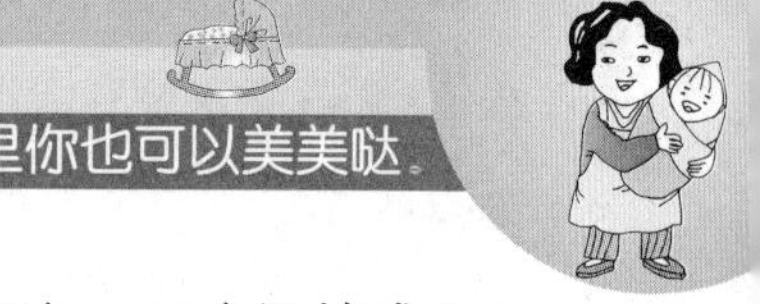

宜选用适合干性皮肤的护肤品；秋天时，选用温和洗面奶，不含酒精成分的化妆水，滋润而不油腻的日霜及晚霜，有补湿及滋润、嫩白效果的软性面膜等等。

恢复皮肤光泽的妙招

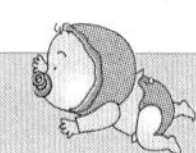

由于体内激素的变化，给爱美的新妈妈带来了种种烦恼，比如痘痘、斑点、妊娠纹、脱发等，再加上新妈妈忙于照顾宝宝，忽视了自身的保养，让新妈妈看起来没有了往日的风采。其实，只要新妈妈稍加保养，每天抽几分钟打理自己，完全可以做个漂亮的新妈妈。

充分休息和睡眠

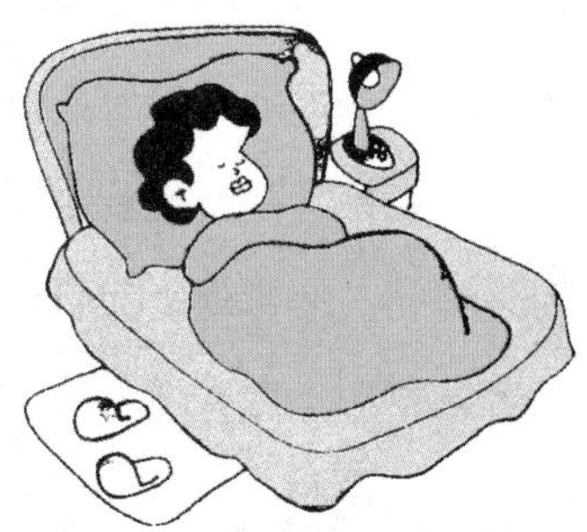

如果长期休息不好，或睡眠时间短，皮肤会暗淡无光。所以，新妈妈应保证充足的休息时间，这样皮肤才会美美哒。

多吃富含维生素的蔬果

维生素 C 能够抑制色素沉着，维生素 E 能使肌肤中的血液干净，维生素 A 可以改变老化的肤质和黯淡的肤色。这些维生素在新鲜蔬菜和水果中含量较多，新妈妈要经常吃。

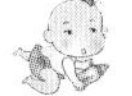

睡前喝牛奶

每晚睡前喝 1 杯牛奶，既安眠，又美白肌肤。早上起床后，空腹喝 1 杯蜂蜜水，能起到利宿便、排肠毒的作用。

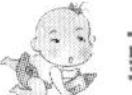

勤洗澡

洗澡时毛孔张开使身体的污垢排出，能使肌肤光泽靓丽。洗澡后，最好再使用一些天然无刺激的保湿滋养品，有利于皮肤的保健。

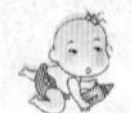

米醋洗脸

米醋能抑制皮肤细菌滋生，改变皮肤的酸碱度，在洗脸水里加点醋是不错的保健方法。新妈妈早晨洗脸时，可以在水中滴 7 ~ 10 滴米醋，长期使用，可以使皮肤恢复光泽和弹性。

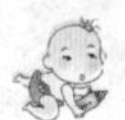

轻拍面颊

每次洗完脸，用双手从内到外轻拍面颊，动作不要太大，以造成皮肤轻微的颤动为宜。经常运动，才能增强皮肤自身的新陈代谢，保持青春光彩。

保养乳房的方法

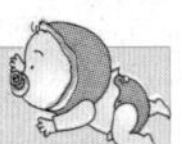

一些爱美的新妈妈在哺乳宝宝的时候，会忧虑自己今后胸部美观的问题。实际上，产后是女性胸部保健的绝佳时机，新妈妈只要护胸方法得当，不仅可以维持乳房原貌，而且还能使其变得更加丰满结实。以下几种方法是爱美的新妈妈们一定要注意的。

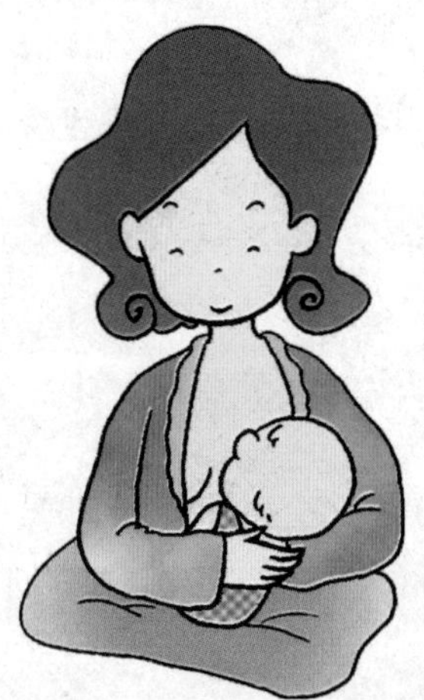

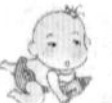

哺乳

不少新妈妈认为哺乳是导致乳房下垂、松弛的主要原因。但专家指出，母乳喂养不会影响乳房原貌，如果按照医生指导哺乳，新妈妈的乳房在哺乳期后还会变得更加丰满、结实。哺乳过程中，宝宝吸吮乳头的动作会不断刺激新妈妈乳房内分泌乳汁的乳腺组织，乳腺组织接受外界刺激越多就越发达，这与肌肉运动越多便越结实的道理一样。因此，坚持母乳喂养的新妈妈在哺乳期后，乳房会变得更大、更坚挺。

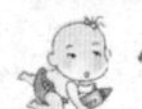

饮食

有些新妈妈面对自己发胖的身体，急于进行节食减肥，结果是使乳房的

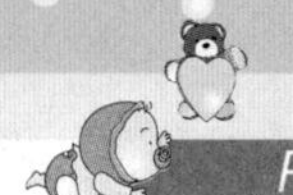
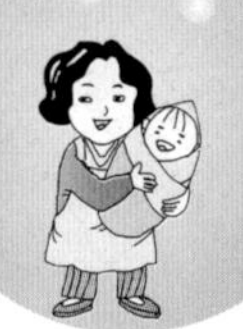

脂肪组织也随之受累，乳房缩小，因此新妈妈不要急于节食减肥。当雌激素分泌增加时，可使乳房更加美丽，B族维生素是体内合成雌激素的必需成分，维生素E则是调节雌激素分泌的重要物质。因此，新妈妈应该多吃富含这些营养的食物，如瘦肉、蛋、奶、豆类、胡萝卜、莲藕、花生、麦芽、葡萄、芝麻等。

按摩

给自己制订一个良好的起居计划，坚持每天早上起床前和晚上睡觉前，用双手按摩乳房10分钟，1个月后即会出现明显效果。

保养双手新方法

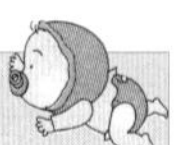

使自己的手在产后仍然保持柔软、漂亮而富有弹性，是每一个初为人母者的希望。下面为新妈妈列一套切实可行的保养双手的方法：

1. 洗手最好用温水和香皂，切忌用肥皂。

2. 干脏活的时候，要戴上手套。做完家务，用醋水或柠檬水把手洗净，抹上营养霜。

3. 常用温水浸泡双手颇有益处。在水中加点淀粉更好。也可在水中加各种果汁，在这种液体中泡上10～15分钟，擦干，抹上营养霜，对手有营养作用。

4. 常用专用护手霜，使手形成一层薄薄的油膜，可以保护手不受水和外界污垢的刺激。这种护手霜效果很好，洗手后马上搽一些。入浴后和就寝前，手上应多搽一些油性大的乳液，仔细进行按摩，可以保持皮肤光滑。当手特别粗糙时，可以在就寝前将手洗干净，涂满护手霜，戴上手套就寝，第二天早晨，手就会变得很滑润。

足部也需要护理

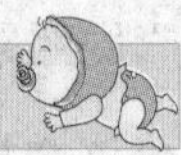

怀孕的新妈妈往往足部肿胀，而在分娩后肿胀消除，就会显出皮肤松弛，脚形走样。穿起凉鞋或拖鞋，足跟与脚踝便会暴露出来，如果不注意呵护，也会影响到新妈妈的形象。我们在重视身体其他部位护理的同时，也别忘记美丽自己的双脚。

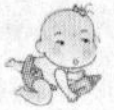 困扰：死皮硬皮

脚部角质是身体最粗厚的地方，而穿凉鞋会使足部的肌肤变得越来越粗糙，脚后跟是与鞋子的接触面，经常摩擦会长出硬皮和老茧。除此之外，平时穿惯高跟鞋的脚还会因重心集中于足掌，导致大小趾变形和肿胀，所以，想要改变不雅的外观，选一双适合自己脚的鞋是很有必要的。

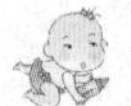 保养：清洁滋润

花 30 分钟时间美化你的双脚，把粗硬的足跟、死皮、受损变厚的脚趾通通变得美观如意。以下步骤每天进行 1 次，1 周后就可以让你拥有一双柔嫩美足。

步骤一：每周修剪趾甲 1 次，脚趾甲的形状以方形最为恰当，把它们修成椭圆形或尖形，可能会造成趾甲生长方向错误而嵌入肉里。剪好之后要用锉刀轻轻磨光，但要顺着同一个方向磨。

步骤二：清洁浸泡，软化角质，去除角质前先将脚泡在温水里，既软化了硬角质，又有助于血液循环。

步骤三：利用浮石将足跟、脚底、大脚趾下面的硬茧部位磨一下，去除角质化的硬皮与硬茧。

步骤四：滋润足部皮肤，用乳液滋润、按摩双脚，每周还可以去美容院做 1 次蜡膜护理。

步骤五：舒爽足部，穿鞋前可先喷上保持足部干爽的喷雾，避免出汗滋生细菌及产生足部异味。

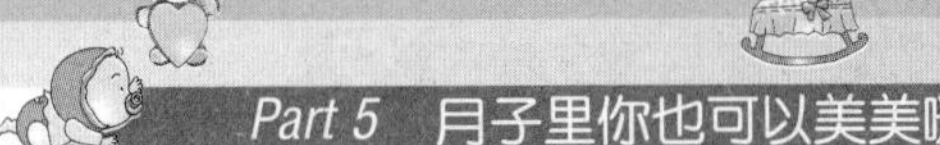
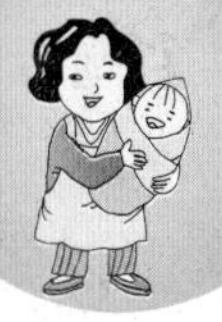

产后颈部的护理方法

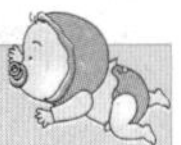

人在年轻的时候颈部由于有良好的血液循环，所以皮肤显得润泽而有生气，于是便认为，颈部用不着化妆。其实，这种想法是完全错误的，随着年龄的增长，特别是生过孩子之后，颈部容易产生皱纹。

要想化好颈部妆，应注意以下几点：

1 颈部化妆注意沿纵方向涂抹均匀，不要造成斑纹，否则看起来会更加不美观。

2 避免面部化妆而颈部未化以至出现明显的界线。

3 如怕弄脏衣领，可使用浸过水的海绵沾固体水粉饼扑施。

4 保护颈部的皮肤。可在浴后皮肤尚有热度时与脸部按摩一起做颈部按摩，一般先用冷霜涂满颈部，再用食指、中指、无名指三指一起在颈部轻缓地做螺旋式按摩。

科学洗脸也是一种美容方式

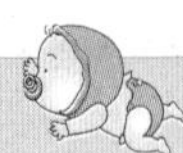

洗脸是生活小事，往往不被重视。其实洗脸是调节皮肤含水量的一种护肤措施。

洗脸水的温度要求

洗脸能洗去皮肤表面的污尘面垢，使表皮保持一定温度。常用温水（25～30℃）洗脸，最能软化角质层，使皮肤保持清新润滑。

据分析，低于25℃的水会使面部血管收缩、毛孔关闭，久用可能使脸面失去红润的色彩和光泽。冷水会阻抑面部皮脂的分泌，没有皮脂的润泽，面部就会失去天然的光彩。而使用超过30℃热水洗脸，却容易洗去面部皮肤上的皮脂和生理物质，不仅有损面部的光泽，而且使皮肤粗糙干裂，影响美丽。

醋水洗脸

若在水中加一点醋，酸化洗脸水，可使面部保持一定的酸性，并缓和肥皂等碱性制剂的损害，从而可保护面部皮肤不会脱水枯燥，使之嫩润和少皱纹。加醋的具体方法是每天半脸盆水加白醋 10 滴左右，加多了会刺激五官，加少了作用不大。

卸妆后的洁面

女性因为使用化妆品，在晚上入睡前常需使用卸妆品清除妆面，并用洁面剂等清洁面部。洁面剂使用不正确，不仅会洗去面部皮肤分泌的油脂，也会洗去天然的保湿因子。若洗脸后肌肤紧绷，表明过多的皮脂被洗掉；如果洗脸后完全没有紧绷的感觉，则表明洁面剂的洁净力不够，脸上仍留有污垢。正常情况应该是有轻微的紧绷感，且持续 2 ~3 分钟为宜，否则需考虑调换洁面剂。

选择合适的洗面奶

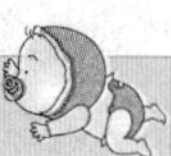

洗面奶含有油脂，能适应一般类型的皮肤，而且不论任何季节均可使用。如果手部和面部不需作特别的清洁，使用洗面奶是比较合适的。

产后 1 个月中，在化妆方面，粉底及油脂等会蔽塞毛孔，妨碍皮肤呼吸的化妆品，能免则免。但是皮肤保养护理，却不能忽略，比方优质的洗面奶，应该天天使用。

在选购时，应根据自己的皮肤性质和个人喜好，挑选合适的洗面奶。正确的使用方法是：挤少许洗面奶涂抹于面部、手部，可适当按摩，保留 5 分钟左右，再用清水洗净即可。

产后面部怎样做护理

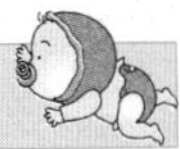

女性怀孕和产后由于机体状态和生活规律的改变，面部会出现一些黄褐斑或色素沉着。在日常生活中，新妈妈应注意以下几个方面，做到养护结合，逐步消除黄褐斑。

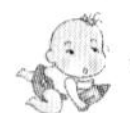 每天要保证充足的睡眠

睡眠是女人最好的美容剂，新妈妈要保证每天 8 小时以上的睡眠，要学会利用空闲时间休息。只有保持良好的睡眠，才会有好的气色。

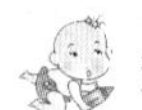 多喝开水

多喝开水可补充面部皮肤的水分，加快体内毒素的排泄。

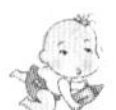 养成定时大便的习惯

如果一天不大便，肠道内的毒素就会被身体吸收，肤色就会变得灰暗，皮肤也会显得粗糙，容易形成黄褐斑、暗疮等。

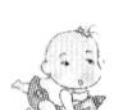 选择适当的护肤品

新妈妈应选用天然成分及中药类的祛斑化妆品，可以用粉底霜或粉饼对色斑进行遮盖，选用的粉底应比肤色略深，这样才能缩小色斑与皮肤的色差，起到遮盖作用。避免日晒，根据季节的不同选择防晒系数不同的防晒品。和宝宝一起进行日光浴时，新妈妈要用防紫外线的太阳伞遮挡面部，因为紫外线照射可引起面部色素沉着。

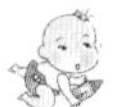 注意日常饮食

多食含维生素 C、维生素 E 及蛋白质丰富的食物，如番茄、柠檬、鲜枣、芝麻、核桃、薏仁、花生米、瘦肉、蛋类等。维生素 C 可抑制代谢废物转化成有色物质，从而减少黑色素的产生，美白皮肤；维生素 E 能促进血液循环，加快面部皮肤新陈代谢，防止老化；蛋白质可维持皮肤生

理功能，保持皮肤的弹性。少食油腻、辛辣、刺激性食品，忌烟酒，不喝过浓的咖啡。

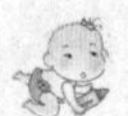

因地制宜做美容

平时可以因地制宜，利用手头上能够利用的东西进行美容。例如，在给宝宝蒸鸡蛋糕时，可将贴在鸡蛋皮上的蛋清刮下敷于面部，也可用黄瓜汁、冬瓜汁、柠檬汁等涂擦面部，只要持之以恒，均会奏效。

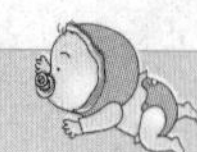

不同类型化妆水的作用

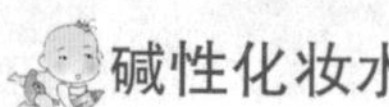

碱性化妆水

碱性化妆水又称去垢化妆水、润肤化妆水、美容化妆水，是为了除去附着于皮肤上的污垢和皮肤分泌的脂肪而使用的化妆水。新妈妈分娩时常大汗淋漓，如果能用它清洗将有良好效果。

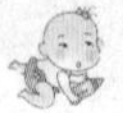

防粉刺化妆水

防粉刺化妆水就是一种专用防治粉刺和青春痘的透明化妆水。

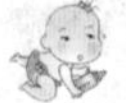

去臭化妆水

去臭化妆水又称去臭洗液，是防止体臭、腋臭和汗臭的专用化妆水。

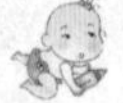

柔软型化妆水

除了基本的水分补充与保湿功用外，还能通过不同的保湿剂组合、水溶性高分子的有无，以及酒精含量的多寡等，来增强皮肤的触感。

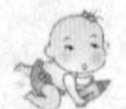

双层化妆水

双层化妆水是由两层以上的液层所组成的化妆水，有油层和水层组成的液型双层化妆水，及水层和粉体组成的固型双层化妆水两种，具有上述化妆水的优点，使用前需要先摇晃，使之充分混合后才能使用。

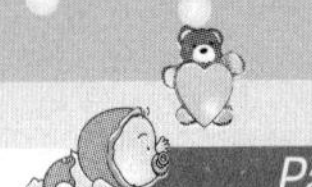

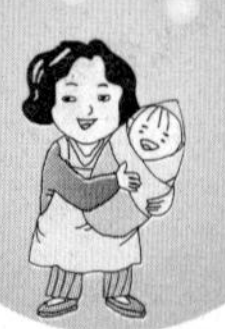

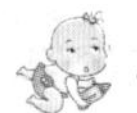

收敛型化妆水

收敛性化妆水能抑制皮脂与汗液过度分泌，使用后相当清爽，是油性皮肤者在炎炎夏日很好的护肤选择。

如何正确使用化妆水

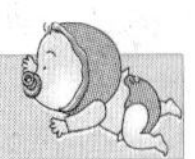

化妆水主要有三大作用：第一能清洁皮肤，去除皮肤表面脏物；第二能收紧肌肤，收敛毛孔；第三可滋润肌肤，调整面部水分和油分，使之柔软滋润。那么怎样正确使用化妆水呢?

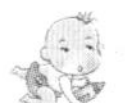

选择化妆水，以弱酸性为宜

因为洗脸后肌肤的 pH 会偏于碱性，所以只有弱酸性化妆水才能平衡肌肤的酸碱值。化妆水分为油性肌肤型、干性肌肤型、正常肌肤型等，在选择时要根据自己的肤质选择。

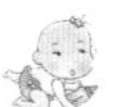

化妆水最好选择不含酒精、不会刺激肌肤的产品

对酒精过敏或皮肤较敏感的人，要小心挑选化妆水。长有青春痘或粉刺的人，应该选择成分中含有金缕梅、薄荷、小黄瓜等有消炎作用的化妆水，帮助治疗和护理肌肤。

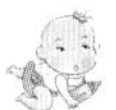

洗完脸一定要擦干（而不是等风干）

洗完脸后一定要擦干，否则会影响化妆水的使用效果。而且如果不擦干的话，面部的水就会自行蒸发，使皮肤发凉、血管收缩，造成皮肤干枯、脱皮并出现裂口和皱纹。

使用粉底的注意事项

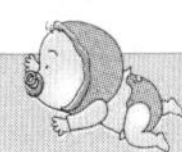

粉底是在乳膏或乳液中掺和香粉的化妆品，常用于化妆时打底色，主要

成分是油脂、水分和色粉等。油脂和水分是皮肤必不可少的基本成分，它可以使皮肤滋润、柔软，并富有弹性。色粉则决定粉底的颜色，它能够掩盖皮肤上的瑕疵，调整皮肤的色调，使皮肤更加光泽润滑。粉底的使用应注意以下问题:

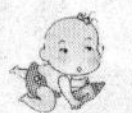

颜色的选择

要选用和肤色接近的粉底霜，例如肤色偏黑者用肉色，肤色青者选用粉红色，肤色偏黄则可用棕色，最好选择与自己的肤色差距不太大，又比原来的肤色略浅一点的颜色，否则会不自然。

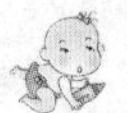

遮盖能力

粉底霜必须有一定的遮盖能力，使人搽后既调整了肤色，又能掩盖面部瑕疵。

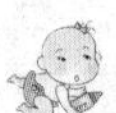

粉底类型的选择

粉底霜的类型与皮肤的类型相反。油性皮肤要用乳剂型或香粉状粉底霜，干性皮肤要用湿润型的雪状粉底。

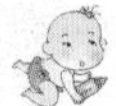

注意年龄、皮肤性质、季节变化

使用粉底霜还应注意自己年龄、皮肤的性质及季节的变化。一般来说，年龄大的、干性皮肤者，在冬季适合用湿润型雪花状粉底霜，而年龄小的、油性皮肤者，在夏季适合用清爽型的香粉状粉底霜。

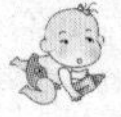

根据脸形选择

使用时要注意自己的脸形，比如脸瘦小的人，可选用一种比自己肤色浅一点的粉底霜，让脸显得宽大一点；脸显胖的人，选择一种比自己肤色暗一点的粉底霜，让脸收敛一点。

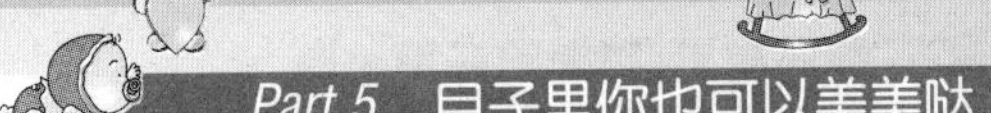
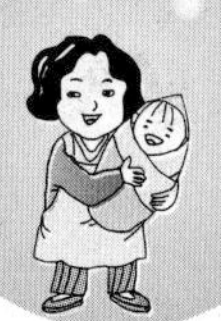

眼部去皱小妙招

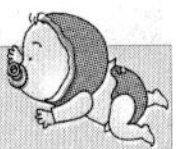

眼周皮肤是全身皮肤中最娇嫩的部位，因此眼周皮肤最容易衰老、松弛，最先老化的是下眼角，其次是上眼角。新妈妈在月子里，要时时刻刻照顾宝宝，很是劳累，肌肤也跟着受累，眼部更是容易出现皱纹。所以新妈妈在忙碌中，不要忘了不时给眼部做做按摩，给眼周肌肤特殊的关照，远离眼部皱纹，让自己的双眼保持以前的明亮和迷人。

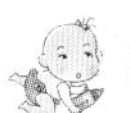

按摩去皱法

沿着肌肉方向做旋转按摩。用中指和无名指的指肚以眼窝为起点沿眼眶旋转 2 周，可以消除眼部肌肉的僵硬，使眼部从眼窝到眼角都得到润泽。

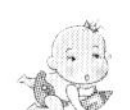

用手指“熨平”眼部皱纹

指腹具有一定的温度，可以起到类似熨斗的效果，新妈妈可以将眼部皮肤湿润，用食指指腹将每一条皱纹仔细“熨烫”平整。

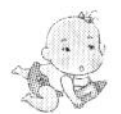

眼部护理 3 分钟

第 1 分钟。洗面时进行 1 分钟眼部按摩。用中指逆时针在眼部打圈，至太阳穴时手指轻轻上提眼角，轻按两下。每次洗面都按摩可以彻底清洁毛孔里的尘垢和过剩油脂，增加皮肤的弹性。

第 2 分钟。洁面后使用眼霜或眼部精华按摩 1 分钟，从而预防和减少皱纹。在眼睛四周点上薄薄的一层眼霜或眼部精华，然后按内眼角、上眼皮、眼尾、外眼角的顺序轻轻按摩，直至肌肤完全吸收。

第 3 分钟。略作休息后，做简单的 1 分钟眼部按摩。用中指和无名指轻按眼眶，舒缓眼部组织；再由鼻梁处开始，用中指轻柔地按压眼睑，由内眼角按转至眼尾；最后从外眼角开始，用中指轻柔地按压眼睑，由眼尾按至内眼角。

祛除“熊猫眼”

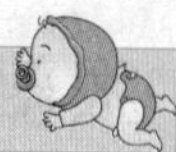

中医学认为黑色属肾，其性属寒，与肾精不足、寒邪凝聚有关。其中肾精不足又包括肾阴不足与肾阳不足两种。一般来说，眼眶有一圈黑晕主要与肾虚有关。

引起黑眼圈的原因

1 过于操劳的原因。比如工作或学习过度紧张劳累，休息不足，长时间恢复不了。

2 精神不佳。各种原因引起情绪不稳，抑郁不舒，精神萎靡，睡眠不足，阴血暗耗。

3 疾病所致。各种急慢性疾病致肾精受损等等。

4 与肾虚有关。先天不足，自小身体虚弱，因而内脏功能不足。

消除黑眼圈的方法

当眼眶出现黑圈时，不要惊慌，可采用下列方法消除：

1 注意劳逸结合。工作与学习要适度，避免过度劳累。若一段时间劳累后就要尽快休息，保证时间足、质量好的睡眠，就可以避免出现黑眼圈。

2 注意心胸要舒畅，情绪要安定，遇事要镇定，做到自我放松，多和别人说说话，聊聊天。

3 如果已知有各种疾病，那么要及时治疗各种疾病，特别是易伤肾精的疾病。

4 体质虚弱时，可采用食疗或药疗，并注意区分是肾阴虚或肾阳虚。肾阴虚者食疗可用甲鱼汤、干带子汤、炖雪蛤油等；成药可用龟鹿补肾口服液、滋肾宁神丸、大补阴丸、知柏地黄丸、左归丸、六味地黄丸。肾阳虚者食疗可用冬虫夏草汤、炖鹿茸、蛤蚧汤、煲海狗肾、鸡子酒等。

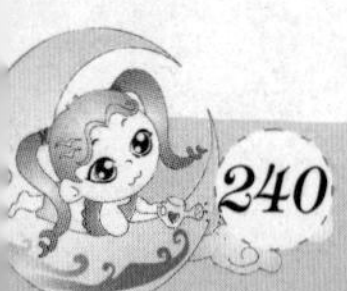

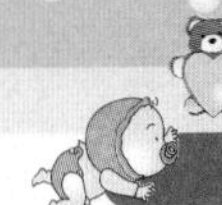
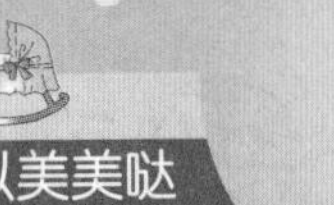
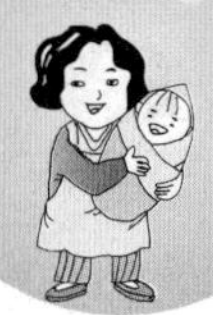

怎样护理产后皮肤松弛

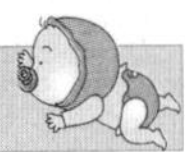

生产后，新妈妈往往会出现皮肤松弛的现象，尤其是腹部，松弛现象更加严重。这是因为怀孕期间日益膨大的子宫迫使皮肤组织被长时间拉伸，从而失去弹性，产后无法立刻回弹而形成的。那么，想要击退皮肤松弛，新妈妈可以按照以下方法来做：

1. 不要长期卧床，多下床走动走动，无论是在室内还是室外。

2. 早晨起来后先喝一杯温水，刺激肠胃蠕动，使内脏尽快进入工作状态。同时，水分充盈细胞可加速皮肤恢复弹性。

3. 新妈妈可以用一些温和的按摩油，如杏仁油、霍霍巴油等对腹部、大腿及手臂等处的皮肤进行按摩，以打圈形式由下至上轻轻按摩约15分钟，有微热感最好。注意按摩腹部时一定要轻柔。

4. 新妈妈可在平时有意识地深呼吸收紧腹部，以锻炼腹部肌肉。

按摩除皱小妙方

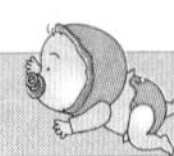

以上动作其实只需要几分钟就可以搞定，每天按摩也不太烦，1～2次就可以了，最好是在早、晚洗脸之后进行，按摩前一定要把手洗干净。按摩时精力集中，不要一边按摩，一边还在聊天、看电视，最好保持全神贯注。

按摩可以改善及增加皮肤的血液循环，使皮肤重新绷紧，延缓皱纹的生成。下面给新妈妈介绍一套面部按摩除皱法。

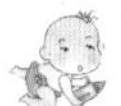

消除额头纹

用手指按住眼眉上缘皮肤，并向上移动手指，同时有意识地不让眉毛上移，以此法使额头绷紧5～8秒，然后放松，共做4次，这样可以加强额部肌肉的弹力。

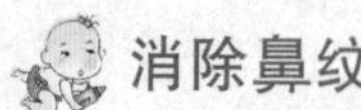

消除鼻纹

用双手食指，从眉头至眉梢沿眉毛轻刮各5次，然后再用手指以圆圈按摩动作从眉头至眉梢做5次。

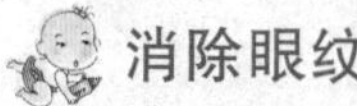

消除眼纹

用双手压住太阳穴，并对抗这种压力眨动双眼，然后手指缓慢向颧骨移动，同时继续眨眼，大约5秒，如此重复3次。

消除嘴纹

双唇撮起向前突起，呈“O”形，同时，用手指反复从上唇到面颊按摩5~8秒后，使嘴放松。过5秒后重复上述按摩，按摩5次。

双下巴按摩

手指托在下巴上，绷紧说话时由手指感觉下颌肌肉，然后慢慢仰头，使肌肉紧张持续约8秒，再放松肌肉，头部放正。此法重复3遍，使下颌肌肉发达，避免脂肪堆积。

消除难看的橘皮组织

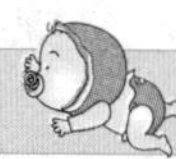

去干燥角质

一周做1~2次的去角质动作，轻轻扫刷自己的肌肤，不仅预防了橘皮组织产生，对于淡化已有的橙皮纹，也有很大的帮助。具体方法是：先用柔软的毛刷或是天然丝瓜布，刷掉干燥的皮肤。步骤从脚底开始向上刷，经过小腿到大腿，最后到达臀部两侧。

这个方法刺激了淋巴系统，刷掉了皮肤表层的角质，然后做一个轻松去全身角质的沐浴。去角质的沐浴乳可以去商店购买，当然也可自行调制。具体调制方法是：倒一些沐浴乳在手掌心，然后加一汤匙浴盐加以混合，均匀

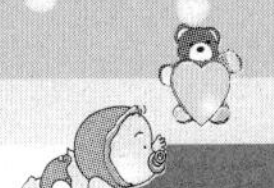
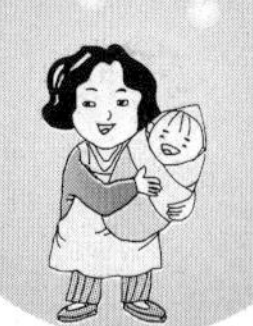

摩擦在皮肤上。可以感觉到浴盐随着柔滑的泡沫，刷去皮肤上的角质层。冲洗时先用温水洗净，最后转成冷水，咬紧牙关冲30秒。这样完全达到收紧皮肤、刺激按摩的功效。

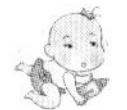

按摩推除法

这需要乳霜、乳液，或是精油的帮助。新妈妈可以选用市面上功效是紧肤或燃烧脂肪，或者对抗橘皮组织的产品。每天在沐浴后花5分钟，以局部画圈圈的方式，按摩腹部和腿部等产生橘皮组织的地方。还有一个按摩法则，就是用手心向上拍打腿部和腹部皮肤，向上拍打有助于加速乳液渗透进肌肤中，产生滋润和紧实的功效。

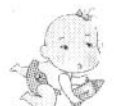

运动除脂法

做可以轻松燃烧脂肪的有氧运动，例如骑脚踏车、慢跑、跳绳、跳韵律舞或是游泳等，可以加速血液的循环，减轻橘皮现象。

淡化妊娠纹的小方法

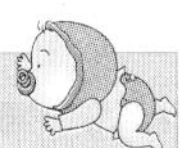

怀孕期间激素分泌改变，或是体重增加速度太快，以及妈妈本人的体质问题，都可能在妈妈的腹部、乳房、腋下产生妊娠纹。

妊娠纹一旦产生，要想完全消除是比较困难的。所以最重要的是在孕期作好预防，如控制体重增加速度，多吃富含维生素C、维生素E的食物，以及勤做按摩等，都可以起到一定的作用。妊娠纹虽然在产后不会消失，但会逐渐淡去。有了妊娠纹的妈妈可以通过以下方法淡化妊娠纹，恢复自信。

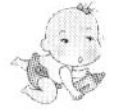

使用纤体淡纹产品

许多化妆品厂家都生产纤体淡纹产品，还有一些美容中心推出了淡化妊娠纹的美容服务，建议妈妈在选择纤体淡纹产品时，要认准品牌，并事先多打听该款产品的用后评价，不要盲目购买，否则花了钱却没有得到任何效果。

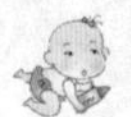

自制鸡蛋除纹膜

腹部洗净后按摩 10 分钟，把蛋清敷在肚子上，10 分钟左右擦掉，再做一下腹部按摩，这样可以让皮肤吸收得更好一些。同时还可以加入一些橄榄油，其中的维生素 E 对促进皮肤胶原纤维的再生有好处。

腹部敷好鸡蛋清后，还可以用纯棉的白条布裹在腰腹部，白天裹好，晚上睡觉时放开，第二天更换。因为蛋清有收紧皮肤的作用，不仅有助于产后妊娠纹的消失，还有助于体形的恢复。

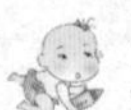

进行适度按摩

像对付伸展纹与肥胖纹一样，使用精油及专业纤体产品进行局部按摩可以增加皮肤弹性，配合除纹霜同时使用，不仅让按摩更容易进行，而且还能保持肌肤滋润，避免被过度强烈拉扯，有效淡化已形成的妊娠细纹。

让剖宫产疤痕缩小的诀窍

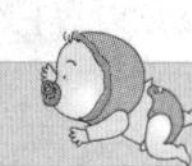

选择剖宫产的新妈妈，最担心的就是开刀后腹部长长的疤痕。虽然疤痕的大小与新妈妈个人体质情况有关，但是有些措施也可以使新妈妈手术后的疤痕尽量缩小。

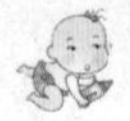

物理措施要及时

新妈妈剖宫产后，应该立即使用腹带，但要注意松紧适度；拆线后，可以适当地穿紧身衣，这些方法能够预防疤痕增生。

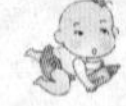

换药要及时

新妈妈在剖宫产手术后，要及时、按时换药，促使创面尽快愈合，避

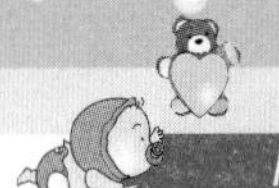
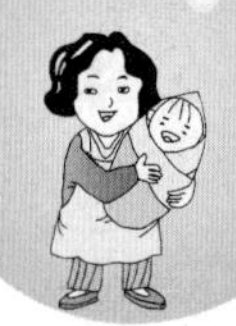

免伤口感染，留下永久的疤痕。

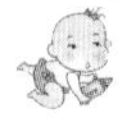
保持伤口清洁

新妈妈应该及时擦去腹部汗液，不要用手搔抓伤口，避免用衣服摩擦疤痕或用水烫洗的方法止痒，以免加剧局部刺激，促使结缔组织炎性反应，引起进一步刺痒，而影响疤痕的愈合。

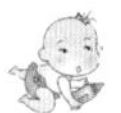
不要过早揭疤

随着伤口的愈合，新妈妈可能会有痒、痛的感觉，不由得伸手去触摸伤口，发现有了结痂，还会不小心揭下来，这是错误的。过早硬行揭痂会把尚停留在修复阶段的表皮细胞带走，甚至撕脱真皮组织，并刺激伤口出现刺痒，这会延缓疤痕修复，也影响修复的效果。

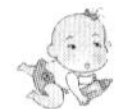
不要让阳光直射

新妈妈应该防止紫外线刺激形成色素沉着，所以阳光好的时候，也不要把自己的伤口暴露在阳光下，接受阳光直射。

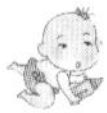
不要剧烈活动

新妈妈在术后不要过度拉伸或者弯曲自己的身体，休息时采取侧卧、微屈体位，以减少伤口的张力。

淡化剖宫产疤痕小妙招

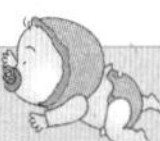

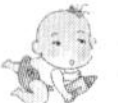
涂抹薰衣草精油

薰衣草精油有着很强的美容功效，在淡化疤痕方面的作用也得到了广泛的证实，是新妈妈意欲淡化剖宫产术后疤痕的比较理想的选择。

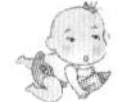
涂抹维生素 E

维生素 E 可渗透至皮肤内部而发挥润肤作用，同时，维生素 E 还能保持

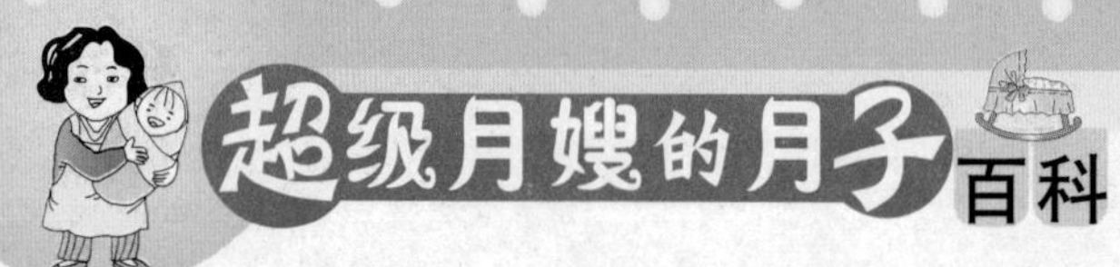

皮肤弹性。新妈妈可以将维生素 E 胶囊里面的液体涂抹在疤痕上，轻轻揉按 5～10分钟，每天 2 次，持之以恒，疤痕就会渐渐淡化。

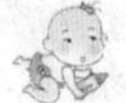

涂抹淡化疤痕的按摩膏

现在市面上有些专门用来淡化疤痕的按摩膏，新妈妈可以选用。但值得注意的是，一定要选择正规厂家出产的产品，并且在涂抹前要试用，以防按摩膏和自己的体质不符，引起过敏。

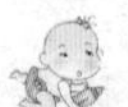

涂抹维生素 C

维生素 C 具有美白功效，新妈妈把维生素 C 涂抹在颜色较深的疤痕上，可以达到淡化、美白疤痕的效果，使之与周围健康的肌肤色调一致。

手和足的保养

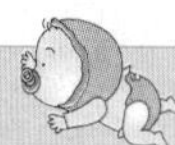

皮肤干皱、手背粗糙的新妈妈，一定要学会手部的保养。洗手时要用温水洗，也可以将柠檬切成片来擦手背，这样不但可以消除手部的粗糙感，肌肤也会随之变得光泽润滑，如果新妈妈洗浴的时候配合着用柠檬片擦手背，效果会更好。养护手部不可忽略手掌的保养，因为手掌不但汗腺多，而且易脏，新妈妈可以用煮面条的汤水来擦拭，可以使手掌光滑、清爽。

出月子后，新妈妈会用更多的时间照顾宝宝和做家务，足部容易疲劳。除了每天睡觉前用温水泡脚外，新妈妈也可以试试下面这个动作来消除脚底心的疲劳。

仰卧在床上，把脚底心放在床的围栏上磨蹭，并轻轻滑动。开始时可以稍微弯曲双脚来进行，再慢慢地伸直双脚，等动作熟练之后，就抬起腰部来进行这一动作。

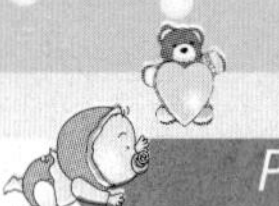
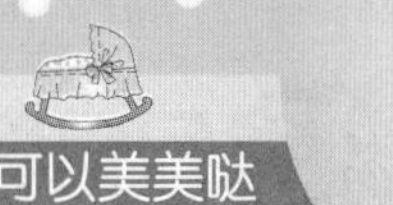
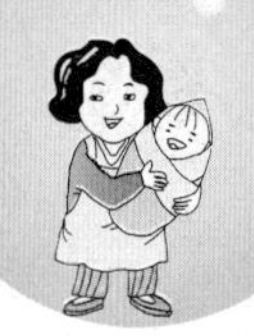

自制祛斑面膜

西红柿豆粉泥

原料 西红柿1个，蜂蜜少量，新鲜黄豆粉适量。

做法 将西红柿洗净捣烂取汁，加少量蜂蜜及新鲜黄豆粉调匀，涂于面部和手臂，15分钟后洗净。

功效 祛斑。能有效地使沉着于皮肤和内脏的色素减退或消失，起到预防蝴蝶斑或老人斑的作用。常用能减少皱纹。

西红柿美白贴片

原料 西红柿1个，温牛奶1袋，护肤品适量。

做法 将西红柿洗净切片，在洗净的脸上涂上护肤霜，然后贴放几片西红柿，30分钟后再用温牛奶洗脸。

功效 祛斑美白。此法能使脸部皮肤更加细腻、洁白。

双果祛斑面膜

原料 苹果1个，西红柿1个，淀粉5克。

做法 ①将苹果削去皮，捣成果泥，将鲜西红柿捣烂，调少许淀粉增加黏性，敷于脸部。②每日1次，20分钟后用清水洗去。

功效 祛斑、美白。这种面膜富含维生素C，可抑制酪氨酸酶，阻止黑色素的合成，所以能祛除脸部黄褐斑和雀斑，并美白皮肤。这种纯天然的绿色美容法，贵在持续使用，不能浅尝辄止。

西瓜蛋黄红豆面膜

原料 红豆100克，西瓜50克，蛋黄5克，面膜纸1张。

做法 ①西瓜切块，与浸泡好的红豆一起捣成糊状，加入蛋黄，搅拌均匀，敷在脸上。②最后敷上面膜纸。静置15分钟取下，用冷水洁面，一周可用1~2次。

功效 消除色斑。蛋黄含有蛋白质、蛋黄油、卵磷脂、维生素D、维生素B_2、维生素A、维生素E，及微量元素锌、铁等美容成分。搭配红豆、西瓜可以使皮肤细腻，消除色素斑，红润柔和。

蜂蜜胸膜

原料 蜂蜜1份，面粉3份。

做法 ①将材料搅拌成糊状涂在乳头乳晕上，15分钟后洗掉。②热敷几遍，然后轻轻擦上爽肤水或柔肤水。每周2次为宜，一般五六次见效，若先天较黑则需时更长些。

功效 美胸。坚持使用，可见乳头乳晕颜色变淡，恢复粉嫩颜色。

蜂蜜白芷面膜

原料 白芷粉末6克，蛋黄1枚，蜂蜜1大匙，小黄瓜汁1小匙，橄榄油3小匙。

做法 ①先将白芷粉末装在碗中，加入蛋黄搅均匀。②再加入蜂蜜和小黄瓜汁，调匀后涂抹于脸上，约20分钟后，再用温水冲洗干净。③脸洗净后，用化妆棉蘸取橄榄油，敷于脸上，约5分钟。④然后再以热毛巾覆盖在脸上，此时化妆棉不需拿掉。⑤等毛巾冷却后，再把毛巾和化妆棉取下，洗净脸部即可。

功效 祛斑美白。有祛皱、消斑、增白作用，适用于面部色素沉着或黄褐斑增多患者。

茄莓褪痕面膜

原料 新鲜西红柿1个，新鲜草莓5个。

做法 ①将新鲜西红柿洗净，撕去外皮。②草莓洗净去蒂。将西红柿、草莓盛入消毒纱布袋中，挤压取果汁即成。③用果汁涂抹脸部痤疮，每日早、晚各1次，30分钟后用清水洗去。

功效 祛痕、美白。本果汁富含维生素C、胡萝卜素以及抗病毒细菌的番茄红素，有清热解毒的功效，且具有美白皮肤的作用。也可单独用西红柿汁或草莓汁涂脸。

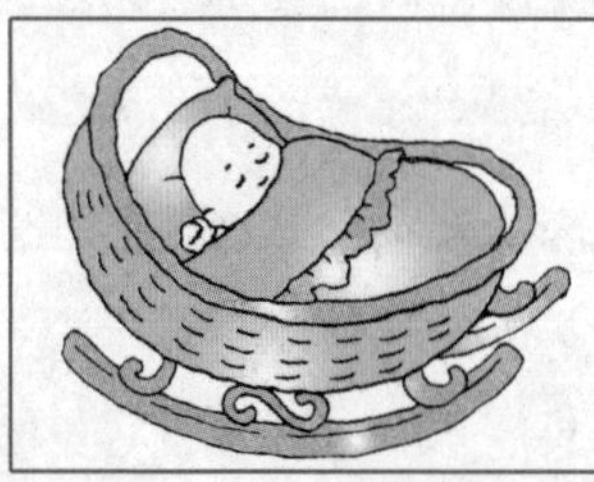
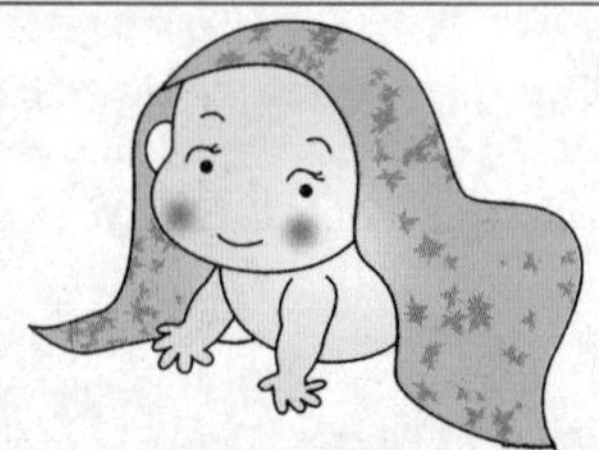
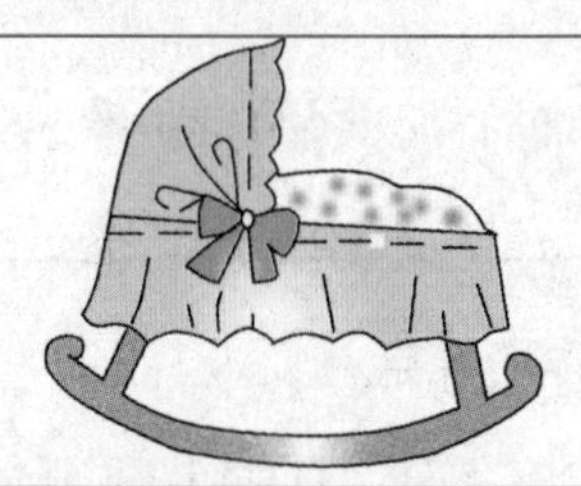

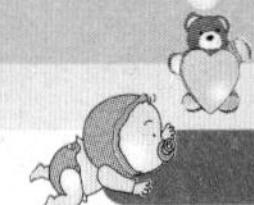
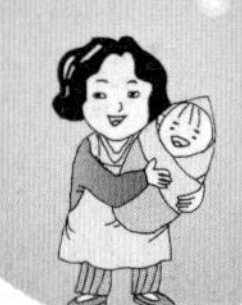

自制抗衰老面膜

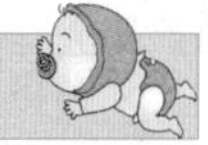

柔肤西红柿汁

原料 新鲜西红柿 1 个，白糖少许。

做法 将西红柿捣烂取汁加少许白糖，每日用其涂面。

功效 抗衰老。美容效果极佳，能使皮肤细腻光滑，有效防衰老。

西红柿叶凡士林膏

原料 西红柿叶数片，凡士林适量。

做法 将西红柿叶洗净捣成酱状，加入适量凡士林，涂抹于身体需要部位。

功效 紧致肌肤。对皮肤受损细胞有很好的修复作用，还可以让皮肤保持紧致光滑。

木瓜蜂蜜去皱抗衰老面膜

原料 木瓜 1/4 个，蜂蜜 1 大匙。

做法 木瓜捣成泥状，与蜂蜜一同搅拌均匀，敷于脸部 15 分钟，用水清洗干净即可。

功效 木瓜能延缓肌肤细胞衰老过程，帮助淡化皱纹，有效提升肌肤的保水度，蜂蜜极具补水保湿的功效，令肌肤变得白皙、润泽。

香蕉抗衰老面膜

原料 香蕉 1 个，杏仁粉 1 匙，蜂蜜适量。

做法 将香蕉去皮捣成泥，与蜂蜜、杏仁粉一同搅拌均匀，敷于脸部 15 分钟，用清水洗净即可。

功效 能促进肌肤细胞更新，加快皮肤新陈代谢，有效延缓肌肤衰老，淡化细纹，令肌肤变得紧致、富有弹性。

维生素 E 抗衰老去皱面膜

原料 维生素 E 胶囊，鸡蛋 1 枚。

做法 将维生素 E 胶囊用针刺破，将里面的液体与鸡蛋清搅拌均匀，涂抹于脸部，15 分钟后用清水洗净。

功效 能紧致毛孔，有效延缓肌肤衰老，淡化皱纹，令肌肤变得紧致细腻，适用于干性肤质的肌肤。

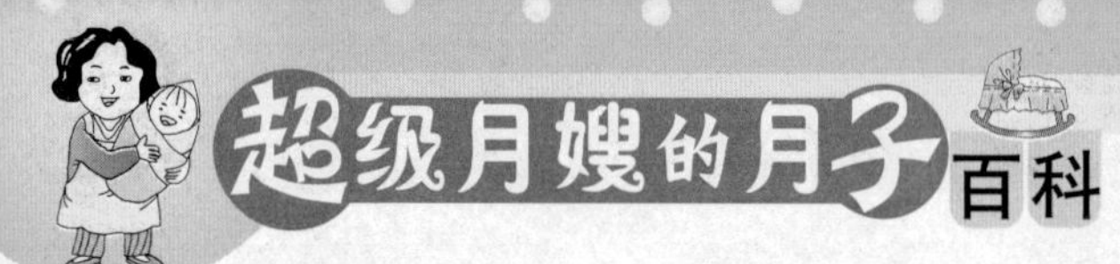

鸡蛋黄抗衰老面膜

原料 鸡蛋1枚，橄榄油1小匙，蜂蜜1小匙。

做法 取鸡蛋黄与橄榄油、蜂蜜一同搅拌均匀，涂抹好脸部，15分钟左右用清水洗净即可。

功效 能补充肌肤更新所需的营养元素与水分，有效改善肌肤缺水干燥的状况，淡化细纹，延缓肌肤衰老，令肌肤变得润泽水嫩，富有弹性。

甜橙抗衰老祛皱面膜

原料 甜橙1个，维生素E油1小匙，面粉3小匙。

做法 将甜橙去皮切块榨汁，与维生素E油、面粉一起充分搅拌均匀敷于脸部，15分钟后用清水洗净即可。

功效 维生素C、维生素E等营养美颜元素，具有极佳的美白、抗氧化功效，能有效滋养、美白肌肤，帮助延缓肌肤衰老，淡化细纹。

西红柿蛋清紧肤面膜

原料 西红柿酱2茶匙，蛋清2茶匙。

做法 ①将西红柿酱与蛋清调和均匀即可。②将调制好的面膜敷于脸上10～15分钟，再用清水冲洗干净。③每天都可使用，但最好一次用完，多余产品置于冰箱冷藏约可保存两周。

功效 可红润紧致肌肤，防止肌肤老化。

Part 6

你懂得怎样照顾宝宝吗

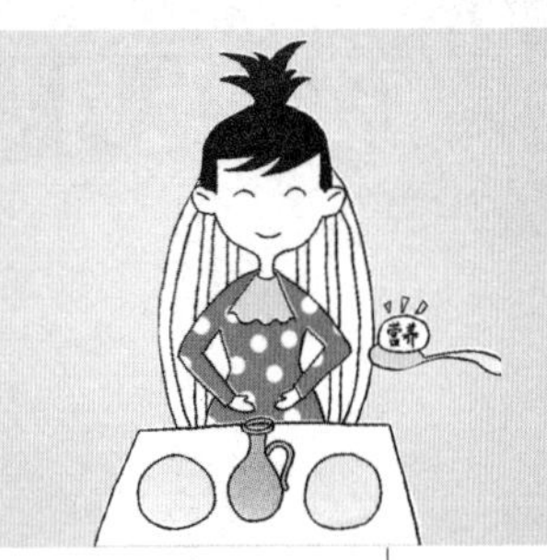

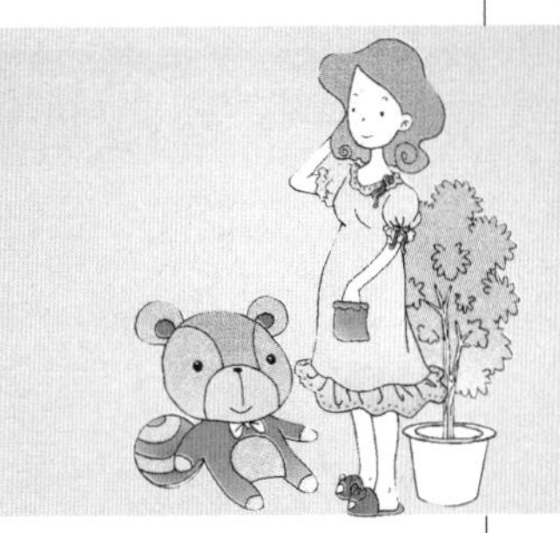

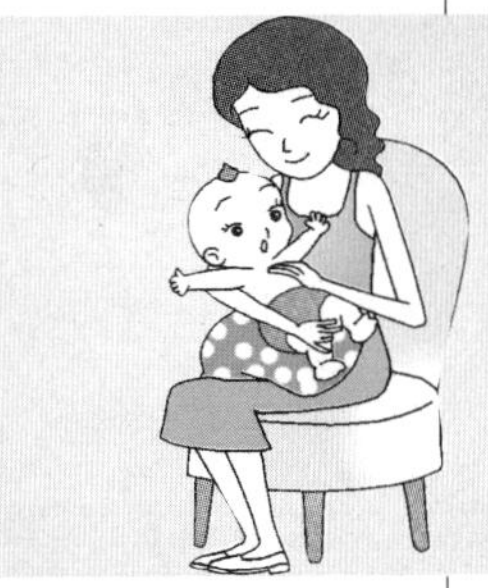

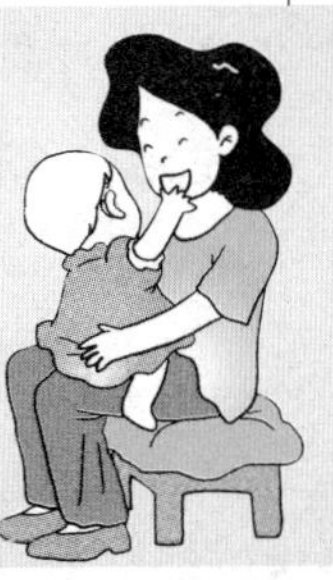

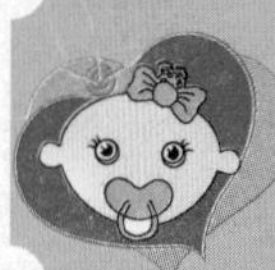

打造舒适的睡眠

新生宝宝的睡眠

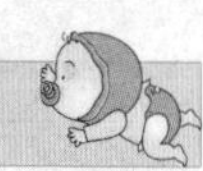

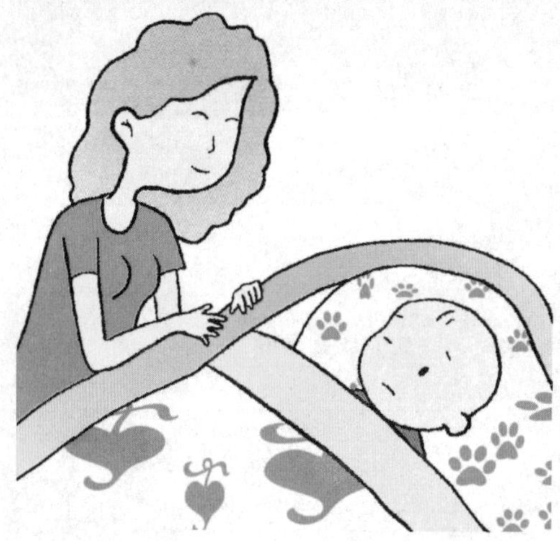

新生儿期是人一生中睡眠时间最多的时期，每天要睡 16～17 个小时，约占一天的 70%。其睡眠周期约 45 分钟。睡眠周期随小儿成长会逐渐延长，成人为 90～120 分钟。睡眠周期包括浅睡和深睡，在新生儿期浅睡占 1/2，以后浅睡逐渐减少，到成年仅占总睡眠量的 1/5～1/4；深睡时新生宝宝平静，眼球不转动、呼吸规则。而浅睡时有吸吮动作，面部有很多表情，有时似乎在做鬼脸，有时微笑，有时噘嘴，眼睛虽然闭合但眼球在眼睑下转动；四肢有时有舞蹈样动作，有时伸伸懒腰或突然活动一下。父母亲要了解孩子在浅睡时有许多表现，不要把这些表现当作婴儿不适，用过多的喂食或护理去打扰他们。

新生宝宝出生后，睡眠节律未养成，夜间尽量少打扰，喂奶间隔时间由 2～3 小时逐渐延长至 4～5 小时，使他们晚上多睡白天少睡，尽快和成人生活节律同步。同样，父母精神好了，才能够更好地抚育孩子成长。

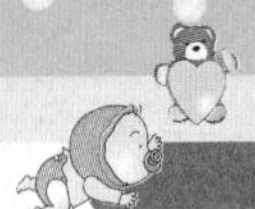
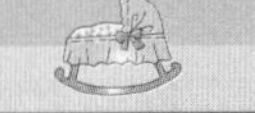

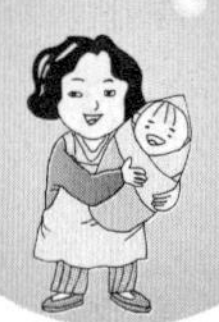

保证宝宝有足够的睡眠

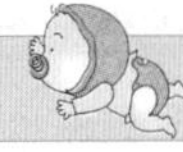

新生宝宝除吃奶或尿布潮湿时会觉醒外，几乎都在睡觉。睡眠多，一方面是生长发育的需要，另一方面也是脑神经系统还没有发育健全，大脑容易疲劳的缘故。正常新生宝宝每天睡眠时间约20个小时。但也有差异，有的新生宝宝睡眠时间稍短些，但只要精神状态很好，也不要担心。随着孩子一天天长大，睡眠时间会渐渐缩短。

如果新生宝宝白天清醒的时间逐渐增多，那么夜间睡眠的时间就应该相应延长，要逐步建立白天少睡、夜间熟睡的习惯。睡眠不足会使新生宝宝生理功能紊乱，神经系统调节失灵，食欲不佳，抵抗力下降。俗话说，能睡的孩子长得壮，也有的说多睡觉的孩子个子高，可见睡眠对孩子的生长发育极其重要。要注意给新生宝宝创造一个舒适、安静的睡眠环境，千方百计保证孩子有足够的睡眠时间。

给宝宝选择一张合适的床

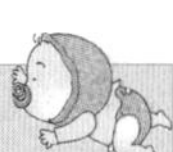

最好给新生宝宝准备一个婴儿床，可以确保安全。有很多父母为了让新生宝宝睡得舒服，往往买上一张沙发软床或弹簧软床给新生宝宝，认为新生宝宝睡软床，不会碰伤孩子的身体。其实，这种做法是有害的，对新生宝宝的生长发育不利。

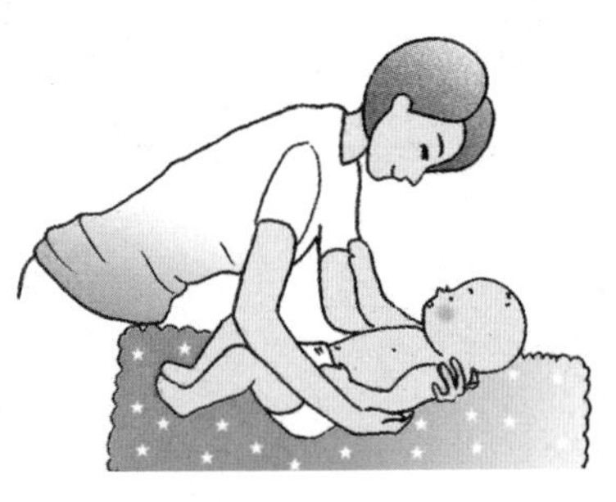

新生宝宝出生后，全身各器官都在发育生长，尤其是骨骼生长更快。新生宝宝骨骼中含矿物质少，有机物多，因而具有柔软、弹性大、不容易骨折等特点。但是由于新生宝宝脊柱周围的肌肉、韧带很弱，睡沙发软床或弹簧软床容易导致脊柱和肢体骨骼发生变形、弯曲，一旦脊柱或骨骼变形，以后纠正就很麻烦。

所以，奉劝父母不要让新生宝宝睡软床，应采用木床、平板床，以保证新生宝宝脊柱、骨骼的正常发育。

如果是买新床，不妨尽量选择可以用到 2 ~3 岁的大型幼儿床，比较经济实惠。但是，为了节省空间，也可以购买折叠式幼儿床。

如何摆放宝宝的小床

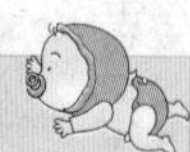

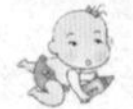 要点一：离墙 10 厘米

住在公寓的家长们要注意，如果家具紧靠着墙摆放，在南方梅雨季节的时候容易发霉。

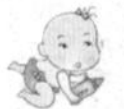 要点二：摆在家长能看见的地方

宝宝床摆在起居室等明亮通风的房间，并且家长可以随时看见。而晚上睡觉的时候，则可以与家长一块儿睡在家长的床上。

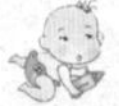 要点三：离窗户和空调远一点

放在离窗户和空调远一点的位置，以免风直接吹到宝宝。但是还是要注意，每小时至少通风一次哦！

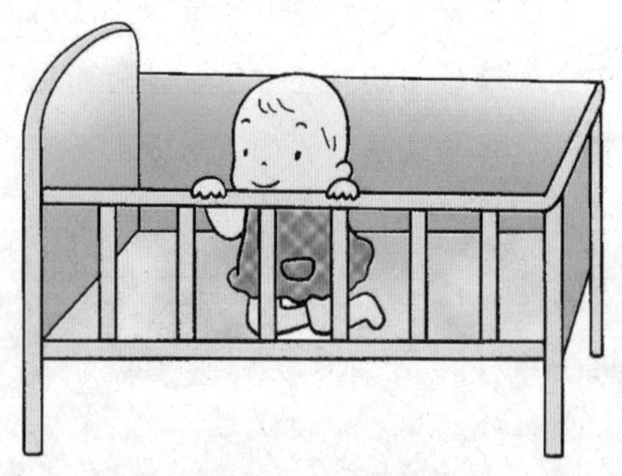

无论您的家境如何，为了确保宝宝的安全，应该给他（她）准备专用的婴儿床。婴儿床必须有床栏杆，且能上下调节和具有适合的间距。床栏杆能提起并固定是为了防止宝宝跌落，而能放下是为了便于新妈妈护理或抱起宝宝。栏杆之间的距离应比宝宝头小，但能让小手伸出，一般在 5 ~6 厘米较适宜。床垫到床栏上缘应大于 66 厘米，这可有效防止长大一点的宝宝从床栏上边翻出去。床垫不可过软，床上不要堆放物品，床栏上装床围等都是为了宝宝的安全。当然保持宝宝床的整洁，不要放塑料袋之类的物品在床上，防止引起宝宝窒息

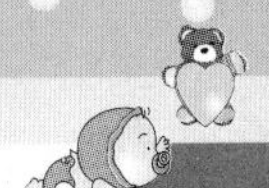
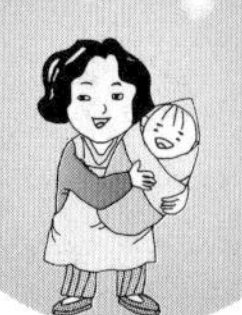

也是必须注意的。如果你在婴儿床上方悬吊玩具，那么要注意悬吊玩具(尤其能旋转的)的绳子不要太长，注意不要让绳子缠到宝宝伸出的手指上。

调整宝宝的睡姿

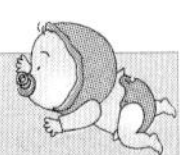

宝宝的睡眠质量与睡姿有很大的关系，但刚出生不久的宝宝还不能自己控制和调整睡姿，为了保证宝宝拥有良好的睡眠，父母可以帮助宝宝选择一个好的睡姿。一般来讲，宝宝的睡眠姿势分为三种，各有利弊。

仰卧睡姿

这是最常见和被广泛使用的一种姿势，这种姿势下，宝宝的头部可以自由转动，呼吸也比较通畅。缺点是头颅容易变形，几个月后宝宝的头就被睡得扁扁的，这与长期仰卧睡觉有着一定的关系。另一个缺点是宝宝吐奶时容易呛到气管内。

侧卧睡姿

侧卧能使宝宝肌肉放松，提高睡眠的时间和质量。同时右侧卧能避免心脏受压迫，还能改变咽喉软组织的位置，并能保证宝宝的呼吸顺畅，使胃里的食物顺利进入肠道。但由于此时宝宝头颅骨骨缝没有完全闭合，长期侧卧可能会导致宝宝头颅变形。所以，在给宝宝采取侧卧时，要注意左右侧卧交替，同时父母可以用小被子或毛巾等垫在宝宝后背，帮助其侧卧。

俯卧睡姿

俯卧睡姿是国外、特别是欧美国家常常采取的姿势，他们认为，俯卧时宝宝血氧分压比仰卧时高 5～10 毫米汞柱，这就是说，俯卧时肺功能比仰卧时要好。另外，俯卧时宝宝吐奶不会呛到气管内，头颅也不会睡得扁平。这种睡姿的缺点是，因为宝宝还不能自己转头，俯卧睡姿容易把口鼻堵住，影响呼吸功能，引起窒息。

正确的睡眠姿势为侧卧和仰卧睡姿相结合，也可短时间让宝宝俯卧睡一会儿。父母要经常帮助宝宝变化睡眠姿势，这样既可避免头颅变形，又能提高宝宝颈部的力量。等宝宝会翻身了，定会找到自己最习惯、舒适的睡眠姿势。

睡觉时采取合理的方位

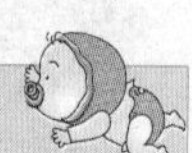

新生宝宝睡眠方位合理主要是指光、声的方位合理。

新生宝宝睡眠环境存在两侧光线明暗不等，或者睡觉时一侧带有较大的声响等睡眠位置不当的问题，就会引起不良后果。

1 宝宝出生后 2 ~ 3 周，就能两眼凝视光线，并能追随物体，随着光和声音的出现而转动头部。宝宝常面向光亮或有声音的一侧而卧，久而久之，骨缝尚未完全闭合的颅骨就会出现畸形，加上同侧胸锁乳突肌持续性收缩，又可能导致后天性斜颈。

2 由于一侧光线强，新生宝宝会出现生理性保护反应，表现为光线强的一侧眼睑常眯起，瞳孔缩小。时间久了，可使一侧眼睑下垂和双侧瞳孔调节功能不协调，因而出现双侧眼裂不等，甚至视力障碍。

合理、科学的睡眠方位是新生宝宝的头部或脚部朝着光线较强或有响声的一方，这样即使有了声音及光亮刺激，新生宝宝也不需要转动头部和过度转动眼球。

培养宝宝自然睡眠的习惯

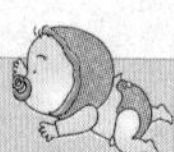

有些新生宝宝出生后，睡眠规律尚未形成，该睡觉时不睡，甚至哭闹，人称“闹觉”。当宝宝确实是因疲倦而哭闹时，可采用以下方法诱导小儿自然入眠。

1 妈妈要靠近新生宝宝，用手轻轻抚摸宝宝的头部，由头顶向前额方向，一边抚摸一边发出单调、低弱的噢噢声；或者将新生宝宝的单侧或双侧手臂按在他的胸前，保持在胎内的姿势，使孩子产生安全感，就会很快入睡。

2 在宝宝入睡前应清洗干净，如洗澡洗脸，换好尿布；喂足量的奶；可播放一些柔和、轻缓的音乐，于每次睡前给宝宝听，久而久之宝宝就会形成条件反射，听到这些音乐，就知道要睡觉了。这样宝宝慢慢地就会养成自然入睡的习惯。

尽量不要抱着睡

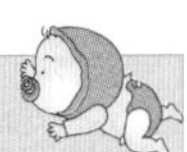

宝宝的降生给家庭带来了许多欢乐，父母亲总是爱不释手，即使宝宝睡觉也要抱着，不肯放下，担心一放下，宝宝就会哭闹。长期这样下去，就容易使宝宝养成不抱不睡的坏毛病。

其实宝宝从小就应该养成良好的睡眠习惯，让宝宝独自躺在舒适的床上睡觉，不仅睡得香甜，也有利于心肺、骨骼的发育和抵抗力的增强。

经常抱着宝宝睡觉有以下危害。

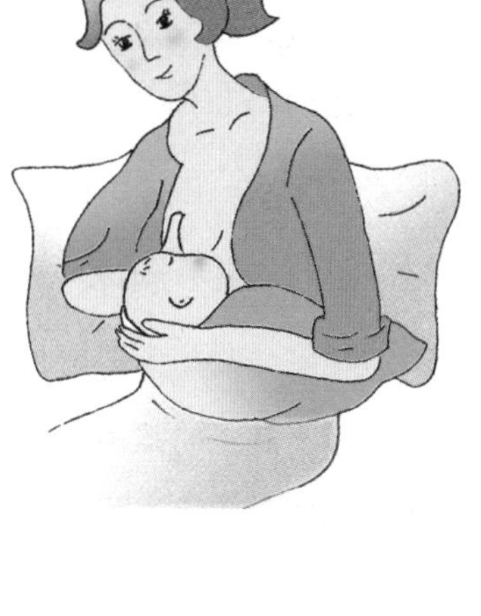

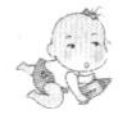 影响宝宝睡眠质量

假如经常抱着宝宝睡觉，宝宝睡得不深，醒后常不精神，影响睡眠的质量。

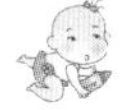 影响宝宝的新陈代谢

抱着宝宝睡觉也不利于宝宝呼出二氧化碳和吸进新鲜空气，影响孩子的新陈代谢。不利于孩子养成独立生活的习惯。

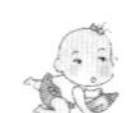 影响宝宝身体的灵活性

抱着宝宝睡觉，会使得宝宝身体不舒张，身体各个部位的活动，尤其是四肢的活动受到限制，不灵活，不自由，使全身肌肉得不到休息。

另外，对于新妈妈而言，产后需要好好休息。如果经常抱着新生宝宝睡觉，母亲得不到充分的睡眠和休息。这样一来，不仅影响体力恢复和生殖器

官的修复，而且也容易使母亲患上某些疾病。

所以宝宝睡觉时，要让他独立舒适地躺在自己的床上，自然入睡，千万不能抱着他睡。

新生宝宝睡觉不要捆

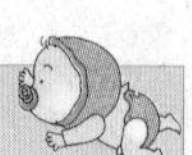

我国民间有一个传统习惯，在孩子睡觉时，用布带把孩子两腿拉直捆好，认为只有这样才不会长成“罗圈腿”；还把两臂贴在身体两侧固定好，认为这样孩子才睡得香甜，可不受惊吓，于是就用带子把孩子上下捆紧。

其实，这种做法限制了孩子在睡觉时的自如动作，固定的姿势使肌肉处于紧张状态，实际上“罗圈腿”是佝偻病的症状，不是捆绑可以预防的。因此，孩子在睡觉时，四肢应处于自然状态。睡眠中四肢活动是自然生理状态，不是受惊吓的结果。孩子睡觉时，可根据气温情况，选择厚薄合适的被子，用一条带子在被外轻轻拢上即可。

宝宝睡觉时的注意事项

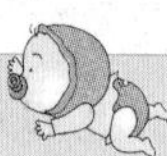

新生宝宝一般睡眠比较多，家长在宝宝睡觉时要注意以下事项。

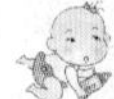 母子同屋不同床

很多新妈妈受传统思想的影响，认为母婴同床能够更好地照顾宝宝。但是也有越来越多的案例证明，母婴同床睡并不安全。因为极度劳累的母亲很可能会压到身边的宝宝，同时，大床上的一些物件也可能成为宝宝的安全隐患。所以母婴应同屋不同床，这样既不会让宝宝产生不安全感，母亲也可以随时喂奶和照看宝宝。

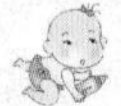 给宝宝创造舒适的睡眠环境

婴儿要在温暖和舒适的地方睡觉，建议把宝宝放在摇篮或婴儿床里，床的两边要有保护栏。睡眠环境以温度 24 ~25℃，湿度 50% 左右为宜。

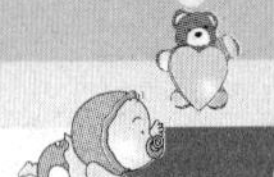
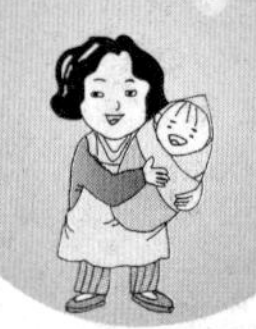

同时不要给宝宝穿得盖得太厚。温度太高，会使宝宝烦躁不安，从而扰乱了宝宝正常的睡眠。夜间睡眠时光线不能太过强烈，应尽量营造一个柔和而安静的环境。

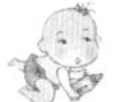

宝宝睡觉时家长不宜长时间离开

很多新妈妈会在宝宝睡着的时候离开宝宝去做自己的事情。这种情况非常危险。新妈妈千万不要以为宝宝不会翻身，就放心地干自己的事去了。即使宝宝睡得很踏实，也要时不时地过去看看他是不是一切正常，以防意外的发生。

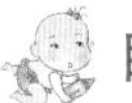

睡觉环境不宜太过安静

很多新妈妈在宝宝睡觉之后都是蹑手蹑脚地走动。其实，孩子一般在3～4个月时就开始自觉地培养抗干扰的调节能力了。婴儿会在自然的“家庭噪音”背景下入睡，因此父母亲不必在房间里特意踮脚走动，否则会养成孩子不良的睡眠习惯。研究表明，约有30%的婴儿没有学会抗干扰——他们往往一有“风吹草动”便难以入睡，或在熟睡中被惊醒。

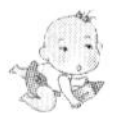

不要给宝宝睡枕头

正常情况下宝宝是不需要睡枕头的。因为宝宝的脊柱是直的，没有成年人特有的生理弯曲。新生宝宝在平躺时后背与后脑自然地处于同一平面上。因此不用枕头也不会因为颈部肌肉紧绷而引起落枕。

并且刚出生的宝宝头部较大，几乎与肩同宽，平卧、侧卧都很舒适。如果给新生宝宝垫了过高的枕头反而容易造成脖颈弯曲、呼吸困难，以致影响新生宝宝的正常发育。

创造良好的睡眠环境

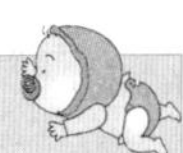

在刚出生的时候，宝宝的睡眠比较浅，而且满2个月前，宝宝不会分别昼夜的差别，时睡时醒，一天之内重复多次。而且由于母乳或是牛奶一次吃

得不多，被饿醒的情况也是有的。宝宝睡眠不好，往往特别容易哭泣，会使新妈妈们感到烦躁，为此，父母一定要保证宝宝能够有好的睡眠。

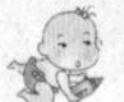

创造良好的睡眠环境

1 睡眠环境安静、光线较暗，室温适宜。

2 宝宝从 2 个月的时候开始，严格实行入睡、起床时间，加强生理节奏周期的培养。睡觉前应避免饥饿，而且不易饮水过多。

3 最好让宝宝单独睡小床，提高宝宝的睡眠质量。

4 使宝宝学会自己入睡，不要养成抱着或是含着奶头入睡的习惯。由于睡眠周期决定宝宝夜间会醒，如果学会自己入睡的话，宝宝在醒来之后会自然又入睡，进入下一个睡眠周期。

5 睡前 1 ~2 小时避免剧烈活动或是玩得太兴奋。

6 白天睡眠不宜过多。

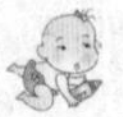

宝宝床的注意事项

1 床单最好隔一天洗一次，如果没有备用床单替换，则可以用浴巾代替。

2 被子应稍薄一些，因为床的位置高，所以温度也较高，应准备薄一点的被子，同时厚的被子会压得宝宝喘不过气。

3 在宝宝睡觉的时候，不要在宝宝的周围放任何多余的东西，以免招来尘土和不测事故的发生。

如何应对宝宝晚上哭闹

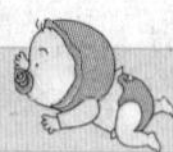

有些新生宝宝白天好好的，可是一到晚上就烦躁不安，哭闹不止，人们习惯上将这些孩子称为“夜哭郎”。这是婴儿时期常见的睡眠障碍，宝宝晚上哭闹的原因有多种。

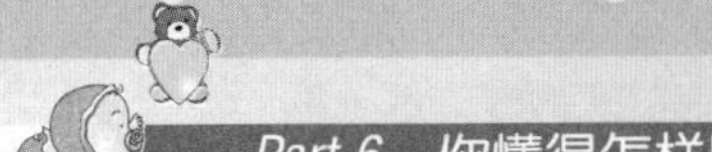
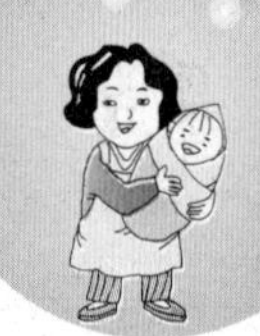

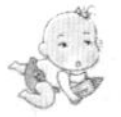

生理性哭闹

孩子的尿布湿了或者裹得太紧、饥饿、口渴、室内温度不合适、被褥太厚等，都会使宝宝感觉不舒服而哭闹。对于这种情况，父母只要及时消除不良刺激，宝宝很快就会安静入睡。

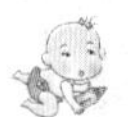

环境不适应

有些宝宝对自然环境不适应，黑夜白天颠倒。对于这种情况，父母可以设法减少宝宝白天睡觉的次数，多哄他玩，延长清醒时间，到晚上就能熟睡了。

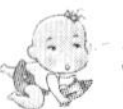

疾病影响

某些疾病也会影响宝宝夜间的睡眠，对此，父母要及时带宝宝去看医生。

对于新生宝宝来说，生长激素在晚上熟睡时分泌量较多，从而促使身高增加。若是夜啼长时间得不到纠正，新生宝宝身高增加的速度就会显得缓慢。所以一旦发现孩子有夜啼现象，父母应积极寻找原因及时解决，以免影响新生宝宝的生长发育。

选用睡袋更适宜

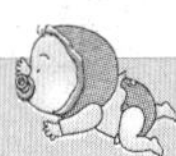

很多妈妈担心新生宝宝睡眠时把被子蹬开而受凉，常常把他包得很严实，还常将包被捆上 2～3 道绳带，这样做不但不利于新生宝宝的发育，包得过紧还会妨碍四肢运动。新生宝宝手指被捆绑后不能碰触周围物体，不利于触觉的发展；捆得紧，不易透气出汗容易使皱褶处皮肤糜烂，给新生宝宝造成不应有的痛苦。使用睡袋可以很好地解决这个问题。

睡袋既可以给新生宝宝提供一个舒适、宽松的睡眠环境，保暖性好，不会被新生宝宝蹬开，又不影响新生宝宝的四肢活动，解除了家长的后顾之忧。因此，我们提倡给新生宝宝用睡袋。睡袋可自己做，也可以在市场上买。

纠正宝宝睡眠黑白颠倒

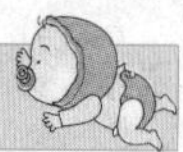

宝宝睡觉黑白颠倒，不是宝宝的错，而是爸爸妈妈养育方法不够正确。新生宝宝除了吃奶外，其他时间几乎都处于睡眠状态，新生宝宝每天大约需要睡20个小时。睡眠时间和质量某种程度上决定了这一时期宝宝是否能良好发育。因此一定要给宝宝创造良好的睡眠环境，如果宝宝睡不安，要看看是不是给宝宝包裹得太多了，或者其他原因。

要调整宝宝颠倒的作息规律，最好通过游戏帮助宝宝逐步改正。上午洗澡完毕，喂奶，如果宝宝吃着睡着了，就把宝宝唤醒，和宝宝说话，做游戏。竖抱宝宝可以让他看看周围的世界，增加清醒的时间。但要注意，由于新生宝宝颈部无力，竖抱时要托住头颈，且时间不宜过长。

在设法改变宝宝日夜颠倒的毛病时，千万不要抱有让宝宝白天不睡，夜里能安安静静睡个好觉的想法，因为这样会适得其反。其实，即使小宝宝在白天睡得很久也是一件好事，这表示宝宝的睡眠状况良好，改变宝宝日夜颠倒的毛病需要一个过程。

宝宝睡眠不安稳怎么办

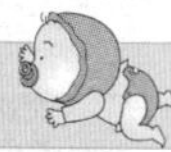

新生宝宝在正常情况下每天有18～22小时在睡眠中，孩子睡眠不安是一些家长常常遇到的问题。

先寻找孩子睡眠不安稳的原因，再采取相应措施。看看室内温度是否过高，或是否包裹得太多，导致孩子因太热而睡不安稳。如果室温太高，孩子鼻尖上可能有汗珠，摸摸身上也汗湿，这就需要降低室温，减少或松开包被，孩子感到舒适就能入睡。如果摸孩子小脚发凉，则表示孩子是由于保暖不足而不眠，可加盖被或用热水袋在包被外保温。大小便弄湿了尿布使孩子不舒服也睡不踏实，应及时更换尿布。母乳不足孩子没吃饱也影响睡眠，就要勤喂几次，促进乳汁分泌，让孩子吃饱。

如果上述情况都不存在，而母亲可能在孕期有维生素D和钙剂摄入不足

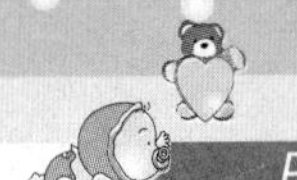

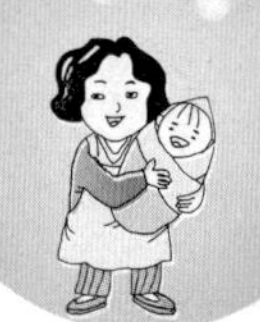

的情况，新生宝宝可能有低钙血症，早期也表现睡觉不踏实，给孩子适当补充维生素 D 和葡萄糖酸钙即可见效。

如果除睡眠不安还伴有发热、不吃奶等其他症状时，应立即去医院检查，请医生医治。

宝宝 3 种睡眠状态下的照护要点

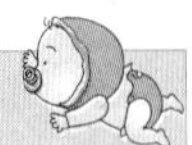

新生宝宝的大脑皮层兴奋性低，外界的刺激对新生宝宝来说都是过强的，因此持续和重复的刺激易使其疲劳，致使皮层兴奋性更加低下而进入睡眠状态。所以在新生儿期，宝宝除饿了要吃奶而醒来，哭闹一会儿外，几乎所有的时间都在睡觉。睡眠可以使大脑皮层得到休息而恢复其功能，对宝宝健康是十分必要的。随着大脑皮层的发育，新生宝宝睡眠时间会逐渐缩短。

心理学家仔细观察、研究了新生宝宝的睡眠，按程度不同分为：活动睡眠（浅睡）状态、安静睡眠（深睡）状态和困倦状态。

活动睡眠状态

宝宝虽然两眼闭着，但偶尔会把眼睛微睁开，手和脚会动一下，脸上还会做出一些表情，如皱眉、微笑、嘴巴吮吸等。如果呼吸逐渐不规则而且稍加快，这表明宝宝快醒了。

照料要点：不要误以为宝宝醒了，其实宝宝仍在睡眠中。如在这时给他换尿布、喂奶，宝宝会因没睡足而情绪很坏，哭闹不止。因此在这种睡眠状态时，妈妈最好不要叫醒宝宝。

安静睡眠状态

宝宝身体及脸部松弛自如，眼睛紧闭，呼吸均匀并变慢，除了偶尔惊跳一下或极轻微的嘴角动以外几乎没有什么活动。

照料要点：尽量让光线暗一些，让宝宝安静舒适地充分休息，即使已经到了喂奶时间，只要宝宝没有醒就不要把他叫醒，这样宝宝的大脑会比较放松，夜里也不易哭闹，同时还可促进脑垂体分泌生长激素，使宝宝长得更快。

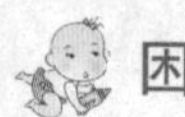

困倦状态

宝宝的大脑反应已处于不积极状态，眼睛半闭半睁，目光不灵活，有时眼皮出现闪动；脸上没什么表情，对平时反应积极的刺激表现得有些迟钝，身体运动减少，这种状态时常发生在刚醒或入睡前。

照料要点：这表明宝宝很累。进行任何刺激只会让宝宝的大脑更加疲乏，容易引起夜里啼哭，此时应该把宝宝放在一个舒适安静的地方。

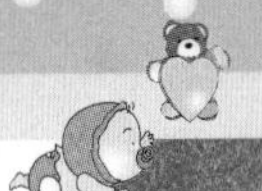

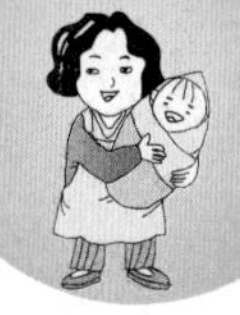

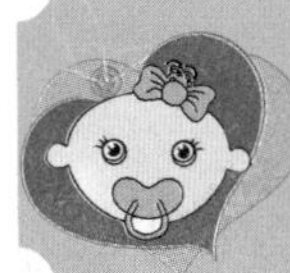

给予全面的呵护

护理宝宝8大禁忌

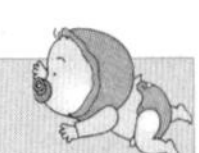

宝宝刚刚降生，身体娇弱，日常护理稍有不慎，就可能给宝宝带来不适和伤害，所以新爸妈在照顾宝宝时要注意一些禁忌，给宝宝的健康成长开好头。

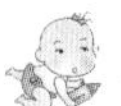

不要频繁给宝宝洗澡

宝宝的皮肤角质层软而薄，血管丰富，吸收能力非常强，如果洗澡次数过频，或洗澡时使用药皂及碱性强的肥皂，宝宝会因皮肤表面油脂被去除而降低皮肤的防御功能。

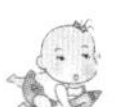

不要用洗衣粉洗婴儿衣服

洗衣粉的主要成分是烷基苯磺酸钠。这种物质进入宝宝体内以后，对宝宝体内的淀粉酶、胃蛋白酶的活性有着很强的抑制作用，如果洗涤不净，就会给婴儿造成危害。因此，婴儿衣服忌用洗衣粉洗。

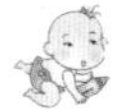

不要把新衣物直接给宝宝穿

新买来的婴儿衣服，必须用柔和的清洁剂清洗以后再给宝宝穿。之所以要先洗后穿，是要洗去新衣服中的漂白粉及其他染料的残质，以免刺激宝宝娇嫩的皮肤。

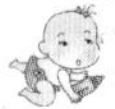

不要拧捏宝宝的脸蛋

许多新爸妈在给宝宝喂药时，由于宝宝不愿吃而用手捏嘴；有时父母在逗孩子玩时，也喜欢在婴幼儿的脸蛋上拧捏，这样做是不对的。婴幼儿的腮腺和腮腺管一次又一次地受到挤压会导致流口水、口腔黏膜炎等疾病。

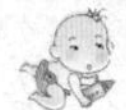 不要让宝宝睡在新爸妈中间

许多新爸妈在睡觉时总喜欢把宝宝放在中间，其实这样做对宝宝的健康不利。在人体中，脑组织的耗氧量非常大。一般情况下，宝宝越小，脑耗氧量占全身耗氧量的比例也就越大。宝宝睡在新爸妈中间，处于一个极度缺氧而二氧化碳非常多的环境里，使宝宝容易出现睡觉不稳、做噩梦以及半夜哭闹等现象，直接妨碍宝宝正常的生长发育。

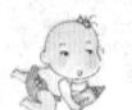 不要用塑料薄膜做尿布

塑料薄膜不透气，用它来包裹宝宝，会直接影响其身体皮肤的正常发育，排出体内废料、分泌汗液、调节体温、呼出二氧化碳等功能也将会受阻。而且塑料薄膜会随时间老化，从而使宝宝皮肤发红、疼痛，一旦细菌侵入，就会发生感染、溃烂，还会引起败血症并危及生命。

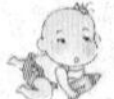 不要久留宝宝头垢

保留头垢十分有害，因为头垢是由宝宝头皮上的分泌物、皮脂和一些灰尘堆积而成的。它不但不会保护宝宝的囟门，相反会影响头皮的生长和生理功能，因此，应及时清洗。

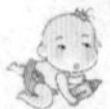 不要拍打宝宝的后脑、后背

在宝宝后脑和脊椎骨的椎管内，有中枢神经和脊髓神经，用力拍打宝宝的后脑及后背，会产生压强和震动，很容易使宝宝的中枢神经受到损害。

怎样正确抱宝宝

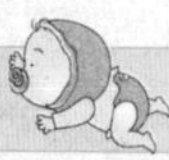

第一次当父母，好多爸爸妈妈不知道究竟该怎么抱宝宝。小宝宝看起来

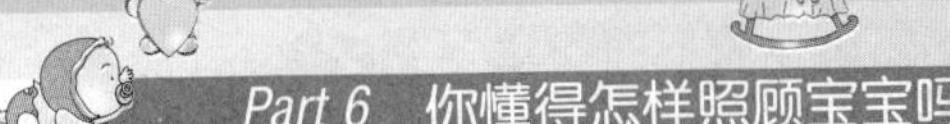
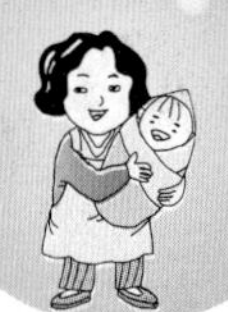

是那么娇弱，新妈妈生怕抱宝宝的姿势不对会伤到宝宝。那么，抱宝宝的姿势有哪些讲究呢?

抱宝宝时宜横抱，不宜竖抱。

最常见的是腕抱法，也就是将宝宝的头放在左臂弯里，肘部护着宝宝的头，左腕和左手护住宝宝的背部和腰部，右小臂从宝宝身上伸过护着宝宝的腿部，右手托着宝宝的屁股和腰部。把宝宝从床上抱起和放下的时候，则用手托法比较多。新妈妈只需要用左手托住宝宝的背、脖子、头，右手托住他的小屁股和腰部即可。

学会了抱宝宝的正确姿势后，还应注意，一般抱宝宝都是在宝宝醒着时。妈妈可先用眼神或说话声音逗引宝宝，使宝宝注意，一边伸手将他慢慢抱起。抱仰卧的宝宝可一只手伸至头颈后及背部，另一只手从另一侧托住臀部和大腿，让他在手臂上躺一会儿，这样宝宝才会感到安全舒适，然后再轻轻将他抱起，并让他尽量靠近妈妈的身体，紧紧依偎着。也可以把宝宝头部放在胸口左侧，让宝宝的耳朵贴近妈妈的胸口，让他能听到妈妈心跳的节律，宝宝听到熟悉的心跳，也会觉得安全。

给宝宝打“蜡烛包”的危害

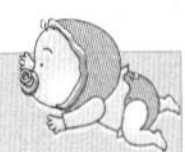

有的妈妈喜欢将宝宝紧紧地捆成粽子状，理由是这样能阻止宝宝的小手乱摸乱晃，减少疾病感染的概率。这种俗称“蜡烛包”的包裹方式虽然能保护宝宝少受细菌的感染，但是这种包裹方法对宝宝的生长有着极其不利的影响，具体如下。

导致宝宝骨骼畸形

有的老一辈的人会告诉新爸妈，如果不把宝宝的腿压直包裹起来，宝宝以后会变成“O”形腿。其实，这是没有科学根据的。宝宝会变成“O”形腿，原因有很多，比如遗传、缺钙等。强行将宝宝的腿扳直包裹，容易使宝宝髋关节脱位，如果发现不及时，就会导致宝宝骨骼畸形。

限制胸部活动，影响宝宝呼吸

包裹得太紧，直接影响到宝宝的呼吸，同时还会影响宝宝肺部和胸部的发育，使得肺部抵抗力下降，从而导致肺部遭受感染的概率增加。

压迫腹部，影响食欲

宝宝腹部受到挤压，导致胃和肠的正常蠕动受到影响而减缓，从而使得宝宝食欲下降，增加宝宝患便秘的概率。

影响宝宝智力发育

宝宝踢腿、挥手的动作可直接反馈给大脑，大脑则会感受到这种“动态”，并促进其发育。因此让宝宝多动动手脚，无疑是对宝宝最早、最便宜的智力投资。

怎样正确包裹小宝宝

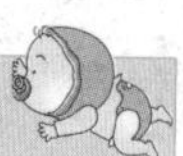

新生宝宝抵抗力较弱，容易受凉，特别是在寒冷的冬天，不仅要注意环境、室温等，还要将宝宝包裹好。包裹宝宝的方法及注意事项：

1 为达到保暖的效果，包裹宝宝的衣被要柔软、轻、暖和，并应选用纯棉、浅色的内衣。冬天可将内衣和薄绒衣或薄棉袄套在一起穿。

2 放置尿布时，将柔软吸水性强的尿布叠成长条形给宝宝骑好（注意尿布向上反折时不能过脐部），再将一块方尿布对折成三角形垫好，塑料薄膜则在尿布的最外边，然后将上衣展平，再用衣被包裹。

3 根据季节和室温的不同，包裹方法也应不同。冬季室温较低时，可用被子的一角绕宝宝头围成半圆形帽状；如果室温能达到20℃左右则不必围头，可将包被角下折，使宝宝头、上肢露在外面。包被包裹松紧要适度，太紧会令宝宝感到不舒服，包被外面也不要用布带紧束捆绑。夏季天气较热时，只需给宝宝穿上单薄的衣服或是包一条纯棉质料的毛巾就可以了。

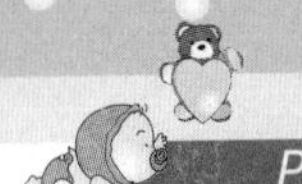
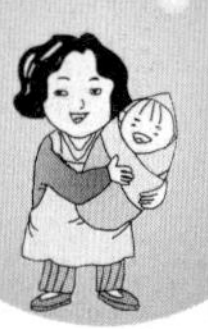

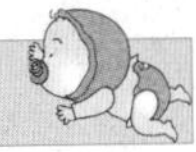

新生宝宝体重减轻别担心

宝宝刚刚出生没几天，全家都还沉浸在喜悦当中，谁知宝宝称体重时竟然发现瘦了。这让家人都震惊不已，为什么会这样呢?

这种现象被称为生理性体重下降。出生后的宝宝不断地排出体内的一些废弃的东西，比如他不仅会排出胎便和小便，还会吐出一些出生过程中吸入的羊水，另外通过肺呼吸、皮肤蒸发和出汗等方式也会丢失一些身体的水分。宝宝虽然也在喝奶，但第一周宝宝的食量很小，母奶可能也不足，宝宝吸收的往往比不上身体所排出的。这些因素最终导致了新生宝宝体重的下降。个别宝宝出生时，产程过长、室内温度过高或过低等，也会使产后体重下降的情况更严重。一般情况下，宝宝的体重会在出生后第3~5天降至最低点，其体重下降幅度一般为比出生体重减轻3%~9%，最多不超过10%，以后体重会逐步回升。在出生后7~10天内，大多数宝宝可恢复到出生时的体重，这一过程不需要特殊处理。但是，如果宝宝体重恢复得较晚、下降得过多或者同时伴有其他异常表现，则要考虑可能有病理原因存在，应找医生诊治。

目前认为，加强对新生宝宝出生后的护理和合理喂养，早开奶、勤喂奶，按照新生宝宝需要喂奶，几乎可以避免体重下降的情况出现。

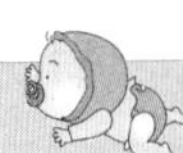

给新生宝宝缝制衣帽

在准备做妈妈的时候，别忘了为宝宝多准备几件“和尚服”。这是一种采取传统大襟款式的婴儿装，也可以做成对襟式和尚领的上衣，这使得为刚出生的新生宝宝穿脱方便，且穿着时能使腹部始终受到最好的保护（双层），是较为普遍的新生宝宝着装。

新生宝宝可不必穿裤子，因为经常尿湿，可以用尿布裤。另外，也可穿连脚裤。连脚裤也是深受大家喜欢的一种新生宝宝服装。特点是裤子和袜（鞋）子连为一体，既保暖又舒适。

带帽子不但美观，更能起到保暖作用，尤其对于新生宝宝而言更为必要。

婴儿帽可以从市场上买，也可以自己动手缝制。

如何缝制呢？新生宝宝出生时头围为 34 ~35 厘米，满月时可以增大至 38 厘米，生长速度很快，做帽子时应考虑到这一点。选择 1 块长约 40 厘米，宽 10 厘米的碎布块，根据新生宝宝头围大小将布围成圆筒状，帽顶部用线缝成收口状，边缘缝上一圈花边，一顶简单、漂亮的帽子就做成了。

较大的婴儿，可做成带荷叶边的帽子。取几块碎布头，剪成后片、帽周、荷叶边，将三部分缝合，再准备两根系带缝上即成。

新生宝宝对衣着的要求

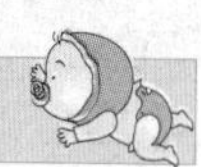

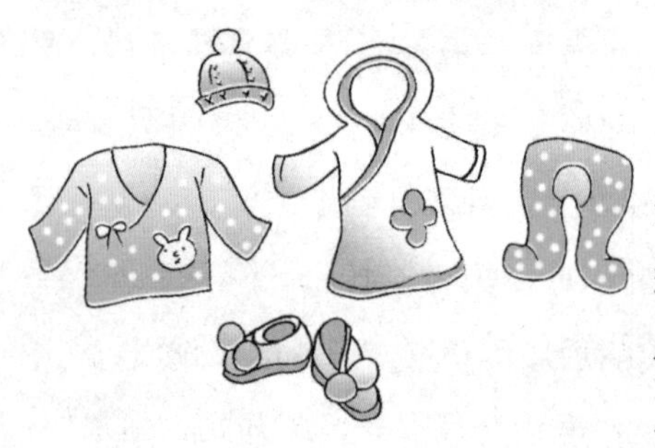

新生宝宝着衣的原则主要是保暖、方便换洗、质地柔软、不伤肌肤。最好选用纯棉制成的软棉布或薄绒布，这两种面料不仅质地柔软，还有容易洗涤，保温性、吸湿性、通气性好的特点。颜色以浅色为宜，衣缝要少，要将缝口朝外翻穿。式样要简单，衣袖应宽大，易于穿脱，便于新生宝宝活动。内衣最好不要衣领，因为新生宝宝的脖子较短，而且骨骼较软，不能将身体伸展开，衣领会磨破新生宝宝下巴及颈部的皮肤。另外，新生宝宝的内衣开口要在前面，但不要用纽扣，以免误被新生宝宝吞入，用布条做衣带即可。外衣要宽松，不要过紧，以免影响血液循环。新生宝宝不必穿裤子，因为经常尿湿，可以用尿布裤。如果新生宝宝的胸、背部起鸡皮疙瘩或者脸色发青、口唇发紫，说明衣服穿得过少；如果新生宝宝皮肤出汗，则是衣服穿多了。

应从何时开始穿内衣

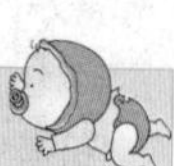

经专家认定，宝宝应该从一出生即开始穿内衣，特别是在天气寒冷时出生的宝宝，这样做有以下几点益处。

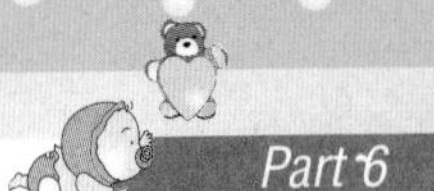
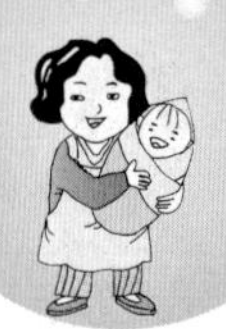

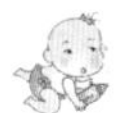

能促进宝宝大脑和运动功能发育

内衣具有保暖作用，妈妈无须担心宝宝冷而再采用包布包裹宝宝，使宝宝的胳膊和腿被捆得不便动弹，从而影响其四肢的活动。若给宝宝按节令变化穿上适宜的内衣，宝宝会自由地躺在床上，小手小脚任意乱踢乱蹬，这些自主的伸展动作，不但能增强肌肉和骨骼的发育，还可因此加深呼吸、促进血液循环及新陈代谢，并由于神经肌肉反射的活动而促进大脑运动功能发育。

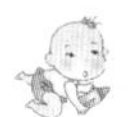

保暖御寒，预防宝宝受凉感冒

医生经常发现，反复因受凉而感冒的宝宝，大多未穿贴身内衣，身体摸上去凉冰冰，尤其是下半身。没有给宝宝穿内衣的妈妈以为，天气凉时多给宝宝穿厚实的外衣即可御寒保暖。其实，厚实的外衣只有挡风效果，不能像棉内衣那样，特别是寒冷时节的双层针织棉内衣，能够吸收并保留空气，使空气围护在皮肤四周而达到保温效果，既舒适又暖和，宝宝也不容易着凉而患感冒。

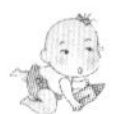

培养宝宝养成文明的生活习惯

给宝宝穿内衣，使他们从一出生便有舒适的感觉，这对今后形成有品质的健康生活习性大有裨益。

内衣穿之前要科学清洗

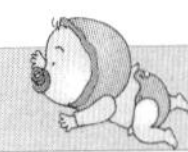

无论婴儿内衣是否有甲醛等化学物质存留，也要先下水洗涤后再给婴儿穿。经过洗涤后，一些化学物质的残留量会有所减少；而且，也可将棉絮、细小纤维及内衣在制作、搬运、出售等过程中因经过许多人的手而带来的部分细菌和脏污除去，更能保证卫生，保护婴儿的皮肤健康。

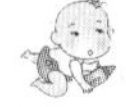

使用专用洗衣液

内衣直接接触婴儿娇嫩的皮肤，洗衣粉、肥皂等碱性都比较大，不适于用来洗涤婴儿的内衣，应该选用专为婴儿设计的洗衣液来清洗。这些洗衣液对婴儿身上经常会出现的奶渍、汗渍、果汁渍有特效，去污力强，易漂洗，对皮肤无刺激、无副作用；通常还是无磷、无铝、无碱、不含荧光剂的环保产品。

在没有专用洗衣液的时候，也必须选用纯中性且不含荧光剂的洗衣粉（液），同时注意将成人与婴儿的衣服分开洗。

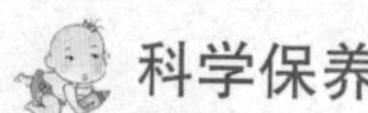

科学保养

婴儿虽然长得很快，衣服刚买不久就穿不上了，但妈妈也应该注意保养好婴儿内衣。先不去管以后是否还有用，至少现在能让婴儿穿得更舒服些。

保养的前提是洗涤方式要正确，应该按照产品标识上的洗烫方法处理，这才是妈妈对婴儿最贴心的呵护。

如何给宝宝穿、脱衣服

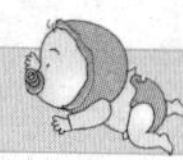

给宝宝穿、脱衣服这件事，可难坏了不少新妈妈，因为宝宝全身软软的，四肢呈强硬的屈曲状，宝宝也不会配合穿衣，妈妈笨手笨脚的，还会引起宝宝哭闹，往往弄得手忙脚乱。其实，只要方法得当，给宝宝穿衣还真不是一件复杂的事情。

穿上衣

先将衣服平放在床上，让宝宝平躺在衣服上。将宝宝的一只胳膊轻抬，先向上再向外侧伸入袖子中。抬起宝宝另一只胳膊，使肘关节稍稍弯曲，将小手伸向袖子中，并将小手拉出来。再将衣服扣子系好就可以了。

穿连体衣

先将连体衣解开扣子，平铺在床上，让宝宝躺在上面。将宝宝两条小腿分别放入裤腿中。再按穿上衣的方法将胳膊穿入袖子中，扣上纽扣就可以了。

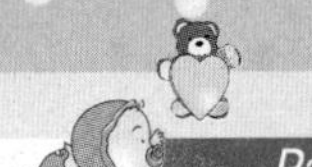
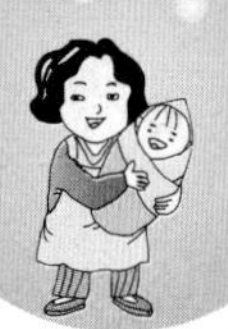

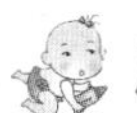

脱连体衣

把宝宝平放在床面上，从上向下解开衣服，并轻轻地拉出宝宝的双腿(在必要时可更换尿布)；然后提起宝宝的双腿，把衣服从宝宝身下滑到肩部，轻轻拉出宝宝的左手，再拉出右手。

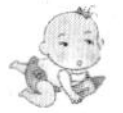

脱套头衫

先把衣服卷到颈部，抓好宝宝的肘部，把袖子折成手风琴状，轻轻地拉出胳膊，然后撑开领口，小心地从宝宝的头上脱下衣服，注意不要触到宝宝的面部。

宝宝的肚子不宜受凉

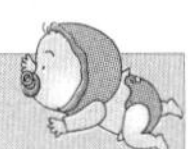

新生宝宝自出生以后，肠胃就不停地在蠕动，当新生宝宝腹部受到寒冷的刺激，肠蠕动就会加快，内脏肌肉呈阵发性的强烈收缩，因而发生阵发性腹痛，新生宝宝则表现为一阵阵哭啼，食乳减少，腹泻稀便，便中常有奶瓣。由于寒冷的刺激，男婴易发生提睾肌痉挛，使睾丸缩在腹股沟或腹腔内，就是人们常说的“走肾”，这时新生宝宝腹部疼痛转剧，表现为烦躁啼哭不止。

发生上述情况后，只需用热水袋敷腹或下腹部，或用陈艾、小茴香炒热，用布包着热熨腹部，疼痛会逐渐缓解。

因此，平时应注意给新生宝宝腹部保暖，即使是夏天天气炎热，也应防止新生宝宝腹部受凉，宜着单层三角巾护腹，冬天宜着棉围裙护腹。

新生宝宝怎样度过酷暑

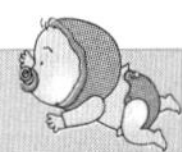

伏天气候炎热，小儿适应能力差，家长就要帮助新生宝宝降温爽身，减少新生宝宝发病的机会。

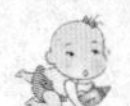 要使新生宝宝生活在适宜的室温内

由于新生婴儿体温调节功能不完善，因此，房间室温最好保持在22～24℃，通风要良好，只要不直接受过堂风吹，不会着凉。

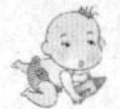 要给新生宝宝穿宽大、松软、易于散热的棉布衣服

不要穿密不透气的尼龙化纤衣服，不要用毛毯等紧包新生宝宝，只要盖一块布单或用布单包着下半身就行了。早晚根据室温加一条薄夹被或毛毯即可。

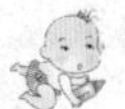 要注意皮肤护理

每天用温水洗澡1～2次，软毛巾擦干，在颈、腋及皱褶部可抹上熟植物油。洗澡不要用刺激性强的肥皂，不要用含有樟脑等刺激物的痱子粉。要经常用软干洁布给孩子擦汗，尤其是大腿里、腋窝、脖子处要保持干燥，防止长痱子和生皮炎。

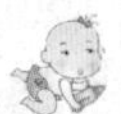 保持卧室干净

要消灭净室内的蚊蝇，以防咬伤婴儿和传染疾病。

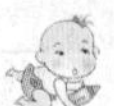 要注意给孩子勤喂水

喝牛奶的孩子，要喂些白糖水或果汁。尤其中午、下午气温高时，要及时补充水分。

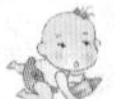 不要让孩子过分哭闹

过分哭闹会增加体温和出汗，还极易长痱子或皮肤脓疮。如果头发内长痱子，要剪去头发，勤洗，并扑一些痱子粉。有脓疮时，可刺破，涂些甲紫，必要时去医院处理。

宝宝的安全是大事

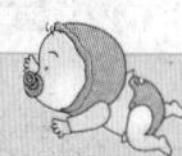

刚1个月的宝宝还不会主动做什么动作，万一发生什么事故，主要都是周围大人的责任。所以，照料宝宝时要特别小心，避免发生事故。万一发生

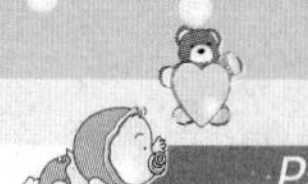
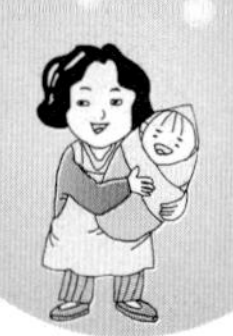

事故也要掌握一些简单的技巧进行及时的救治。

烫伤

给宝宝洗澡时，如果使用流动水，水温一定要控制在40℃左右。先用手肘内侧感觉不凉不烫才可。如果使用洗澡盆，放水时应该先放凉水后放热水，一定不要抱着孩子拿暖水壶，以免烫伤宝宝。一定要等调好了水温，再抱宝宝洗澡。

大人决不能把宝宝放在腿上喝热饮；也千万不要把盛着热饮的杯子放在桌边或床边，以免宝宝舞动手脚时把杯子打翻。

原则上，宝宝不必使用热水袋取暖，因为新生宝宝皮肤娇嫩，水温稍微掌握不好就可能发生烫伤。如果认为宝宝感到热就会哭那就错了，因为即使是达不到宝宝哭的那种热度，接触时间长了也会烫伤宝宝；同时如果热水袋的开关不严或出现破损则会严重烫伤宝宝。必须使用热水袋时，要灌入温水，而且要用毛巾将热水袋包起，避免蓄积的热烫伤了宝宝。

烫伤如果只是变红，不用处置就会痊愈。如果有水肿，可以敷上消毒纱布轻轻包扎，基本可以消肿。

不要急于脱去烫伤部位的衣裤，首先应该立即用凉水冲，时间长短按当时烫伤情况定，轻微烫伤用凉水冲的时间短，重烫伤则用凉水冲的时间长。然后慢慢看清烫伤情况再轻缓地脱下衣裤，小心避免脱去衣裤时将烫伤的皮肤一并脱下，造成进一步的损伤。如果出现破损，不要涂油或者软膏，必须去医院处置。如果烫伤非常严重，不要自行处置，应该马上叫急救车送往医院。

呛奶

呛奶是宝宝初生时期常见的生理现象，与新生宝宝消化道的生理特点有关。新生宝宝的胃呈水平状横位，与食道相接的口是贲门，贲门口括约肌发育比较差，下口发育比较好，入口松出口紧，因此乳汁容易发生反流引起吐奶，乳汁呛入气管就造成呛奶。

特别应该注意的是：喂奶的奶嘴开孔要适度，选择仿母乳奶嘴。一次喂奶量不宜过大，喂奶过程中奶瓶中的奶应该完全充满奶嘴，避免同时吃进空气。喂奶后不宜过多变动新生宝宝体位，以免发生吐奶。喂奶后注意拍嗝。

呛奶后宝宝表现出呼吸道不通畅，憋气，面色红紫，哭不出声。呛奶发生后不能等待，应进行紧急处理。此时应立即将宝宝面朝下俯卧于大人的腿上，大人取坐位。然后用一手抱宝宝，另一手空心掌叩击宝宝背部，以促使他/她将呛入的乳汁咳出。

宝宝的体位要保持头低脚高位，呼吸道要保持平直顺畅，以利于呛入的乳汁流出。紧急处理应该等待宝宝哭出声来，憋气情况明显缓解，才暂告一段落。

如果呛奶情况紧急，以上处理无效，则应该一边处理，一边紧急安排车辆送医院，但即使送医院，也一定同时继续上述紧急处理操作，决不能贻误了时机。

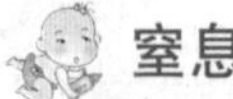

窒息

宝宝和大人同睡，或者妈妈躺着喂奶的情况下，要防止大人睡着后压到宝宝，因为 1 ~2 个月大的宝宝被压到时还不会挣扎反抗。

经常吐奶的宝宝如果仰睡，容易被吐出来的奶块堵塞气管，所以当大人不在附近的时候，最好让宝宝侧睡。

如果家里养宠物，要小心它们会跳到宝宝的床上。不要把塑料袋或包装纸一类物品放在宝宝的床上或宝宝的旁边，因为风一吹就有可能使得塑料袋盖在宝宝脸上，而这时候他/她还无法把塑料袋移开，因而会导致窒息。

宝宝的衣服和玩具上最好都不要有珠子或纽扣类的小配件，因为担心它们会滑落到宝宝的嘴里，造成气管堵塞。

如果在家庭中发生窒息，则应该按照窒息的紧急处理原则：一边紧急家庭处理，一边联系医院急救车急救。紧急家庭处理原则是：清理呼吸道的分泌物，可以采取弹足底的方法，也可以口对口地进行人工呼吸等。

其他伤害及防范

如果宝宝是独自睡在婴儿床上的，一定要检查婴儿床的安全：看床栏间距会不会太大，防止宝宝把头卡在当中；有没有尖锐的突起、边角、凹洞或

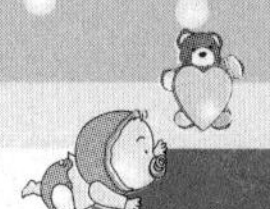
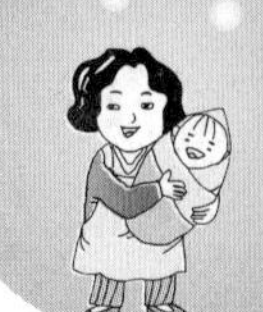

裂口，因为这样会造成宝宝的小指头被卡住弄伤；还有床板是否牢固，木头表面是否有毛刺等。

过敏的宝宝容易鼻塞，所以不要在床上放置容易引起过敏的毛绒玩具。婴儿床的上方悬挂的玩具必须特别小心，以免掉落到宝宝的身上造成伤害。

宝宝脱皮别着急

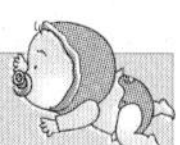

宝宝出生两周了，怎么开始脱皮了呢？好好的宝宝，一夜之间稚嫩的皮肤开始脱皮，太让人担心！其实不用担心，几乎所有的新生宝宝都会有脱皮的现象，有的是轻微的皮屑，有的是像蛇蜕皮一样地脱皮，对此家人不必担心。只要宝宝饮食、睡眠都没有问题就是正常现象。

脱皮是因为新生宝宝皮肤最上层的角质层发育不完全引起脱落。此外，新生儿连接表皮和真皮的基底膜并不发达，使表皮和真皮的连接不够紧密，造成表皮脱落。

这种脱皮现象全身各部位都有可能出现，但以四肢、耳后较为明显，只要于洗澡时使其自然脱落即可，无须采取特别保护措施或强行将脱皮撕下。若脱皮合并红肿或水疱等其他症状，则可能为病症，需要就诊。

宝宝枕秃是缺钙吗

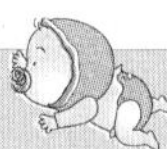

缺钙的宝宝有一种表现就是枕秃，但枕秃的宝宝未必都缺钙。

造成宝宝枕秃的原因很多，如果枕头比较粗糙或太硬，宝宝又常常躺在上面，一旦出汗发痒时，宝宝就会用左右摇头的动作来止痒，时间长了，枕部的头发就可能被磨掉，出现枕秃。这样的枕秃无须治疗，宝宝大了自然就好了。

如果宝宝有枕秃现象，同时伴有睡眠不好、出汗等症状，又没有按规律补钙，这时就要考虑可能是缺钙了。

平常我们所说的“缺钙”，实际是维生素 D 缺乏性佝偻病。很多人都认为缺钙会让婴儿患上佝偻病，然而佝偻病的真正原因是婴儿体内缺少维生素 D。婴儿体内缺少维生素 D 会影响婴儿对钙的吸收以及钙在骨骼中的沉积，从而影响骨骼发育。

幼儿在 2 岁后户外活动增加，饮食种类逐渐多样化，这时就不需要补充维生素 D 了，但是，每天户外活动时间要求在 2 小时以上，达不到的应该继续少量补充维生素 D。

如果发现宝宝有枕秃等缺钙表现，体检时可以告诉儿科大夫宝宝的吃奶量，让医生帮助算出钙剂用量，科学地进行补钙。

有些宝宝检查血钙为正常，家长就以为不缺钙，这是不准确的。血钙只代表血液中钙的含量，人体内 98% 的钙都贮存在骨骼和牙齿中，血液中的钙还不到全身总量的 2%。在一般情况下，血钙浓度并不能敏感地反映人体是否缺钙，也就是说血钙正常的人也会有缺钙的症状存在。

单凭有枕秃等表象就随意给宝宝补钙的做法是不可取的，而且对宝宝的身体也有一定危害。

新生宝宝胎记别担心

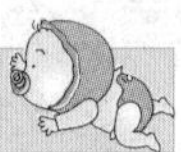

新生宝宝出生后可在皮肤或黏膜部位出现一些与皮肤本身颜色不同的斑点或丘疹，称为新生宝宝胎记。常见的有以下几种：

1 粉红色斑，是粉红色的斑点，颜色淡，压之变白，而且会迅速消退。常见于浅肤色新生宝宝的眼睑和胸、枕骨部位，一般于 1 岁左右消失。

2 草莓斑，又称血管病，是一种突出于皮肤表面、界线清楚、鲜红或暗红色的肿胀物。于出生时或出生后头 2 个月可见，经一段时间的成长后，痣的大小会固定下来（约 8 个月），大多在 10 岁以前消失，不消失者需给予冷冻及核素敷贴治疗。

3 永久性红斑，如葡萄痣，又称焰火痣，是一种红紫色的斑点，通常于出生时可以观察到。此种斑点是平坦的，不会随压迫而变白，也不会自然消

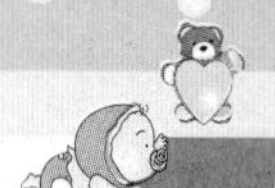

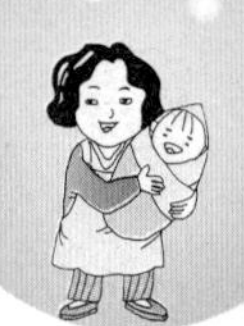

失。葡萄痣一般沿着三叉神经分布，可能与视网膜或颅内疾病有关。

4 蒙古斑，是指出现在臀部、腰部或背部的一些与周围皮肤界线分明的色素沉着区域，通常是蓝色带状，此胎记无特殊意义，通常于 1 ~5 岁时消失。

宝宝头形不正是怎么回事

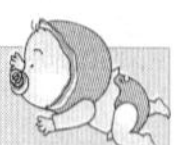

宝宝到 1 个月左右，放他/她到床上躺着时，有的宝宝的脸只朝向一个方向。仔细观察，才发现他是头形不正。

婴儿的头在出生后 1 个月左右，生长速度比人生的任何时期都快，头围可扩大 3 厘米。头骨的急剧生长，不一定会左右对称。左右不同，并不是因为外界压迫，而是因为内部的力量所致。左右不对称，发展到一定程度，婴儿的头部就会一侧扁平。过 2 个月时，婴儿能够自由活动头部，纠正起来就更难了。所以，要想使婴儿头部左右对称，出生后 1 个月内就应该经常观察婴儿头部，如果稍有不平，就马上把这一侧垫起来，使这一侧不承受重力。但实际做起来是很难的。

有的婴儿无论如何注意头部，都会出现左右不同。对头部的形状不要太费心思，哪一个婴儿头部都多少有些偏斜，即使是相当偏斜的头在过周岁生日时，也会变得不明显了。但如果宝宝的头部不偏，却只朝向一个方向，这种时候，就应该考虑斜颈了。

如何给宝宝剪指甲

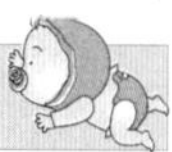

宝宝的指甲长得非常快，经常会把自己的小脸抓伤，应及时为其修剪。有的父母为了图省事，给新生宝宝戴上手套，其实这种做法非常不妥，既束缚了宝宝双手，限制了宝宝双手活动，又不利于宝宝触觉的发育。

给宝宝剪指甲可以等宝宝熟睡后进行，这样可以避免因宝宝乱动，而不慎刺伤宝宝的手指。另外，洗澡后指甲会变得较软，此时也比较容易修剪。

修剪时可以用宝宝专用指甲钳压着宝宝手指肉，并沿着指甲的自然线条进行修剪。剪时注意不要把指甲剪得太多，和指头平齐即可。如果不慎刺伤皮肤，可以先用干净棉签拭去血渍，再涂上消毒药膏。另外，为防止新生宝宝用手指抓破皮肤，剪指甲时要剪成圆形，不留尖角，保证指甲边缘光滑。

妈妈给宝宝剪指甲的时候，需要特别小心，因为宝宝的手经常无意识地乱动，一不小心，就会伤到他的手指，如果在修剪中，不慎伤了宝宝，妈妈要及时给宝宝止血消毒。止血可以用消毒纱布或棉球按压伤口，止血以后，再用碘酒消毒即可。

宝宝刚满月不宜剃头

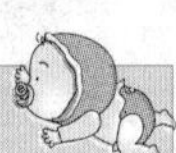

民间传统认为，婴儿满月应剃光头发，这样可以使头发增多变粗，有人连婴儿的眉毛也一起剃掉。这种做法是没有科学根据的。

一般来说，头发生长得如何与遗传因素及妈妈孕期的营养有较大关系，有的宝宝会随着年龄的增长，头发越长越好。妈妈可在宝宝稍大些时，添加一些有利于毛发生长的食品，而不必靠剃头来提高、改善发质。

露出皮肤表面的毛发是毛干，埋在皮肤里的是毛根，两者都是已经角化并且没有生命活力的物质。生长毛发的能力取决于毛根下端的毛囊，它隐藏在真皮深处。因此，无论怎样剃、刮甚至拔，触及的只是未起作用的毛干和毛根，对起决定性作用的毛囊却一点也未触及，根本不可能改变头发的质量。

给婴儿剃头，不但不会给其带来任何好处，反而可能会给婴儿造成不必要的麻烦，导致疾病的发生。

这是因为婴儿的头皮十分娇嫩，抵抗力差，剃头只要一不小心就会割破孩子的头皮，而且婴儿的头皮上存有大量的金黄色葡萄球菌，头皮有破损时，细菌会乘虚而入，并经血液流通播散到全身，引起严重的菌血症、败血症，甚至脓毒血症，严重时可危及婴儿生命。

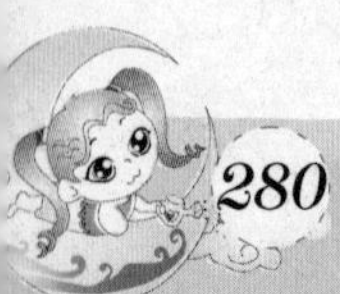

早产宝宝的科学护理

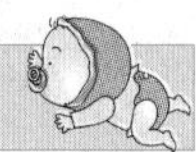

胎龄越小，器官的缺陷和功能障碍对早产儿的生命和健康的危害就越大，出生后可能遇到的问题也越多，往往需要给予特别的监护，帮助其度过发育不足时期。早产儿所需要接受的监护与其出生时的胎龄和体重密切相关。

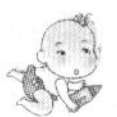

保暖

早产儿的体温调节功能差，因此出生后要特别注意保暖。为避免出现体温异常波动，早产儿室内温度保持在24℃为宜。早产儿所用的尿布、衣服及包被等，都应在火上烘烤后再使用；头上要戴帽子。

如果早产儿胎龄太小，成熟度太差，让他生活在保暖箱内为宜。保暖箱好似人造子宫，透明的外壳便于观察，箱体设置有可供手伸进去操作的窗口，保暖箱内的温度和湿度可以调节到最佳的需求状态。

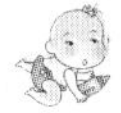

喂养

要想早产儿生长发育快，正确喂养十分重要。对早产儿来说，最好的营养物质仍是母乳。母乳的营养成分不会因提早结束妊娠而缺少。

为了减少低血糖、高胆红素血症，要早期喂食，刚出生时，可补充葡萄糖水，进食量和喂养次数视早产儿的饥饿和摄入情况而定。吸吮力好者，可直接开始哺喂母乳，最初每次不超过10分钟。若早产儿食欲好，吸吮又无疲劳现象，可逐渐增加哺乳时间。

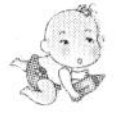

预防感染

早产儿免疫功能低下，很易感染，要特别注意预防。

要避免亲友探望；家中有感冒、皮肤感染及肠道感染的人，都应与早产儿隔离；给早产儿喂奶、换尿布前，都应洗手；早产儿的奶瓶、用具应天天煮沸消毒；床单、被褥应经常洗晒；居室要通风；应天天给早产儿洗澡、更换衣服，保持其皮肤清洁；喂奶应注意勿使奶吸入气管内；喂奶后要调换体位，防止发生肺炎；如发现皮肤生有脓包等感染现象，应及时到医院检查治疗。

何时给宝宝练习俯卧抬头

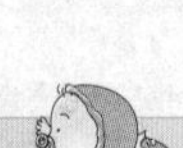

为了加强锻炼，从宝宝20天起，妈妈便试图让他俯卧，用自己的力量撑起小脑袋。但遭到了爸爸的反对。爸爸说宝宝太小，还没到时候。平时要仔细观察宝宝，如果宝宝能左右转动头部观看玩具，而不是只动眼睛，大约7～10天后能转动头部，就可以让宝宝俯卧了。大人可用左手摇动一个发声的玩具，用右手把宝宝的额头扶起。让他看到玩具，天天练习，到满月时，宝宝就可以在俯卧时自己把头抬起，用眼睛观看玩具，甚至有1～2秒钟连下巴都能抬起来。不经练习的宝宝就没有这种能力，俯卧抬头是锻炼颈部肌肉最好的方法，可为以后坐起、爬行做准备。

给宝宝做抚触的好处

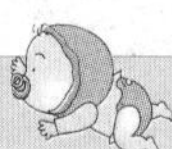

新生宝宝从出生的最初几天就能表达和接受爱，母亲为新生宝宝做抚触是母婴之间最好的交流和沟通。孩子从中可以获得一种安全感、信任感，并能为今后适应人际关系和周围环境打下基础。

1 触摸能刺激新生宝宝分泌足够的激素和酶类，其中包括对促进新生宝宝生长发育有极为重要作用的生长激素和促进食物吸收的激素等。

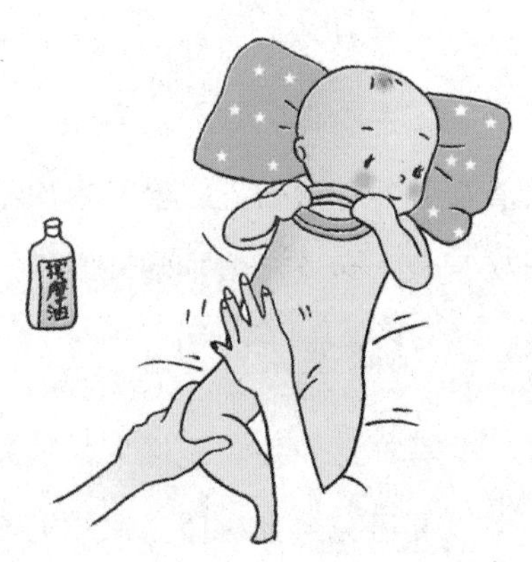

2 触摸有助于促进母婴情感交流，促进乳汁分泌。新生宝宝与母亲保持皮肤接触，能刺激母亲脑垂体分泌两种激素，一种是催乳素，促进分泌乳汁；还有一种是催产素，可刺激母亲子宫的恢复。

3 抚触作为一种良性刺激能增加新生宝宝睡眠时间，改善睡眠质量，改善情绪，增进食欲。触摸有助于新生宝宝体内形成能控制糖皮质激素分泌的

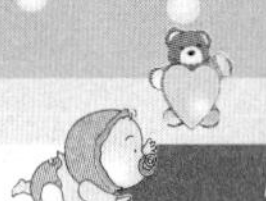
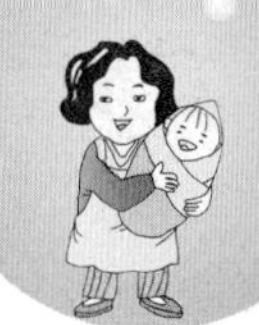

受体，该受体有助于调节糖皮质激素水平使之不致过高，从而避免日后对胰岛素不敏感、胆固醇和血压升高、脑细胞受损伤等不良后果。国外曾对早产儿进行抚触研究，发现早产儿每天接受45分钟抚触，10天后其体重增加量比其他同龄未接受抚触的早产儿高出47%，睡眠警觉性以及活动力等方面也明显优于未接受抚触的早产儿。8个月后上述差别更明显。

做抚触时要注意的问题

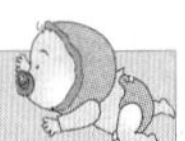

1 室温应在25℃左右。新生宝宝全裸时，操作台面的温度应略高于皮肤温度。

2 房间最好安静、整洁，床铺最好舒适、柔软。

3 按摩时间最好选择在沐浴后、午睡及晚上就寝前、两次进食中间，或喂奶半小时后，新生宝宝清醒、不疲倦、不饥饿、不烦躁的时候。

4 按摩前洗净双手，指甲短于指端，将准备好的婴儿润肤油、润肤霜或爽身粉涂在抚触者双手上，以保证抚触时润滑。

5 新生宝宝皮肤娇嫩，切忌用力。抚触时要密切观察新生宝宝的反应，如出现啼哭、肌张力提高、肤色发生变化时应暂停，好转后才能继续。

6 抚触时间一般在15分钟左右，新生宝宝啼哭超过1分钟要停止按摩。

7 抚触前最好先亲吻、拥抱新生宝宝，用以传递爱的信息。抚触时可播放一些轻音乐，使母婴保持愉快和放松的心情。

8 抚触时应避开乳头和脐部。

做抚触的方法

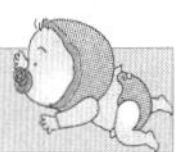

1 新生宝宝取仰卧位，按摩者先用一只手或双手环形按摩头顶部，然后用双手指间按摩两颊、两太阳穴、两眉间（印堂穴），并轻轻揉按鼻两侧及面部。耳朵用手指揉捻，用手指尖轻按耳部四周。

1 双手放在新生宝宝两侧肋缘，右手向上滑向右肩，复原。左手以同样方法滑向左肩，复原。

2 腹部（胃或脐部）重点按摩，以顺时针方向揉腹部，但脐痂未脱落前不要按摩腹部。上中腹部按摩后，再按摩下腹。

3 新生宝宝取俯卧位，按摩者双手从颈背部沿正线向下按摩，然后用指尖轻轻按摩脊柱两旁的肌肉及腰部。反复从颈部向底部迂回按摩。

4 按摩双臂，先从一侧上臂开始，轻轻向下挤捏按摩至手心、手背，每个手指都要挤捏数次。然后用同样方法按摩另一侧手臂。

5 按摩新生宝宝大腿、膝部、小腿，从大腿至踝部轻轻挤捏，然后按摩足部，用拇指从脚后跟、脚心按摩至脚趾。

以上动作最好连贯熟练。

哪些情况不宜亲吻宝宝

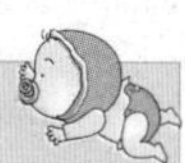

宝宝天真活泼的样子总是让人忍不住想要亲一亲他，但需要注意的是，有些特殊的情况下不宜亲吻宝宝。宝宝的免疫力还比较弱，如果大人携带病菌，很容易通过亲吻传染给宝宝，让宝宝感染疾病。所以，新妈妈应了解出现哪些情况时，不宜亲吻宝宝。

伤风感冒

不论是哪种类型的感冒，病人的鼻咽部都寄生有细菌或病毒，可通过亲吻传染。由于宝宝的抵抗力弱，稍不注意就可能被感冒病毒感染，甚而引发支气管炎、肺炎等症或合并脑炎等。因此，新妈妈在患有感冒的情况下不宜亲吻宝宝。

感染疱疹

如果在面部、唇角、眼睛、手足等部位出现米粒大小的水疱，并且伴有发热或局部淋巴结肿大，就应警惕是否感染单纯疱疹病毒。这种病毒可通过

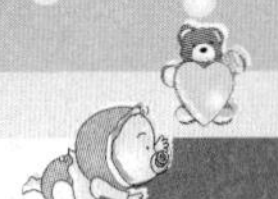
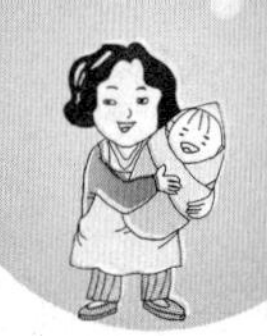

亲吻等方式传播，对成人危害并不十分严重，但对宝宝可致命。出现疱疹性口炎等症状的新妈妈应在痊愈前避免接触宝宝，并切忌亲吻宝宝。

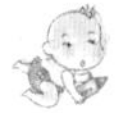

患有口腔疾病

牙龈炎、牙髓炎、龋齿等均为常见的口腔病，大都因口腔不洁，病原微生物在口腔中繁殖导致，可以通过亲吻传染给宝宝。所以新妈妈在口腔疾病痊愈前不要亲吻宝宝。

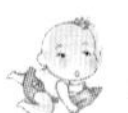

腹泻

腹泻虽然是肠道疾病，但致病的细菌是通过口腔进入肠道的，因此带菌者的口腔也是传染源。如果新妈妈最近感觉肠胃不太舒服，最好不要亲吻宝宝，以减少宝宝得痢疾的概率。

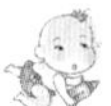

携带具有传染性肝炎的病毒

病毒性肝炎或乙型肝炎表面抗原阳性患者的唾液或汗液等存在病毒，亲吻宝宝可使其受感染。携带肝炎病毒的新妈妈如果经过化验表明还具有一定的传染性，应采取其他方式来呵护宝宝。

不要使劲摇晃新生宝宝

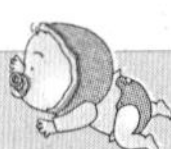

有些父母在宝宝哭闹或哄婴儿睡觉时总爱抱着宝宝不停地用力摇晃，或把孩子放在摇篮中一边摇动、一边哼儿歌。据科学家们研究，轻轻地摇晃婴儿可以使他们的内耳前庭受到刺激，产生平衡感觉，有利于其动作发育。但过分剧烈地摇晃婴儿对孩子却是十分危险的。

人的脑组织很脆弱，其各部分之间是靠一些非常纤细的神经束和血管联系起来的，当剧烈震荡时脑组织撞击颅骨内壁，很容易引起大脑损伤。当成人用反复摇晃来哄婴儿时，婴儿头部相对较大难以控制，在摇晃中使大脑不断撞击颅骨内壁，引起大脑皮层膨胀，使脑组织受震荡并缺血，从而出现烦躁不安、食欲减退、恶心呕吐等症状，严重的还会产生发作性癫痫，这些统称为“摇动婴儿综合征”，多见于6个月内的婴儿。为此，哄宝宝时一定不要过分用力地摇晃，以免造成不良后果。

爽身粉的正确使用方法

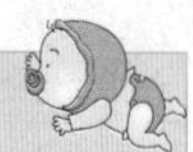

洗完澡后给宝宝身上用些爽身粉，可使宝宝身体滑腻清爽，十分舒适。可是，爽身粉如果长期使用不当，会影响宝宝的健康。

涂抹爽身粉时要谨慎

使用时勿使爽身粉乱飞，应全身轻轻扑撒（用粉扑或纱布包上棉花），尤其扑撒重点部位，如臀部、腋下、腿窝、颈下等。扑粉时需将皱褶处拉开扑撒，防止将粉扑在眼、耳、鼻、口中。

每次用量不宜过多

天气热时，许多妈妈发现宝宝流汗，就为宝宝扑爽身粉，这是不正确的。爽身粉中含有滑石粉，宝宝少量吸入尚可由气管的自卫功能排除；如吸入过多，滑石粉会将气管表层的分泌物吸干，破坏气管纤毛的功能，甚至导致气管阻塞。而且，一旦发生问题，目前尚无对症治疗方法，只能使用类固醇药物来减轻症状。

不要与成人用的混同

婴儿使用的爽身粉（夏季可用痱子粉）不要与成人用的混同，宜选购专供儿童使用的爽身粉。

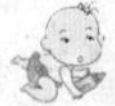

女宝宝避免使用在私处

女宝宝最好不要将爽身粉扑在其大腿内侧、外阴部、下腹部等处，以免粉尘通过外阴进入阴道深处，影响宝宝健康。

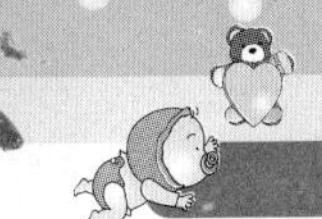
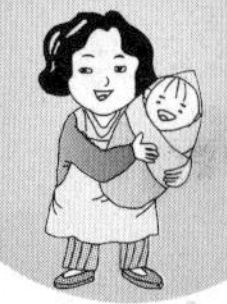

新生宝宝鼻、耳的护理

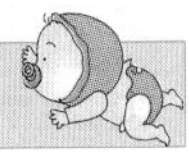

新生宝宝只能用鼻子呼吸，鼻腔一旦被堵就会影响呼吸，严重的可造成呼吸困难。要经常注意孩子的鼻孔干净通畅，帮助清除鼻垢和鼻涕。但一定要注意动作轻柔，并在稳住孩子的头部时进行，防止其晃动头部而碰破鼻子的内壁黏膜。稳住孩子的头部后，用棉签轻轻在鼻腔内转动，清除污物，棉签伸入不可过深。遇到固结的鼻垢和鼻涕时，不可硬拨、硬扯，而应湿软后吸出，比如滴入一滴奶水进入鼻腔，待鼻痂软化后用棉签蘸出即可。

婴儿耳道内的污垢也要在固定孩子的头部后用棉签旋转的方法取出。但要注意只限于耳道的浅部位，不能插入过深，防止损伤鼓膜和外耳道。平时多注意不要让乳汁、泪水流入耳道内，一旦流入，及时用棉签擦干。为保护耳部应经常更换卧位，防止受压时间过长。

新生宝宝鼻塞怎么办

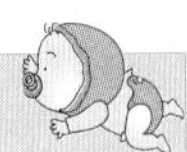

新生宝宝的鼻黏膜柔软，分布有丰富的血管，一旦感染，容易充血水肿，常常使狭窄的鼻腔更狭窄，甚至闭塞而发生呼吸困难，造成拒食、烦躁不安等。除感冒外，新生宝宝尚会因其他原因引起鼻塞，如孕妇在孕期使用利血平。利血平通过胎盘传给胎儿，结果新生宝宝出生后立即出现鼻塞，这就是毛细血管扩张阻塞鼻腔通道之故。另一鼻塞原因是鼻分泌物阻塞。由于新生宝宝经常处于闭口状态口不能呼吸，因而鼻塞严重者可发生面色青紫和呼吸困难。

由于鼻黏膜血管扩张而引起的，可用麻黄素滴鼻，每侧 1 滴，不要两只鼻孔同时滴药，应分别滴入，两鼻孔相隔 5 分钟左右。若无效可用肾上腺素滴入。

若是鼻分泌物阻塞，则可用棉签去除鼻分泌物。若鼻分泌物已干成硬块，则可用棉签向鼻深处略推移，使干的鼻分泌物不再固定在鼻黏膜上，此时鼻分泌物可随呼吸而前后移动，产生痒感，刺激打喷嚏，鼻分泌物往往可随气流排出。另一办法是用棉签的另一端轻轻挑动鼻分泌物，将其拨出。若上述方法均无效，应立即送新生宝宝去医院处理。

抱宝宝前要洗手

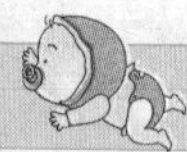

宝宝出生后，要6周后才开始发育自身免疫功能，在前6周里，他们只能依靠妈妈孕期传递给他们的免疫力或从母乳中获得的免疫力来抵御细菌和病毒的入侵，因此他们显得很“脆弱”。

手是传播病菌的重要途径之一，家人或客人不洗手直接抱宝宝，或触碰宝宝的眼睛、鼻子或嘴，极易让宝宝感染病菌而生病，所以在向宝宝表达亲昵时，应提前洗手，尽可能地规避致病隐患！

正确的洗手步骤是：

1. 取香皂或适量的洗手液，涂于手掌。
2. 双手掌心相对摩擦，然后双手十指交叉，摩擦指缝和手背。
3. 一只手握对侧手拇指摩擦，清洁指甲、指缝，然后交换。
4. 一只手摩擦对侧手腕，再交换。
5. 用清水冲洗手部至干净。

你学会洗手了吗？洗干净双手，你就可以放心地抱宝宝了。

多晒太阳防疾病

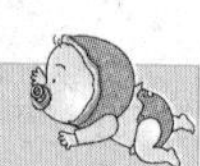

小宝宝需要经常晒晒太阳，短时间、间断地在户外晒晒太阳，接触一下大自然，呼吸一些新鲜空气，对小宝宝的生长发育和健康都有好处。

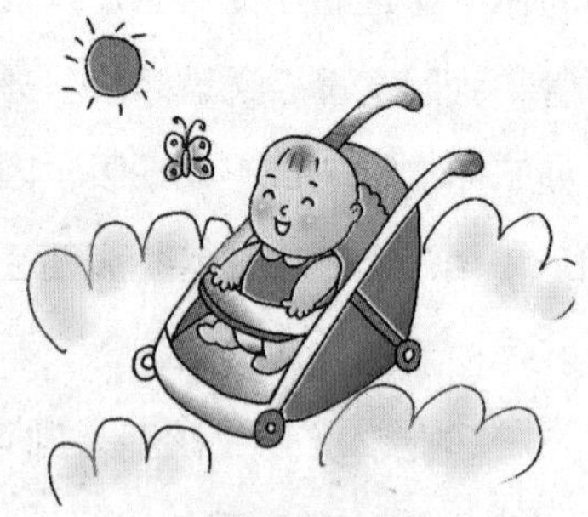

在室内可将小宝宝的小床放在太阳能照到的地方，打开窗户，让阳光照到小宝宝身上，使室内的空气流通。

小宝宝在户外晒太阳时，要注意选择风小的地方，否则容易感冒。不要让太阳直接照射小宝宝的头和脸部，尤其是在夏天。

患有佝偻病或平时没有服用鱼肝油和钙片的小宝宝，特别是营养不良或

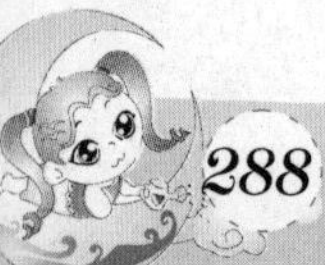

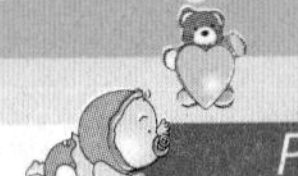

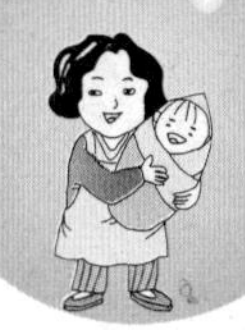

人工喂养的小宝宝，应该先服一段时间的钙制剂，以避免在晒太阳时突然发生抽风。

在晒太阳时，爸爸妈妈要密切关注小宝宝的变化，若发现小宝宝皮肤变红、出汗多、脉搏加快，或晒太阳后出现虚弱、暴躁、不眠、渐瘦等症状，则应停止晒太阳。

如何抱着宝宝进行户外活动

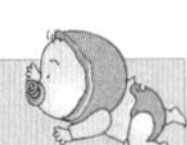

新生宝宝抱到户外去，可以呼吸到新鲜空气，新鲜空气中氧含量高，能促进小儿新陈代谢。同时室外温度比室内低，到户外受到冷空气刺激，可使皮肤和呼吸道黏膜不断受到锻炼，从而增强小儿对外界环境的适应能力和对疾病的抵抗能力。

一般夏天出生的婴儿生后7～10天，冬天出生的婴儿满月后就可抱到户外，刚开始要选择室内外温差较小的好天气，时间每日1～2次，每次3～5分钟，以后根据婴儿的耐受能力逐渐延长。另外，还应根据不同季节决定婴儿到户外的时间。夏天最好选择早、晚抱婴儿到户外去，冬天选择中午外界气温较高的时候到户外去。出去时衣服穿得不要太多，包裹得也不要太紧，如果外界气温在10℃以下或风很大，就不要抱婴儿到户外去，以免受凉感冒。

新生儿期暂不宜进行日光浴。一般在出生后2个月开始进行日光浴，如在冬季出生更应适当推迟。进行日光浴时还应注意下列事项:

1. 温度以20～24℃为宜，气温过低容易引起感冒。
2. 不要隔着玻璃、纱窗或在树荫下晒太阳，以免减少紫外线的照射。
3. 循序渐进，先照射局部，然后全身。
4. 照射时间，一般先照射1分钟，如无皮肤红斑等变态反应，可以逐步加到3～10分钟，但不宜在烈日下暴晒，以免引起皮肤灼伤。
5. 预防眼睛直接被日光照射。

拒给新生宝宝使用电褥子

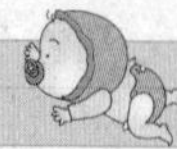

有的家长怕新生宝宝冬季冷，睡觉被窝凉，于是便使用电褥子以保持适宜的温度，这是十分危险的，不可取。适宜的保温对刚出生婴儿的存活影响很大，尤其早产儿这点很重要。在医院分娩的早产儿多睡在保温箱内，在家里通常采取提高室温、添加衣被，或用热水袋放在包被外面的方法保温。

电褥子温度无法自动控制，而新生宝宝体温调节能力差，若保暖过度会同寒冷一样对孩子不利。高温下孩子身体水分丢失增多，若不及时补充水分，会造成新生宝宝脱水热、高钠血症、血液浓缩，出现高胆红素血症，还会引起呼吸暂停，严重的甚至可致死亡。因此，新生宝宝的卧室一定要保持适宜的温度，千万不要过低或过高，要尽量保持恒定。

正确给宝宝测量体温

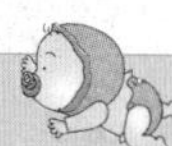

给宝宝测体温并不像有些人认为的那么简单，这里是有学问的。下边提出一些要求，以供参考：

测体温可在三个部位，即腋下、口腔、肛门内进行。其中以腋下最方便、最常用。口腔测体温因宝宝容易将体温表咬碎而一般不用，在腋下因各种原因无法测试时，可在肛门内试测。

体温的正常范围，一般是春、秋、冬季上午36.6℃，下午36.7℃；夏季上午36.9～36.95℃，下午为37℃。

喂奶或饭后、运动、哭闹、衣被过厚、室温过高均可使小儿体温暂升至37.5℃，甚至到38.5℃，尤其是新生宝宝受外界环境影响较大时。三种测体温方法所得数值依次相差0.5℃，即：腋下36～37℃、口腔36.5～37.5℃、肛门内则为37.8～38℃。

孩子腋下有汗时，应用干毛巾将汗擦干后再进行测试，以防不准。

孩子刚喝完热水或活动后不宜测试，应休息片刻，再测体温。

测试之前，将表甩到35℃以下，将水银头一端挟于腋下，要用胳膊夹紧。

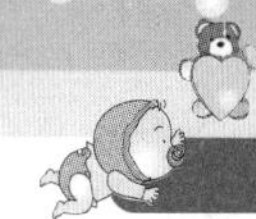
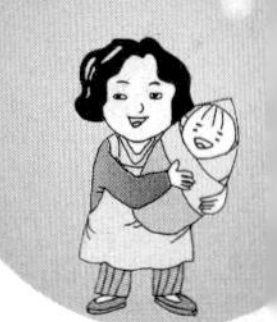

测试时间以 5 ~ 10 分钟为宜，时间不必过长。

孩子测体温时，要注意看管，使其做到既不损害体温表又能准确测试。测试前最好对体温表进行酒精消毒，以防传染疾病。一般认为，新生宝宝腋下体温高于 37.5℃为发热，低于 35.5℃为体温不升。

怎样掌握婴儿的觅乳反射

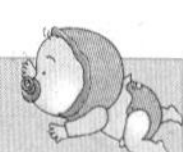

母亲头几次抱着婴儿靠近乳房的时候，应该帮助和鼓励婴儿寻找乳头。用双手怀抱婴儿，并在靠近乳房处轻轻抚摩他的脸颊。这样做会诱发婴儿的“觅食反射”。婴儿将会立刻转向乳头，张开口准备觅食。此时如把乳头放入婴儿嘴里，婴儿便会用双唇含住乳晕并安静地吮吸。许多婴儿都先用嘴唇舐乳头，然后再把乳头含入口中。有时，这种舐乳头的动作是一种刺激，往往有助于挤出一些初乳。

过几天，婴儿就无须人工刺激了，婴儿一被抱起靠近母亲身体，他就会高兴地转向乳头并将其含在口里。

怎样鉴别溢奶和吐奶

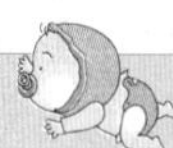

新生宝宝发生呕吐，总是让爸爸妈妈困惑不安，不知该如何对待。实际上，新生宝宝呕吐有溢奶和吐奶两种情况，在护理前应学会辨别，以便护理时区别对待。

宝宝在喂饱后无压力、无喷射性地从口边吐出少许乳汁，无面色改变，吐后不啼哭，称溢奶，是新生宝宝正常现象。这多数是因为新生宝宝的胃呈水平位，贲门较松弛，而发生胃食道反流。宝宝吸奶前哭闹较剧烈，吸奶时吸入空气过多，也可因嗳气而溢奶。人工喂养不当，如橡皮奶头开孔过大，授奶过速，喂养过多、太烫、太冷，都可引起溢奶。溢奶在宝宝出生头 3 个月发生最频繁，直到 7 ~ 12 个月才停止。

吐奶则是指给新生宝宝喂奶后发生的一种较强烈的呕吐，有时呈喷射性，可见黄绿色胆汁，甚至吐出咖啡色液。虽然呕吐有时也可发生于喂养不当或暂时性功能失调，但也一些疾病引起的呕吐，这样的宝宝在呕吐的同时还可能伴有恶心、出汗、面色苍白、胸腹肌的强力收缩以及腹痛、腹泻、发热等症状，应及时去医院治疗。

怎样应对宝宝吐奶

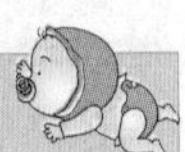

须细心观察新生宝宝吐奶，然后采取不同的处理方法。主要看是溢奶，还是呕吐乳汁。新生宝宝溢奶一般由生理性原因引起。新生宝宝胃呈水平状态，贲门括约肌较松弛，幽门括约肌较紧张，进入胃的食物不易通过。而且宝宝在喂饱后马上睡下，随着体位的改变，乳汁即从宝宝口角溢出。新生宝宝呕吐，则常由于喂哺过多、吸入较多空气、寒冷的刺激，或患新生宝宝消化不良、幽门痉挛、肥大性幽门狭窄等病引起。呕吐本来是一种保护性反射，但频繁地呕吐会影响营养的吸收、水和电解质的平衡，故要引起注意。

给新生宝宝哺乳后，应将新生宝宝抱起趴在母亲肩部，轻轻拍打新生宝宝背部，使吃奶时吸进胃里的空气排出来。然后轻轻地让他睡下，睡的姿势以右侧卧位为好。右侧卧时胃的贲门口位置较高，幽门的位置在下方，乳汁较容易通过胃的幽门后进入小肠。持续右侧卧位约半小时，注意不要晃动新生宝宝，这样可以防止溢奶。

减轻吐奶的方法

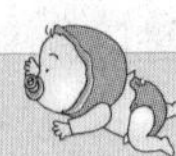

这个时期的宝宝可能会经常吐奶，男宝宝的情况更严重些。吐奶的主要原因是小宝宝的胃呈水平状、容量小，入口的贲门括约肌弹性差，从而易导致胃内食物反流。此外，宝宝如果吃奶较快，会在吃奶的同时咽下大量空气，平躺后这些气体会从胃中将食物一起顶出来。

新妈妈给宝宝喂奶后，不要马上把他放下。最好是竖抱宝宝，让他趴在自己肩头，同时轻轻用手拍打宝宝后背，直到宝宝打嗝为止。这样宝宝胃里

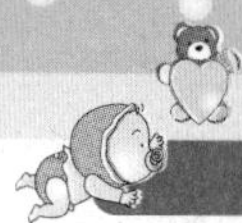

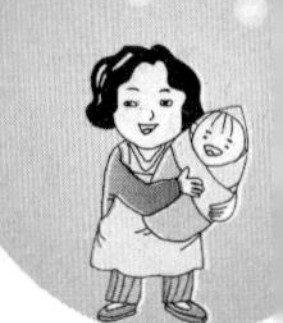

的气体就被排出来，不会吐奶了。宝宝吐出的奶要擦净，更要防止流到耳朵里引起发炎。

对于吐奶，最简便易行的治疗方法是腹部按摩。腹部按摩可通过神经系统促进胃泌素分泌，增加胃肠蠕动；同时使胰岛素水平升高，促进糖类等物质代谢，改善消化吸收功能。新妈妈给宝宝按摩，一般为每隔 4～6 小时一次，夜间可延长至 6 小时以上。每次按摩均在喂奶后半小时进行。按摩时，以肚脐为中心，手指并拢，顺时针运行，并给予腹部一定压力，速度适中。每次按摩时间为 5～10 分钟。吐奶减轻后，按摩次数可减至每日 2～3 次，直至吐奶现象消失。

新生宝宝打嗝的原因

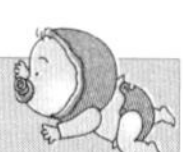

喂完奶后，新妈妈发现宝宝不停地打嗝，新妈妈有些着急，想起从前有次自己打嗝不止，好友吓了一下她，她就立刻止住了。不过，新生宝宝可不能用这种方法止嗝。那么，当宝宝打嗝时要怎么做呢？宝宝打嗝时会痛苦吗？怎样做才能预防打嗝？其实新生宝宝打嗝是一种常见的现象，并不是病。打嗝会造成妈妈的不安，但对新生宝宝不会有不良影响。新生宝宝容易打嗝的原因还不是很清楚，目前认为有以下几个原因：

1. 由于小儿神经系统发育不完善，导致膈肌痉挛，所以打嗝的次数会比成年人多。

2. 护理不当而导致小宝宝外感风寒，寒热之气逆而不顺，俗话说是“喝了冷风”而诱发打嗝。

3. 小宝宝乳食不节制，或吃了生冷奶水或过服寒凉药物而气滞不行，脾胃功能减弱、胃气上逆动膈而诱发打嗝。

4. 吃得过快或者惊哭后吃奶，在这种不恰当的时候哺乳，会造成小宝宝哽咽而诱发打嗝。

宝宝打嗝时的正确做法

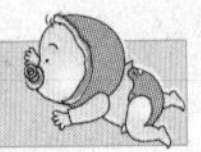

宝宝打嗝时，妈妈可以这样做：

1 如果平时小宝宝没有其他疾病而突然打嗝，嗝声高亢有力而连续，一般是受寒凉所致，可给他喝点热水，同时胸腹部覆盖棉衣被，冬季还可以在衣被外放置一个热水袋保温，有时可不治而愈。

2 如果宝宝因吃奶后腹部胀气，放下平躺时会打嗝。这是因为奶瓶开口小，宝宝在吸奶的时候，因用力吸而吞入太多的空气，造成了胀气现象，因此妈妈在宝宝喝完奶之后，多抱一会儿，轻轻拍宝宝背部，或是轻柔按摩腹部来帮助排气，可以预防宝宝打嗝及溢奶。

3 试着少食多餐的喂食法，或喂食后抱起宝宝拍背以加强排气。

4 喂一点儿温开水或以有趣的活动来转移宝宝的注意力，也可以改善宝宝打嗝症状。

5 不过如果宝宝频繁地打嗝，同时食欲变差、体重减轻或频繁呕吐，就应该带宝宝到医院做详细检查。

怎样预防宝宝打嗝

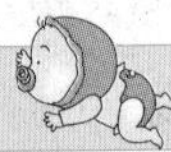

由于刚出生的宝宝神经发育还不太成熟，所以经常打嗝，绝大多数不是病，无须过于担心、惊慌及治疗，通常等宝宝长大后就会自然好转，一般不会造成影响和后遗症，但也要做好预防。

1 平时喂食宝宝要在安静的状态与环境下，千万不可在宝宝过度饥饿及哭得很凶的时候喂奶。

2 喂奶姿势要正确，进食时要避免太急、太快、过冷、过烫。

3 如果是“胃食道逆流”造成的打嗝及溢奶，可在喂奶后让宝宝直立靠在大人的肩上排气，且半小时内勿让其平躺，4 个月大后可添加米粉或麦粉以增加奶的黏稠度，防止打嗝。

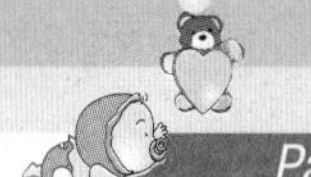
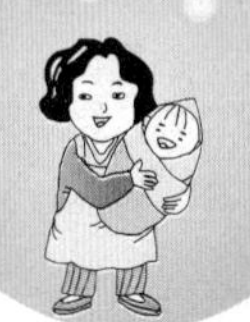

4 如果宝宝打嗝是因为对牛奶蛋白过敏，可依医师指示使用特殊配方奶粉。

5 在宝宝打嗝时可用玩具或轻柔的音乐来转移、吸引宝宝的注意力，以减少打嗝的频率。

6 大点的宝宝，可以让其在喝奶的中间休息一下，让宝宝直立站在你腿上，轻轻地拍他的背排气，可避免连续打嗝。

保护孩子免受意外伤害

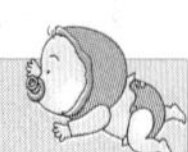

为了孩子健康生长，应该注意保护好孩子，免遭意外伤害，这也是做父母的责任。可以通过如下细则来保护好自己的孩子：

防止孩子外伤

有孩子的家中最好不要养小动物，比如狗、猫等。因为这些动物有可能抓伤、咬伤孩子，动物的疾病也有可能传染给孩子。有些家长为防止孩子抓伤皮肤，给他带上小手套，并扎得很紧，影响了其手指正常的血液循环，引起局部组织坏死，甚至落下残疾。

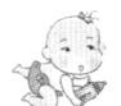

防止孩子烫伤或烧伤

冬天室温过低，有些家长常常使用热水瓶或热水袋给孩子保暖。注意这些物品一定不要直接接触孩子的皮肤，热水袋要用毛巾等较厚的布包好，放在孩子的小被子外面。在给孩子洗澡时，大人首先要试试水温。给孩子喂牛奶时一定要注意牛奶的温度要适宜，以不烫手为宜，做到温度适当，这样才可避免烫伤。

“满月头”剪比剃合适

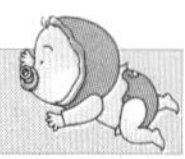

新生儿头部皮肤娇嫩，如果需要为宝宝理理发，让他舒服些，也应采取

剪而非剃的方式。用剪刀剪去过长的头发既可以让孩子显得精神又不会对头皮造成损伤。而剃头则不然。现在宝宝皮肤娇嫩，处于功能尚不完善之时，作为人体的第一道防线，它尚不能很好地抵御病菌的入侵。若用剃刀，尤其是未经消毒的剃刀剃发，刀片会对婴儿的头皮造成许多肉眼看不到的损伤。婴儿头皮受伤后，由于对疾病抵抗力较低，皮肤黏膜的自卫能力较弱，解毒能力又不强，常使细菌侵入头皮，引起头皮发炎或毛囊炎。这会影响宝宝的头发生长，并使头发脱落。一些小儿所患的黄癣（俗称癞子头），有很多就是由理发传染的。还有更为严重的情况是，头皮被损伤后，如果处理不当或挤压，还可使细菌被挤进血管，经眼内静脉和上眼静脉，传播到颅内海绵静脉或脑静脉，引起严重的感染。因此，从预防感染的角度考虑，给满月儿理发时，剪发要比剃发更合理、更安全。

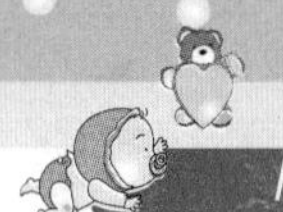
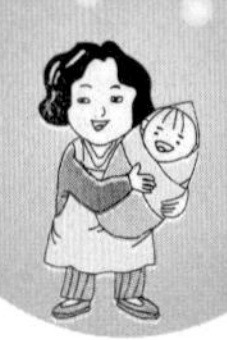

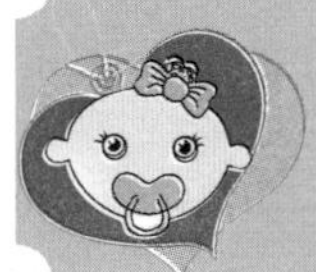

保持良好的卫生

小心呵护宝宝娇嫩的肌肤

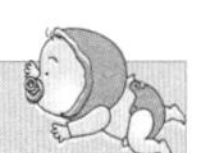

宝宝刚生下来时皮肤尚未发育完全，不具备成人皮肤的许多功能，因此新妈妈在照料时一定要细心打理，以防稍有不慎惹出接连不断的麻烦。

为宝宝慎重选用护肤用品

新生宝宝的皮肤面积与体重之比要比成人大得多，这意味着，每千克体重所吸收的洗护品要比成人多得多，同时，对过敏物质或毒性物的反应也强烈得多。因此，应为宝宝选择安全性更高的洗护用品，即经过严格医学测试证明品质纯正温和，成分完全符合婴幼儿皮肤特性的洗护用品。

防止宝宝的皮肤因摩擦受损

婴儿的皮肤细薄，很容易被外物渗透和因摩擦受损。因此，宝宝的尿布及贴身衣物应是棉质的，且柔软吸水；尿布用后都应用弱碱性婴儿皂清洗；沐浴后用细腻无杂质的婴儿爽身粉涂于全身，尤其是皱褶处。

不可用碱性洗护品清洗

宝宝的皮肤控制酸碱的能力差，仅靠皮肤表面的一层天然酸性保护膜来保护皮肤，防止细菌感染，并维持皮肤滋润细滑，因此保护好这层保护膜很重要。应选择 pH 为中性的洗护品，避免选择其中含皂质、酒精和刺激性成分的产品。

怎样给新生宝宝进行头部护理

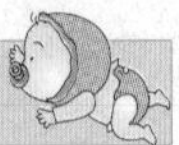

一般来说新生宝宝的头形大多数是近似圆形的，但也有特殊情况，如形态似椭圆形（称为“先锋头”），这是由于在分娩过程中，胎儿的头部经过子宫口和产道时，受到压迫，血流不畅而引起头皮局部水肿，一般在2～4天时会逐渐消退。

新生宝宝出生后，颅骨缝尚未长满，形成一个菱形空间，没有骨头和脑膜，医学上称囟门，头顶常有两个囟门，位于头前部的叫前囟，位于头后部的叫后囟。前囟大于后囟。前囟1岁到1岁半时闭合；后囟2～4个月后自然闭合。

在宝宝新生时期，父母要特别注意宝宝的头部发育，尤其是宝宝的囟门。宝宝的囟门部分缺乏颅骨的保护，所以在闭合之前要防止坚硬物体的碰撞，也不要用手按。但也不必把宝宝的囟门列为禁区，可以用手轻轻摸，也可以洗。清洗囟门时，动作要轻柔，不可用手抓挠，用具和水要清洁卫生，水温和室温要适宜。

注意保护囟门是对的，但及时清洗污垢，也是一种保护。然而有的新妈妈不敢清洗宝宝的囟门，结果导致囟门皮肤上结痂，这不仅会影响皮肤的新陈代谢，还会引发脂溢性皮炎，对宝宝的健康不利。如果囟门有结痂，可用消毒植物油或0.5%金霉素软膏涂敷在结痂上，24小时后用细梳子轻轻梳几次即可去除。除去后要用温水、宝宝香皂清洗。

小心处理宝宝头上的乳痂

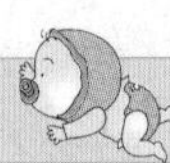

婴儿的脂溢性皮肤炎——乳痂，是一种好发于0～4个月婴儿的皮肤病。新生宝宝头皮的皮脂腺分泌很旺盛，如果不及时清洗，这些分泌物就会和头皮上的脏物积聚在一起，时间长了就形成厚厚的一层痂，有时甚至蔓延到脸上、耳后和脖子上。这在婴儿中非常普遍。乳痂的形成和护理工作不到位有着密切的关系。而新妈妈之所以会护理不好，通常是因为害怕碰伤宝宝的囟门，而迟迟不敢动手给宝宝洗头。虽然宝宝生了乳痂后，一般经过一段时间会自然痊愈，但新妈妈也应该做好护理，让宝宝感觉更清爽些。

新妈妈可以用植物油给宝宝处理乳痂。另外，一些以植物油成分为主的婴儿油或婴儿润肤霜也是帮助宝宝清洁乳痂的不错选择。

在为宝宝清洗头皮乳痂之前，为保证植物油的清洁，一般要先将植物油加热消毒，放凉，以备使用。正式清洁时，先将冷却的清洁植物油涂在头皮乳痂表面，不要将油立即洗掉，需滞留数小时，头皮乳痂就会变得松软，比较薄的头皮乳痂会自然脱落下来，比较厚的头皮乳痂松软没有脱落时，可用小梳子慢慢地轻轻梳一梳，厚的头皮乳痂就会脱落，然后再用婴儿皂和温水洗净头部的油污。

如果乳痂很厚，一次浸油可能去不掉，也可以每天涂 1 ~ 2 次植物油，直到乳痂浸透后再梳去。乳痂去掉后，要用温水将新生宝宝头皮清洗干净，然后用毛巾盖住小儿头部直到头发干透。值得注意的是，千万不可用手或梳子硬梳乳痂，以免头皮破损继发感染。

宝宝尿布质地的选择

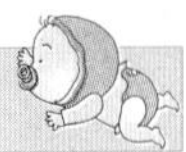

尿布最好选用白色、浅色纯棉布旧被单或旧纯棉衫裤改制而成，既柔软，吸水性强，又无刺激性。可准备 20 ~ 30 块长方形和正方形两种尿布。前者长 60 厘米、宽 40 厘米，后者 90 厘米见方，用时将正方形折成三角形。如用长方形，宽度以 12 ~ 15 厘米为宜，尿布不宜过宽。

市面上销售的成品有一次性无纺尿布，长 50 厘米，宽 12 厘米，优点是卫生无毒，质地柔软，使用方便，吸水力强，底层有防渗薄膜，不会污染衣被。一次性带警尿布，在无纺尿布的基础上加湿警器，新生宝宝大小便后会立即发出警报，提醒大人更换。这两种尿布的缺点是价格比较贵，不太经济，但适当准备一些，外出或阴雨天时用也未尝不可，尤其是已患臀红或尿布疹的新生宝宝，有了尿布湿警器的帮忙，可防止新生宝宝被屎尿浸淹的痛苦，有利于皮肤病的痊愈。

给宝宝更换尿布

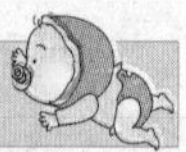

经常更换尿布可保持新生宝宝臀部皮肤清洁、干燥，使新生宝宝舒适，预防尿布性皮炎。常备尿不湿或布尿片、温热水、小毛巾、护臀霜或其他治疗性药物。在给宝宝更换尿布时要注意以下事项。

1 调节环境温度至 24 ~28℃，关闭门窗。

2 打开包被，用一手轻轻提起新生宝宝双足，解下污尿布。

3 用温热水洗净臀部，干毛巾擦干后涂以护臀霜，再将清洁尿布垫于臀部。

4 操作结束后，拉平新生宝宝衣服，盖好被子，洗净双手并做好记录。

5 操作过程中，应动作轻柔，注意保暖。

6 尿布包扎应松紧适宜，防止因过紧而影响新生宝宝活动或过松造成大便外溢。

7 仔细观察新生宝宝大小便的颜色、性状及臀部皮肤是否清洁、干燥、完整。

8 更换尿布过程中，应主动与新生宝宝进行语言及非语言性情感交流，以表达对宝宝的爱和关怀。

新生宝宝尿布的清洗

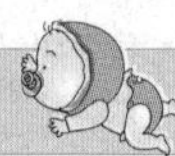

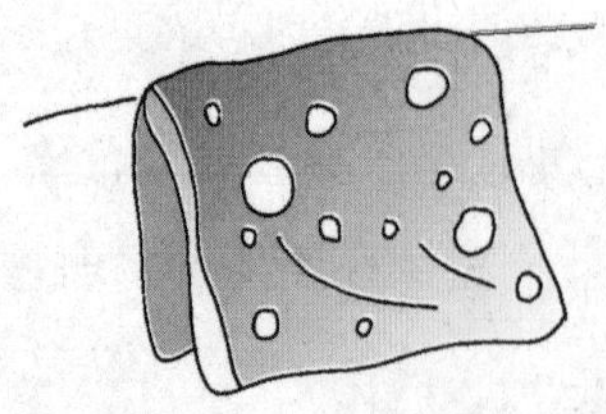

给宝宝更换下来的尿布一定要认真地清洗。新生宝宝每天用过的尿布很多，如果一块一块地洗最好，集中起来清洗也可以，但一般应每天集中洗 3 ~4 次。如果仅仅是尿湿，可以在清水浸泡后再进行清洗；如若是大便可在厕所先将大便清除干净，用普通肥皂洗净后再用清水洗干净。洗尿布时不要用洗衣粉、药皂和碱性太强的肥皂，更不要用漂白

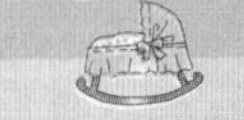
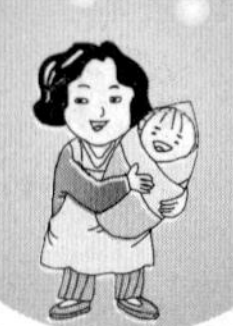

洗衣粉，这些都会刺激新生宝宝的皮肤，引起皮疹。

尿布洗干净后要注意消毒。首先洗干净尿布后要用沸水烫一下，然后放在阳光下晒干。没有阳光的时候，要烘干或用电熨斗熨干。每次洗净的尿布晾干后应是干净、柔软的。最后要将尿布折叠平整、放好，以备下次使用。

如何选购和穿戴纸尿裤

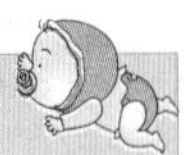

纸尿裤不仅能为宝宝的肌肤提供一个干爽的环境，让他们享受更充分的睡眠，而且能将新妈妈们从烦琐的重复性劳动中解放出来，使她们有时间工作、有精力享受生活。

购买时应先注意包装上的标志是否规范。

根据我国轻工业行业标准关于纸尿裤的规定，纸尿裤的销售包装上应标明以下内容：产品名称、采用标准号、执行卫生标准号、生产许可证号、商标；生产企业名称、地址；产品品种、内装数量、产品等级；产品的生产日期批号。

通过试用来做最合适的选择。

每家厂商都有自己个性化的设计，妈妈可以根据宝宝的实际情况和自己的喜好来选择。最实用的方法是刚开始的时候少量购买，然后根据以下纸尿裤“好用”的参考标准来检查所购买的纸尿裤，看看效果再决定最终长期购买的品牌及产品。

纸尿裤“好用”的参考标准

1 合身舒适。宝宝每天穿着的纸尿裤合身贴体最重要，有弹性设计的纸尿裤能够很好地配合宝宝活动，避免红印和摩擦。

2 吸收量大。这样可以减少更换频率，不会打扰睡眠中的宝宝，而且快速吸收能够减少尿液与皮肤接触的时间，自然就减少了宝宝患尿布疹的概率。

3 干爽不回渗。屁股老是接触湿湿的表层，宝宝一定不舒服，而且容易长尿布疹。

4 透气不闷热。透气性是保护宝宝稚嫩肌肤的重要条件。另外，要选择适合宝宝尺码的纸尿裤。可参考包装上的标示购买，腰围要紧贴宝宝腰部，粘贴处有数字标志的。胶贴贴于数字 1 ~ 2 之间比较合适。如胶贴贴于 3 号数字上，说明纸尿裤的尺寸小了，下次购买时要选大一码的纸尿裤。检查腿部橡皮筋松紧程度，若太紧，表示尺码过小；若未贴在腿部，表示尺码过大。

如何穿纸尿裤

给宝宝穿纸尿裤的方法：

1 将尿布展开，一只手提起宝宝双脚，使屁股抬起，另一只手将新的纸尿裤放到宝宝屁股下。

2 将纸尿裤的一侧向宝宝的肚子上方牵拉，使其左右保持对称。

3 撕开纸尿裤一侧的小耳朵，粘在纸尿裤适合宝宝腰围的位置。

4 撕开纸尿裤另一侧的小耳朵，粘在纸尿裤适合宝宝腰围的位置。

现在，宝宝的纸尿裤就穿好啦。新妈妈还可以用两只手指插入宝宝肚脐下的纸尿裤处，检查纸尿裤的腰围大小是否合适。若不合适，可调整纸尿裤左右两侧小耳朵的位置。

怎样正确使用纸尿裤

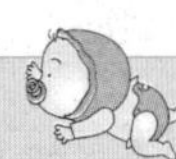

在使用初期，不管宝宝有没有尿湿，都要坚持每隔 2 ~ 3 个小时就给宝宝换一次纸尿裤。过一段时间就要减少纸尿裤的更换次数。开始应该是一天更换 10 次，到以后可以改成一天 6 次。在宝宝大小便之后，要马上给宝宝更换纸尿裤，并且还要用温水给宝宝洗屁股，等到宝宝的屁股上的水分完全干了，才可以给宝宝换新的纸尿裤。

宝宝的屁股在使用纸尿裤时，要做好护理工作。纸尿裤一旦尿湿就要马上更换，减少湿润的纸尿裤对宝宝皮肤的刺激。每次清洗宝宝的屁股之后，可以给宝宝的屁股上涂少许的凡士林油、氧化锌软膏或尿疹膏，它们可以保护宝宝的皮肤。尽量少用婴儿粉给宝宝涂擦，婴儿粉虽然可以在短时间里保

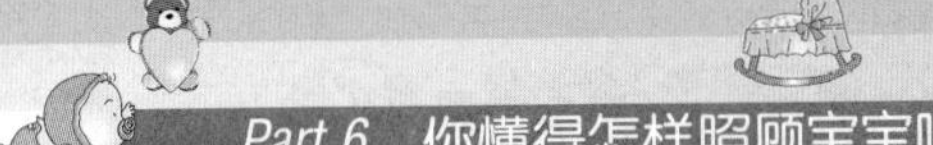
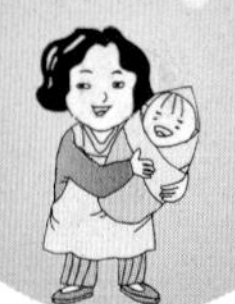

证宝宝的屁股干燥，但潮湿之后，就会失去作用，再加上如果宝宝的生殖器官吸入大量的粉，对以后的发育会十分有害，所以还是少用为好。

纸尿裤的使用还分季节性。冬季要给宝宝挑选厚一点的纸尿裤，这样不会让宝宝尿湿床单；夏季因为宝宝新陈代谢比较旺盛，出汗比较多，所以要给宝宝选择用轻薄型的纸尿裤，这样可以减少腿部和臀部的负担。

新生宝宝皮肤的护理

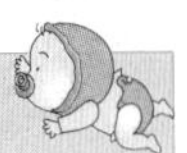

刚刚出生的新生宝宝皮肤呈浅玫瑰红色，皮脂腺分泌旺盛。出生时皮肤上覆盖着一层胎脂，有保护皮肤不受细菌侵入及保暖的作用，出生后会自然吸收，不易擦掉，位于颈下、腋下及腹股沟、腘窝等处的胎脂于出生后6小时左右用消毒的植物油轻轻擦去，避免胎脂刺激皮肤。

新生宝宝皮肤薄嫩，易受损而发生感染。所以要护理好皮肤，尿布要勤换，衣服要清洁、柔软、宽松，要勤洗澡、擦身。在出生后的3~4天，新生宝宝的全身皮肤可变得干燥，这是由于在此以前胎儿一直生活在羊水里，当来到新的世界后，皮肤就开始干燥，表皮逐渐脱落，1周以后就可以自然落净，不要硬往下揭。由于新生宝宝皮肤的角质层比较薄，皮肤下的毛细血管丰富，因此新生宝宝在“落屑”以后，皮肤呈粉红色，非常柔软光滑。

宝宝洗澡前的准备工作

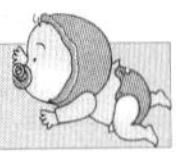

1 关闭门窗，避免空气对流，要求室温最好在24~26℃，水温最好在38~40℃，如果没有温度计，可以用手腕内侧试温度，不凉不烫即可。

2 洗澡时间最好选择在新生宝宝吃完奶2小时左右，以减少吐奶。沐浴前先准备好洗澡用品，如浴巾、毛巾、纱布、棉签、换洗的衣服、婴儿肥皂、浴液、爽身粉等，脐痂未脱前还要备好消毒棉签和75%的酒精。

3 洗澡前还要清洗双手，清洁浴盆等。

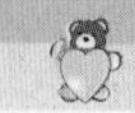

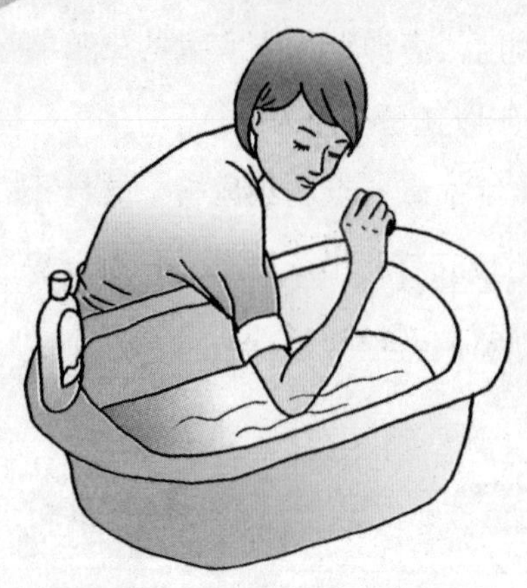

4 洗澡的程序如下：先倒凉水再倒热水直至水深达10厘米为止。然后以温度计或肘部测水温，感觉温暖为合适。为新生宝宝脱去衣服，抱起新生宝宝，用手托住头部，手掌托住腋下，另一只手托着双足，轻轻放入盆中，注意先让臀部入水。

5 先洗头发，把洗发水、沐浴液均匀地涂抹于新生宝宝的头上和身上，并轻轻揉搓，然后用海绵或纱布将头冲干净，再洗净全身。

多给宝宝洗洗澡

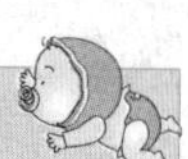

从卫生角度讲，应每天给新生宝宝洗澡，但有时由于条件有限，洗澡时室内温度难以保证，特别是在寒冷的冬天。所以，可根据气候来选择两次洗澡间隔的时间。

炎热的夏天，由于环境温度较高，可给新生宝宝每天洗1～2次澡。洗后在颈部、腋下、腹股沟等皮肤皱褶处擦少许香粉，但不可过多，以防出汗后结成块而刺激皮肤。身体的皱褶处应每天检查，以防褶烂、破溃。春、秋或寒冷的冬天，由于环境温度较低，如家庭有条件使室温保持在24～26℃，亦可每天洗1次澡，如不能保证室温，则可每周洗1～2次或常用温水擦洗颈部、腋下、腹股沟等皮肤皱褶处，并在每次大小便后，用温水擦洗臀部及会阴部，以保证新生宝宝舒适、干净。冬天洗澡或擦洗时动作要轻快、以防新生宝宝受冻而生病。

宝宝在洗澡时要注意水的温度，夏天最好是38～39℃，冬天最好在40～41℃。宝宝洗澡时使用的香皂应选择油性较大而碱性小、刺激性小的专用皂。另外，宝宝洗澡的时间应安排在喂奶前1～2小时，以免吐奶，而且以每次不超过10分钟为宜。

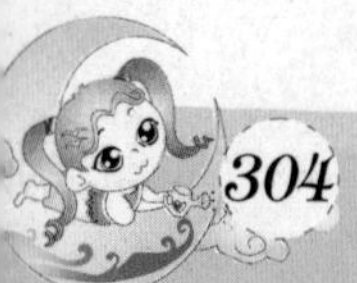

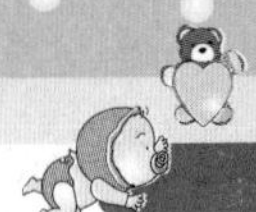
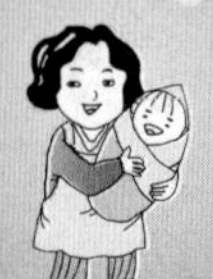

男宝私处清洁注意事项

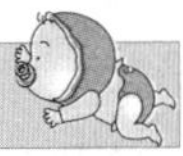

父母需要注意男宝宝外生殖器的日常护理，因为男宝宝的外生殖器皮肤组织很薄弱，几乎都是包茎，很容易发生炎症。在清洁时要按照以下步骤进行：

1 妈妈先洗净自己的手，再把柔软的小毛巾用温水蘸湿，擦干净肛门周围的脏东西。

2 用手把阴茎扶直，轻轻擦拭根部和里面容易藏污纳垢的地方，但不要太用力。

3 阴囊表皮的皱褶里也是很容易积聚污垢的，妈妈可以用手指轻轻地将皱褶展开后擦拭，等宝宝的私处完全晾干后再换上干净、透气的尿布。

清洗男宝宝时，水温应控制在40℃以内，以免烫伤宝宝娇嫩的皮肤。最理想的温度是接近宝宝体温的37℃左右。

另外，平时给男宝宝选择的纸尿裤和裤子要宽松，不要把会阴部包裹得太紧。如果宝宝没有使用纸尿裤，在他排尿后，最好用干净的无屑纸巾为他擦干尿液，以保持局部干爽。

女宝私处清洁注意事项

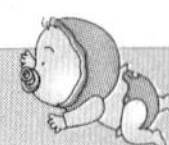

较之于男宝宝，女宝宝的外阴更要新妈妈细心护理，并且这个好习惯要一直坚持下去。

首先，每次给女宝宝换尿布时以及她每次大小便后，最好都要仔细擦拭宝宝的外阴。用柔软、无屑的卫生纸巾擦拭她的尿道口及其周围。擦拭时，方向由前向后，以免不小心让粪便残渣进入宝宝阴部。

其次，给女宝宝清洗外阴时，最好每天用温水清洗两次。女宝宝阴部的清洗顺序跟擦拭的方向一样，一定要从前向后。方法如下：

1 用一块干净的纱布，从中间向两边清洗宝宝的小阴唇，再从前往后清洗她的阴部。

2 接下来清洗宝宝的肛门。尽量不要在清洗肛门后再擦洗宝宝的阴部，避免交叉感染。

3 再把宝宝大腿根缝隙处清洗干净，这里的褶皱容易堆积汗液。

4 最后，用干毛巾擦干，换上干净、透气的尿布。

注意女宝宝使用的尿布或纸尿裤要经常更换。为女宝宝抹爽身粉时，不要在阴部附近涂抹，否则粉尘极易从阴道口进入阴道深处而引发不适。

正确地给宝宝洗脸

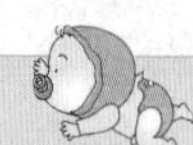

新生宝宝也一样，每天早上要为他洗洗脸，以保持干净清洁。洗脸前，新手爸妈要将自己的手先洗干净。然后准备好一盆温开水，一条毛巾和四五只消毒棉球。清洗时，用左手将新生宝宝的头部托住，使他不要左右转动，再用右手将棉球中水分控干，以揩洗眼部。洗的方法要由内向外，因为泪管位于内眼角，这样可以避免污物进入泪管。洗好一只眼后要更换棉球，再用同样的方法揩洗另一只眼睛。

用清洁棉球浸入温开水中，再取出控干水分后擦洗新生宝宝耳郭前后部位，然后用干毛巾揩干。清洁时注意不要触及外耳道。

如果新生宝宝有鼻涕污物时，可用消毒棉签轻拭鼻孔，使呼吸畅通，清洁鼻部一定要动作轻、慢，不要用指甲去挖。

用新生宝宝专用的小脸盆盛好温水，放入小方毛巾浸湿后拧干，先擦洗新生宝宝额部、两颊、口与鼻的周围、下颌，再擦洗颈部前后。

在给新生宝宝洗脸时，动作要轻、快，不要把水弄到新生宝宝的眼、耳、鼻、口中。

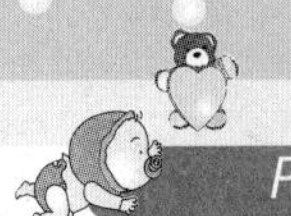

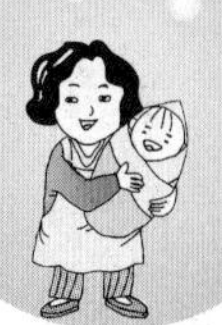

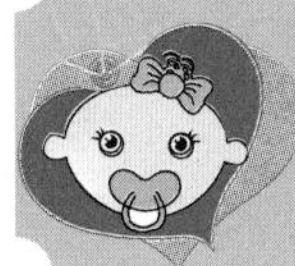

预防疾病的发生

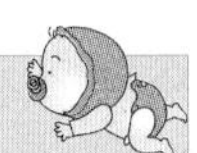

新生宝宝生病的信号

一般来说，妈妈和家人可以从观察新生宝宝的面色、哭声、吃奶、大小便情况与精神状态等几方面来判断宝宝是否生病，吃奶情况和哭声最为重要。

新生宝宝吃奶减少、吸吮无力或拒绝吃奶，都可能是生病的早期表现。

要注意区别新生宝宝的哭声。新生宝宝正常的哭声，洪亮有力，且边哭边四肢伸动，一般是因饥饿引起，吃饱奶后即不再啼哭，安然入睡。如果新生宝宝哭的时候两眼发直，哭声突然、短促，或高声尖叫，常是生病的表现，要及早就诊。

如果当触及新生宝宝某一部位时哭声加剧，应将新生宝宝衣服及尿布等全部取掉，仔细检查全身各部位是否有异常，或衣服、包被、尿布上有无异物，如果四肢有骨折，则骨折部位会有肿胀，且碰一下会哭得更厉害。如果新生宝宝腹部、背部有严重感染，则局部会出现红肿，抱起来或换尿布时，常常哭声加剧。

新生宝宝处于一个特殊的生理发育阶段，所以生病后常常症状不明显、不典型，不易被人察觉。另外，新生宝宝生病后的表现与成人不同，并且病情变化和进展迅速，短期内即可恶化，如不能及时发现，常会引起不良后果。所以新妈妈及家人应了解一些基本知识，提高警惕，以便及时发现新生宝宝的病状。

怎样增强宝宝的免疫力

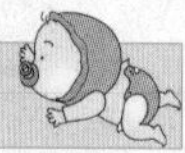

父母都希望自己的宝宝平平安安，免受疾病困扰。在日常生活中精心呵护的同时，许多新手爸爸妈妈还需花费心思提升宝宝的抗病能力。

母乳，增强宝宝免疫力的最佳饮食

经研究发现，母乳喂养的宝宝患脑膜炎、肺炎等疾病的概率比非母乳喂养的宝宝低。而且，母乳喂养 4 个月以上的宝宝，得儿童期癌症的情况也相对较少。这是因为母乳中有着丰富的增强免疫力的物质，仅在母乳喂养的头 4 天里，宝宝就能获取 40 亿个白细胞，以帮助免疫系统工作，而且还能获得 T 细胞和免疫球蛋白 A，这些物质附着在喉咙和肠道内，构筑起抵御细菌的屏障。

增强免疫力，需要食物来帮助

宝宝的健康生长离不开维生素和矿物质，但除了维生素 D 和维生素 K 以外，我们的身体并不生成其他营养素，那么其他的营养物质则必须从食物中摄取。因此，爸爸妈妈应帮助宝宝养成不偏食、不挑食的良好饮食习惯。

1. 富含维生素 A 的饮食包括：红薯、杏等。
2. 富含维生素 C 的饮食包括：猕猴桃、哈密瓜等水果。
3. 富含维生素 E 的饮食包括：菠菜等绿色蔬菜。
4. 锻炼是增强免疫力最简单、经济、有效的方法。

运动能增强体质、增加食欲、帮助休息

1. 多运动能使宝宝变得更加强壮，而且不容易出现无精打采的情况。
2. 经常锻炼能促进宝宝的肌肉发展，并给予关节更好的支持，从而使宝宝在下一次锻炼时不容易受伤。
3. 给宝宝做运动要把握好度，强度不能太大，保证每天半小时即可。

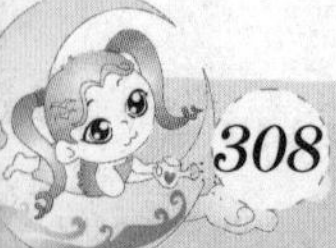

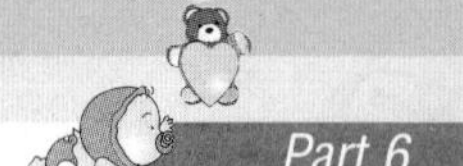

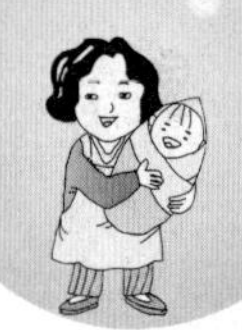

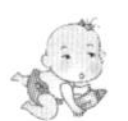

睡眠，让免疫系统“养足精神”

充分休息能使宝宝的身体做好准备，应对任何可能发生的问题，同时身体能够通过休息恢复活力，从而减轻了免疫系统的负担。因此，保证宝宝睡眠充足很重要。

1 每天应保证新生宝宝睡 16～20 小时。

2 6～12 个月的宝宝每天应睡 14～15 小时。

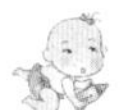

免疫接种，帮助宝宝抗击疾病

接种疫苗是通过人工的方法，使人体产生抵抗力以达到抗病防病的目的，是一种经济、有效、简便的方法。因此，对国家规定的接种计划应不折不扣地完成。

但许多爸爸妈妈在已认识到预防免疫重要性的情况下，仍因事忙或忘记导致宝宝失去预防接种的最佳时机，这对宝宝来说是个不小的损失。

宝宝脐带护理注意事项

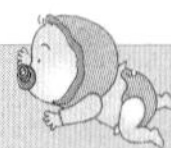

新生宝宝的脐带一般在出生后一两周脱落，为了避免脐带感染，新妈妈对小宝宝的脐带要认真护理，千万不可偷懒，这跟宝宝的健康息息相关。

脐带未脱落前，要保持脐带及根部干燥，出院后不要用纱布或其他东西覆盖脐带。还要保证宝宝穿的衣服柔软、纯棉、透气，肚脐处不要有硬物。每天用医用棉球或棉签蘸浓度为 75% 的酒精擦一两次，沿一个方向轻擦脐带及根部皮肤进行消毒，注意，不要来回擦。为了让宝宝的脐带尽快长好，新妈妈还可选择使用脐带贴。脐带贴具有超薄、透气、防水、防菌、低致敏、加快伤口愈合、吸收脐带分泌物等优点。

脐带脱落后，若脐窝部潮湿或有少许分泌物渗出，可用棉签蘸浓度为

75%的酒精擦净，并在脐根部和周围皮肤上抹一抹。若发现脐部有脓性分泌物、周围的皮肤红肿等，不要随意用甲紫（俗称紫药水）、碘酒等，以防掩盖病情，应找儿科医生处理。

宝宝皮肤褶烂怎么办

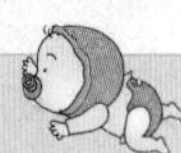

当新生宝宝刚刚降临时，那缎子般细滑的皮肤让你情不自禁地想亲吻，可是过不了多久，宝宝皮肤出现的一些问题就会令你着急，不知所措。比如新妈妈可能会在宝宝的腋窝、腹股沟、臂缝、四肢关节屈面（肥胖儿的会阴部、颈部）等褶缝处发现皮肤发红、糜烂，或表皮剥脱，病变处皮肤温度较高，缝中积液伴有臭味等情况，严重时还可继发细菌感染。这些正是新生宝宝皮肤褶烂的症状。

出现皮肤褶烂的原因是新生宝宝皮肤相互摩擦，积汗与分泌物过多，局部热量不能散发，引起充血。宝宝过胖，环境炎热、潮湿，护理时卫生做得不够到位时，宝宝更易发病。要避免这种情况发生首先就要保持褶缝处皮肤的清洁干燥。肥胖婴儿要勤洗澡，浴后用细软布类将褶缝中的水擦干，并扑以适量爽身粉使滑爽。平时还要勤换尿布，保持腹股沟、会阴、大腿根部处的干燥。

对于已出现皮肤褶烂的宝宝，可外用炉甘石洗剂。

新生宝宝硬肿症是怎么回事

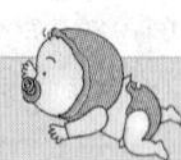

新生宝宝有时会出现周身或局部皮肤发凉，皮肤和皮下脂肪变硬并有水肿，这称为新生宝宝硬肿症。

新生宝宝硬肿症是由寒冷造成的损伤。新生宝宝特别是早产儿，体温调节中枢发育不成熟，皮下脂肪薄、皮肤嫩薄，血管又多，很容易散发热量，体温易偏低。因此，新生宝宝需要适宜的温度环境。为预防此病应注意以下几点：

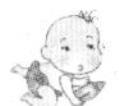 给予新生宝宝最适宜的环境温度

在分娩前就应做好这一准备，特别是对秋冬季出生的宝宝，应把室温提高至25～26℃，并使室温恒定，不能忽高忽低。

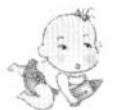 做好产前检查

此病更易发生在早产儿，如果环境温度低，早产儿比足月新生宝宝更易发生此病，病死率更高，故应预防早产。同时，尽量避开在寒冷季节分娩。

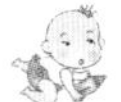 给新生宝宝及时喂奶

保证摄入奶的量，以免因吃奶少而体内热量不足，遇寒冷而身体热量消耗加大，容易发病。

新生宝宝要避免感染。新生宝宝在分娩时受到产伤、窒息、缺氧以及产后受到感染等的影响，都会使体温下降，诱发硬肿症，因此要预防感染导致的发病。

正常新生宝宝的体表温度为36.5～37℃，如体温降至35℃，则全身皮肤发凉，并且皮肤及皮下脂肪发生凝固变性而发硬，严重者苍白而青紫。最易发生的部位是大腿的外侧及面颊部，以后逐渐蔓延至臀部、腹部及胸部，以致波及全身。开始表现为不吃奶、哭声小、吸吮和吞咽能力差，严重者四肢不能活动、心跳慢、呼吸表浅、呼吸困难、尿少甚至无尿，可出现鼻出血、吐血而死亡。

新生宝宝乳房肿大是怎么回事

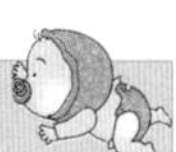

男女新生宝宝都可发生乳房肿大。一般新生宝宝生后3～5天乳房肿大，如蚕豆，甚至有如鸽蛋大小，而且有少量淡黄色乳汁分泌。母亲看到自己孩

子的乳房肿胀，认为是异常情况，并且民间流传着此时要挤压乳头，不然女孩子长大后是瞎乳头，不能分泌乳汁。因此，就形成了挤压乳房的旧习俗并流行至今。为新生宝宝挤压乳房是错误的、有害的，是没有科学根据的。

新生宝宝出现乳房肿胀是正常的生理现象，这是由于胎儿受母体内分泌（雌激素）影响突然中断所造成的，不需要治疗，2~3 周就会自行消失。给女婴挤压乳房，有可能使细菌侵入，引起乳腺化脓，严重时可导致败血症；即使不发生细菌感染，用力挤，也有可能损害乳房生理结构和功能，这会贻误孩子的一生。

新生宝宝鹅口疮的预防

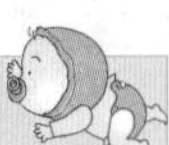

鹅口疮俗称“雪口症”“白口糊”，新生宝宝发病率最高。起病多在出生后的第二周。鹅口疮的症状为新生宝宝的口腔黏膜上出现白色小点，主要分布在两侧的颊黏膜和牙龈上，也可长在舌面和唇黏膜上。

鹅口疮是由白色念珠菌在口腔中生长而引起的。胎儿出生时，经过有白色念珠菌感染的阴道，或出生后接触了有白色念珠菌污染的奶头、奶瓶或其他食具而得。营养不良的小儿，特别是早产儿，或长期使用广谱抗生素者，更容易发生鹅口疮。患病后，新生宝宝一般在哺乳时哭闹，严重者拒绝哺乳，伴有流涎、口臭及便秘等，若迁延不愈，可影响小儿健康。

为了预防新生宝宝患鹅口疮，新妈妈要注意以下方面。

1 母亲在喂奶期要勤换内衣、乳罩，保持清洁卫生，每次哺乳前应洗净双手，擦净乳头。

2 人工喂养的食具，应煮沸消毒后使用。

3 给新生宝宝喂食后，可喂新生宝宝少许温开水，以达到清洁口腔的目的。

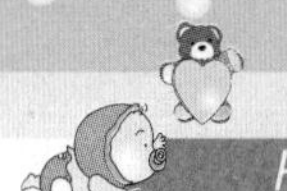
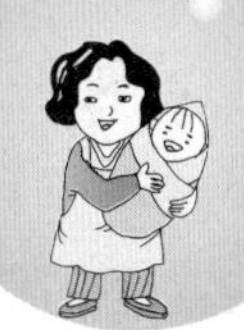

4 如果家庭成员中患有皮肤病，要防止真菌传给孩子。特别是患鹅掌风（手癣）的人，不要直接接触新生宝宝，以免感染。

新生宝宝硬肿症的应对措施

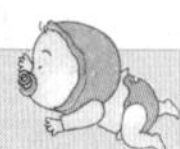

新生宝宝硬肿症常常在出生后不久或出生后7～10天出现症状，主要表现为不吃、不哭、体温不升。患儿一般吸吮无力，哭声微弱，面部表情消失，活动减少，体温常降到31～35℃，周身或局部发冷，皮肤和皮下脂肪变硬并兼有水肿。

仔细检查1周内新生宝宝皮肤和皮下脂肪的软硬程度，有利于及早发现、及时治疗，减少死亡率。

由于新生宝宝皮下脂肪所含的未饱和脂肪酸很少，因此，熔点较高而容易凝固。这种病是以体温低、皮下脂肪变硬，以及生活能力降低为特征的一种全身性疾病。多发生于寒冷季节和室温过低而保温不良的新生宝宝，尤其是早产和未成熟儿，容易并发肺炎、败血症，严重者发生肺出血，死亡率较高，具体应对措施如下。

1 注意给新生宝宝保暖，提高室温，可以防止新生宝宝硬肿症的发生。

2 轻者可在家里因地制宜来保温，如热水袋、火炕、怀抱等使新生宝宝体温上升。

3 仔细喂养，哺喂母乳以保证足够的热量供给。

4 重者需送医院医治。

怎样给宝宝进行眼部护理

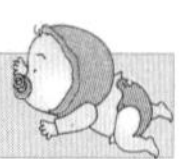

眼睛的发育是在宝宝出生后3个月完成的。由于胎儿的生存空间被羊水

包围着，这样就限制了眼睛的发育，因此眼睛发育的任务就落在出生之后。所以新生宝宝的眼睛需要用心去呵护。

经自然分娩的宝宝，分娩过程中通常会有分泌物浸入眼内，出现眼睑水肿、眼睛发红等现象，在医院里医生都会给予处理。回家后，要注意保持宝宝的眼部清洁，每天可用棉签蘸清水，由眼角内侧向眼外角两侧轻轻擦拭。如发现眼屎多或结膜充血，最好到医院看医生，在医生的指导下用点眼药水，每日 1 次。如果宝宝眼睛变得正常，1 周后就可以不用滴药了，如果宝宝的眼屎分泌还是较多，那么就需要继续滴眼药水。

如果发现宝宝眼睛总是泪汪汪的，看看下眼睑的睫毛是不是倒插眼内，刺激到了眼球。如是，此时也不用紧张，只要轻轻将眼皮拨开，让眼睫毛离开眼球就行了。如果宝宝的眼睛持续流泪，那么有可能是他的泪腺被堵住了。这种状况比较普遍，并且会在宝宝 12 个月左右不治而愈，所以无须担心。

新生宝宝发热的预防护理

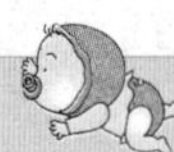

刚出生的宝宝尤其是早产儿，体温调节功能差，体温调节中枢发育未成熟，当环境温度改变程度超越机体调节能力时，则会造成新生宝宝发热或体温过低。新生宝宝发热指体温在 37.4℃以上者，其原因可能有环境温度过高，如睡热炕，使用热水袋或暖箱温度过高，也可由于母亲乳汁不足，喂养过晚，天气炎热或喂养不当引起呕吐等，出现新生宝宝脱水热。更多的原因是新生宝宝感染，如产前感染、羊膜早破、不洁的产前阴道检查等，此多于产后 1 ~ 2 天即出现发热。产后感染多发生在生后一周左右，常见肺炎、败血症、脐炎、脓疱疮或脓肿。严重感染者体温反而不升。

新生宝宝发热时首先要查找发热原因，然后针对病因治疗。发热超过 39℃时可采用物理降温方法，慎用退烧药。其次要调节新生宝宝居住的室温，

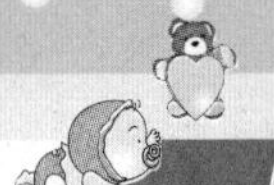

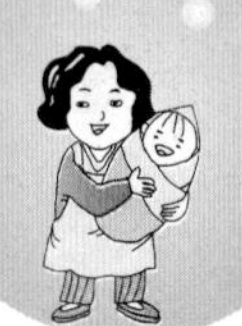

若室温高于25℃，可采取减少或松开新生宝宝衣服和包被的方法，以便散热降温。体温超过39℃时可用温水擦浴，通常用温湿毛巾擦拭新生宝宝前额、颈部、腋下、四肢和大腿根部，以促进皮肤散热。一般不要用酒精擦浴，以防止体温急剧下降，以致低于35℃造成不良的影响。另外新生宝宝发热时，还应经常喂些白开水或糖水。

新生宝宝呼吸快是气急吗

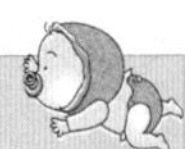

成人以胸式呼吸为主，新生宝宝多呈现腹式呼吸。当新生宝宝呼吸急促时，常表现为小肚子起伏加快。足月新生宝宝呼吸浅表，其正常的呼吸频率比成人快，每分钟可达40～60次，且睡眠中呼吸快慢、深浅不均。正常未成熟新生宝宝呼吸频率可达60次/分，呼吸快慢、深浅不均更为明显。

如果新生宝宝在安静状态下，呼吸频率每分钟超过60次，就说明宝宝气急，应找儿科医生诊治。比较常见的气急原因有以下几种：

1 出生时有羊水吸入，影响了正常的气体交换，新生宝宝不得不靠代偿性的呼吸来弥补其不足。另一种情况是出现了所谓的新生宝宝湿肺，它发生于胎儿期肺内的液体在初生时没有完全吸收时，这同样会造成宝宝暂时性呼吸增快，但这种情况一般2～3天即自行消失。

2 先天性畸形也可影响气体交换、供氧不足，从而引起气急。

3 呼吸困难综合征多见于选择性剖宫产的早产儿，多数在生后12小时内出现进行性、阵发性的呼吸困难，且宝宝肋间和剑突下表现有吸气性凹陷，继之有呼吸暂停和呼吸不规则现象。该病与肺发育不成熟有关，死亡率高。

4 新生宝宝肺炎与大孩子不一样，常常无咳嗽、发热，而主要表现为气急，严重的可有鼻翼翕动、点头样呼吸和身体青紫等现象。

怎样应对宝宝上呼吸道感染

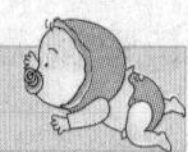

上呼吸道感染简称“上感”，主要指鼻、咽部等上呼吸道黏膜的急性炎症，是婴幼儿的常见病、多发病。急性“上感”本身预后多良好，但若治疗不及时，病儿体质弱，也可引起许多并发症。家长应该做的有：

1. 宝宝“上感”90%是由病毒引起的，不要一上来就服抗生素，应该以清热解毒、止咳化痰的中药为主。低热或中度发热可以采取物理降温的方法退热，高热（39℃以上）时在医生指导下服用退热药。

2. 要让宝宝多喝水、多休息，有些宝宝病情不太重，父母带他（她）去买玩具、逛公园，这样会使病情加重。

3. 饮食以流食、半流食为好。如果食欲不好或呕吐，可以适当增加吃奶次数，每次量少一些。菜汁和蔬菜水不要减少，它们含维生素和矿物质，对疾病的恢复是有好处的。

4. 如果鼻孔内干痂太多，可以用棉签蘸凉开水，慢慢湿润后轻轻掏出来。

5. 让宝宝保持侧卧，以免引起呼吸困难。

怎样预防宝宝湿疹

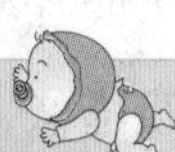

有些新妈妈会发现宝宝的脸、眉毛之间和耳后与颈下对称地分布着小斑点状红疹，有的还流有黏黏的黄水，干燥时则结成黄色痂，这就是新生宝宝湿疹，又名奶癣。这是一种常见的新生宝宝和婴儿过敏性皮肤病，常使宝宝哭闹不安，影响健康。

湿疹不传染，其发病除因孩子体质差外，食物过敏为致病的主要因素。另外，奶癣与宝宝的一些内在因素（如消化不良）和外界刺激（如碱性肥皂、皮肤摩擦等）也有很大关系。另外，湿疹也有遗传倾向。

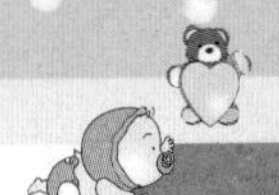
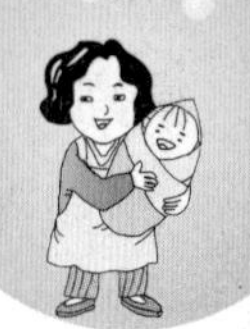

新生宝宝患湿疹后，患处只能用消毒棉花蘸些消毒过的石蜡油、花生油等油类浸润和清洗，不可用肥皂或水清洗。局部黄水去净、痂皮浸软后，用消毒软毛巾或纱布轻轻揩拭并除去痂屑，再涂上少许蛋黄或橄榄油。过敏严重的可在医生的指导下用药。

那么，怎么预防宝宝湿疹呢？

首先，避免给宝宝喂食过量，防止宝宝消化不良。其次，如果牛奶过敏可改用其他代乳食品。再次，新妈妈要少吃或暂不吃牛奶、鲫鱼汤、鲜虾、螃蟹等诱发性食物，多吃豆制品，如豆浆等清热食物。最后，新妈妈不要吃刺激性食物，如蒜、葱、辣椒等，以免刺激性物质进入乳汁，加剧宝宝的湿疹。

新生宝宝痱子的预防护理

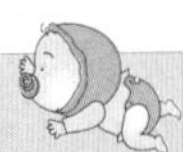

当外界气温增高，湿度大时，汗液不能及时地挥发，导致汗孔、角质层的浸渍发炎，使汗液排泄不出，留滞于真皮内而引起痱子。因此，肥胖或穿着过厚、过暖、过紧的新生宝宝，当室内通风不良和夏季炎热的情况下就更容易长痱子。新生宝宝长痱子常见于面、颈、背、胸及皮肤皱褶等处。并可见成批出现的红色丘疹、疱疹，有痒感。

防治痱子的措施

新生宝宝居室既应注意保暖又不能过热；夏季居室应通风凉爽；衣着不宜过厚、过暖或过紧；注意经常洗澡，浴后扑上婴儿爽身粉；入睡后要让新生宝宝多翻身，避免皮肤受压过久而影响汗腺分泌。如出现痱子可在洗浴后扑上痱子粉或涂炉甘石洗剂。忌用软膏、糊剂、油类制剂。

痱子的护理方法

勤换衣服和尿布，衣服要宽大，用棉布制成，不要捂得过多。经常躺着的新生宝宝，要勤换枕巾多翻身，勤洗澡，洗后扑一些爽身粉或痱子粉。新生宝宝睡觉时要常换姿势，出汗多时及时擦去，尽量少背抱孩子。出了痱子要及时处理，痱子形成小脓包后，要用75%酒精棉球擦破涂上1%甲紫，必要时可服少量解毒中药及抗生素。痱子不能随便用手挤，以免扩散。

新生宝宝结膜炎的应对措施

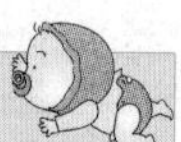

新生宝宝患结膜炎后眼睛红肿、刺痒、疼痛、怕光流泪，并有很多黏液性的脓性分泌物。分泌物多时，会使上、下眼睑，睫毛胶着，以致患儿睁不开眼，内眼角也会有块状黄白色分泌物。一般经过10～14天，重者经2～4周，病情即可自行好转并痊愈。

1. 每日为宝宝洗脸时，用棉球或软毛巾蘸温开水或2%硼酸水，从内眼角向外侧擦，然后滴0.25%氯霉素或0.5%新霉素眼药水2～3滴。
2. 用过的物品要严格消毒，如煮沸、曝晒或用肥皂水洗净后单独使用。
3. 患病的宝宝应立即隔离，以切断感染的途径。
4. 若仅一只眼睛发生结膜炎，应设法防止健康眼被感染，在冲洗、滴眼药水及睡觉时头应偏向患侧，以防患眼的分泌物流入健康的眼睛内。对健康侧眼滴眼药水进行预防时，应先滴健眼，再滴患眼。治疗新生宝宝结膜炎时，待症状消失后，仍应坚持治疗一段时间，以免复发或转为慢性结膜炎。

新生宝宝腹泻的防治

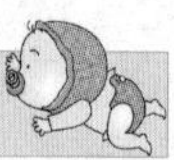

一般来说，母乳喂养的新生宝宝很少发生腹泻，这是因为母乳不仅营养成分比例恰当，适合于新生宝宝的需要，而且其中含有多种抗体，可以防止腹泻的发生。人工喂养的新生宝宝，会因牛奶放置时间过长变质，或食具消毒不严而造成消化道感染，导致腹泻的发生。另外，天气骤变、牛奶或奶粉冲配不当、喂养不当、奶中加糖过多以及牛奶过敏等，均会造成新生宝宝消

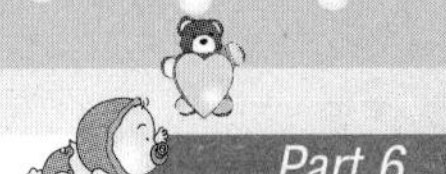

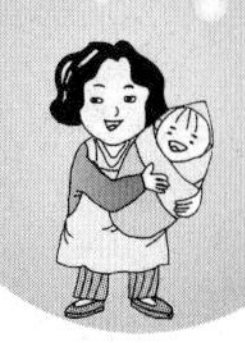

化道功能紊乱，发生腹泻。

轻度的腹泻，大便为黄绿色，可带有少量黏液，有酸臭味，呈薄糊状，每天大便约10次以下。如果大便次数增多，每天多达10次以上，症状就会加重，出现明显脱水，孩子哭声低微、体重锐减、尿少等。如不及时治疗还会出现水与电解质紊乱、酸中毒等严重症状。所以新生宝宝发生腹泻时，切不可轻视，应及时治疗。

为了预防新生宝宝腹泻，母乳喂养的婴儿，每次喂奶时都应将乳头用水洗干净。人工喂养的婴儿，应将奶瓶及一切食具在每次喂奶前清洁干净并煮沸消毒。奶或其他代乳品配制要新鲜。喂乳量和浓度应逐渐增加。

宝宝红臀的护理

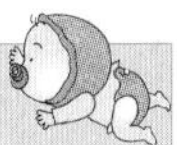

尿布疹俗称“红臀”，主要是因为宝宝臀部的皮肤长时间在潮湿、闷热的环境中不透气而形成的。粪便及尿液中的刺激物质以及一些含有刺激成分的清洁液也会使小屁股发红。宝宝常因此而烦躁哭闹、睡卧不安。有的孩子红臀的原因是母乳性腹泻，是由小儿对乳糖不耐受引起的。夏季是引起尿布疹的高危季节，但是如果不用尿不湿或尿布，宝宝的隐蔽处则容易受到细菌的感染，因此妈妈要特别注意宝宝小屁屁的护理。治疗宝宝红臀，要具体问题具体分析。下面是一些护理方法，供你参考：

1. 勤换尿布，用护肤柔湿巾擦拭。
2. 尽量选择柔软舒适的旧棉布做尿片。
3. 进行排尿训练，培养宝宝良好的大小便习惯。
4. 臀部轻微发红时，可使用护臀膏，严重时应带宝宝去医院诊治。
5. 每次清洗小屁屁后要暴露宝宝的臀部于空气或阳光下，使局部皮肤干燥。
6. 宝宝拉屎、拉尿后必须将小屁股上的尿、粪擦拭干净。

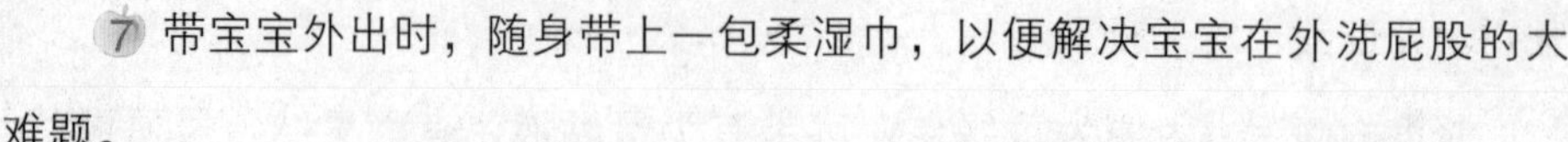

7 带宝宝外出时，随身带上一包柔湿巾，以便解决宝宝在外洗屁股的大难题。

8 对于母乳性腹泻引起的红臀，可以搽芝麻油或是菜油；由尿布疹导致的红臀，则可使用爽身粉或护臀霜。

宝宝脓疱疮的预防护理

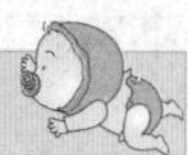

脓疱疮俗称黄水疮，是新生宝宝常见的一种传染性皮肤病，多见于第 1 周的新生儿，且多发于夏季。

脓疱疮为急性化脓性皮肤病，病原体大都为金黄色葡萄球菌或溶血性链球菌，大肠杆菌亦可致病。本病接触传染力极强，易自身接触感染及互相传染，常在新生宝宝室流行。感染传播多来自母亲、保姆或医务人员不洁净的手，其次是新生宝宝的衣服、尿布、包被等被污染。新生宝宝表皮柔嫩，易于感染而生细小脓疱，大都发现于皮肤皱褶处、包尿布区域及头面颈部，尤其在气候炎热或冬天包裹太多及皮肤出汗多时更易发生。脓疱约有小米粒大小，周围基底呈红色。

新生宝宝得了脓疱疮要注意清洁皮肤，勤换衣服。早期皮肤脓疱疮较少，症状较轻，可用消毒后的针挑破脓疱，吸出脓液，然后在局部涂碘酒消毒。脓疱较多时除了按上述方法处理外，还要使用抗生素治疗。

预防新生宝宝脓疱疮主要是加强护理。接触新生宝宝人员的手要常用肥皂及水洗净，注意新生宝宝皮肤的清洁卫生，勤洗澡、更换衣服及尿布，大便后应立即清洗。对皮肤已有感染的新生宝宝要积极治疗。家里有未满月的新生宝宝应减少亲友访视，母亲也要根据气候经常更换内衣，那种月子里不洗澡的做法是不科学的，母亲感染后也会传染给新生宝宝。母婴用品要分开，发现新生宝宝有异常时要立即去医院。

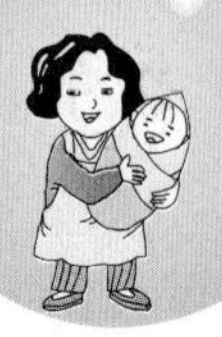

新生宝宝便秘的护理

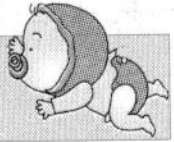

便秘是指大便次数明显减少，大便坚硬及排便费力。

新生宝宝早期有胎粪性便秘，是由于胎粪稠厚积聚在乙状结肠及直肠内，排出量很少，于出生后72小时尚未排完，表现为腹胀、呕吐、拒奶。可用温盐水灌肠或开塞露刺激，胎粪排出后症状消失不再复发，如果随后又反复出现腹胀，顽固性便秘要考虑先天性巨结肠症。

新生宝宝便秘大多数发生在喂牛奶或配方奶的孩子身上，如果2～3天解1次大便，婴儿排便并不困难，并且大便也不硬，孩子精神好，体重也增加，这种便秘就不是病，只是新生宝宝排便的一种习惯。如果除大便次数明显减少外，每次排便还非常用力，并且排便后可出现肛门破裂、便血，应积极处理。那么怎样治疗和护理便秘的新生宝宝呢?

可在新生宝宝的肛门内放置甘油栓，或细小的肥皂条以帮助排便。

切忌用泻药，因为泻药有可能导致肠道的异常蠕动而引起肠套叠，如不及时诊治，可造成肠坏死而危及生命。

小心新生宝宝发生脱水热

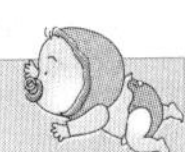

如果孩子出生后2～4天时，出现体温38～40℃，并伴有无原因烦躁、啼哭不已、体重减轻、尿量减少的情况，但其他情况良好，无感染中毒症状，就要注意新生宝宝脱水热的问题。

新生宝宝脱水热主要是由于新生宝宝体内水分不足而引起发热。造成这一情况的主要因素是：母亲坐月子中怕受凉，门窗关得很严，使环境气温过高；室温高，给孩子穿盖过多，在高温的情况下，孩子呼吸增快，呼出的水分增多，皮肤蒸发的水分也增多，从而加重脱水。另外，母亲产后3～4天内，乳汁分泌量较少，不能满足新生宝宝生理需要。这些都造成新生宝宝体内水分大量丢失，使小儿发热。

出现这种情况主要是注意给新生宝宝补充适量的水分。可喂一些温开水或5%～10%的葡萄糖液，每2小时1次，每次10～30毫升。如口服液体困难时，也可静脉输液补充5%葡萄糖液，加入总量1/5的生理盐水。经过上述处理，热度会随即降至正常。

此病在预防上只要注意给孩子补充水分，并给孩子以适当的保暖，不要给孩子造成一个高温的环境就可以了。

新生宝宝佝偻病的预防

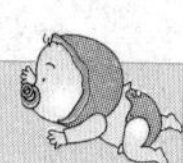

维生素D缺乏性佝偻病是小儿常见的疾病之一，它是由维生素D不足引起的全身钙、磷代谢不平衡和骨骼的改变。佝偻病虽然不直接危及宝宝生命，但导致机体抵抗力降低，一旦发生骨骼改变，像鸡胸、“X”形或“O”形腿，会给小儿身体、心理及精神上都带来痛苦。

新生宝宝出生时，肝脏内储存的维生素D的数量很少，而其最低需要量是每日80～130国际单位（最适宜的量是每日400～600国际单位）。一般母乳及人工喂养的食品均不能满足其需要，因为人乳每100毫升中含有维生素D 0.4～10.0国际单位，牛乳每100毫升中含有0.3～4.0国际单位的维生素D。因此，不论是人乳喂养的还是人工喂养的新生宝宝（特别是双胞胎、早产儿），都应在出生后两周补充维生素D。

另外，要预防新生宝宝患佝偻病，除补充维生素D外，还应补充钙和磷，因为人乳中钙和磷均不足。牛乳中钙和磷虽多，但因不成比例，不易吸收。

小心“马牙”和“螳螂嘴”

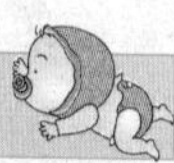

新生宝宝的上颚中线和齿龈切缘上常有黄白色小斑点，俗称“马牙”或

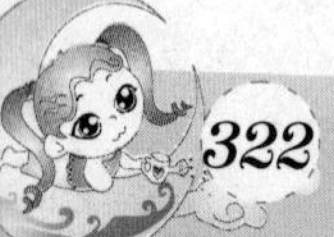

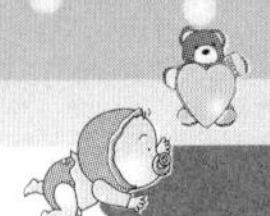

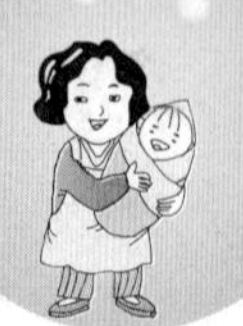

“板牙”，系上皮细胞堆积或黏液腺分泌物堆积所致，于宝宝出生后数周至数月自行消失，不可胡乱用针去挑或用毛巾去擦，以防引起感染。

在新生宝宝口腔两边颊黏膜处较明显地鼓起如药丸大小的东西，也被称为“螳螂嘴”，其实它是颊黏膜下的脂肪垫。这层脂肪垫是每个正常新生宝宝都具有的，它不仅不会妨碍新生宝宝吸奶，反而有助于新生宝宝吸吮，属于新生宝宝的正常生理现象，千万不能用针挑或用粗布擦拭。因为在新生宝宝时期，唾液腺的功能尚未发育成熟，且口腔黏膜极为柔嫩，比较干燥，易受破损，加之口腔黏膜血管丰富，所以细菌极易由损伤的黏膜处侵入，发生感染。轻者局部出血或发生口腔炎，重者可引起败血症，危及新生宝宝的生命。

新生宝宝脐疝的防治

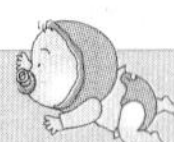

脐疝，就是所谓的“鼓肚脐”，是由于宝宝先天腹壁肌肉过于薄弱，加之出生后有很多原因使腹压增高，如咳嗽、便秘、经常哭闹等，导致肠管从这个薄弱处突出到体表，形成一个包块，甚至会嵌顿在这个部位，使肠管出现受挤压的症状，如呕吐、腹泻等。不过脐疝很少嵌顿，一般在睡眠和安静的情况下突出的疝又会回到腹腔，突出到体表的包块就会消失。

所以，在患病期间，应尽可能减少孩子的哭闹和咳嗽，因为哭闹和咳嗽会使腹内压增大，不利于脐疝的愈合。

脐疝会随着宝宝年龄的增长，腹壁肌肉的发达，在1~2岁时自愈，有时甚至到了3~4岁，仍有望自愈。但若脐疝太大，就容易被尿布和内衣划伤，引起皮肤发炎、溃疡，这种情况下应去医院接受治疗；疝孔直径若是超过2厘米左右，无自愈的可能时，也应及早去医院做手术修补。

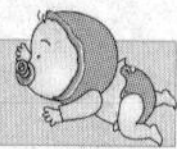

怎样防治宝宝肺炎

如果宝宝刚出生时就患有肺炎，多数是在生产过程中或者产前引起的。怀孕期间，胎儿生活在充满羊水的子宫里，一旦发生缺氧（如脐带绕颈），就会发生呼吸运动而吸入羊水，引起吸入性肺炎。如果早破水、产程延长或在分娩过程中吸入细菌污染的羊水或产道分泌物，易引起细菌性肺炎。如果羊水被胎便污染，吸入肺内，会引起胎便吸入性肺炎。还有一种情况是出生后感染性肺炎，新生宝宝接触的人中有带菌者（比如感冒），很容易受到传染，引起肺炎。

新生宝宝肺炎开始发病时，表现为不吃、不笑、体温不升、体重不增的“四不”症状，加重后出现发热、哭闹、拒奶、呕吐、吐白沫和气急等症状，严重时可见鼻翼翕动、面色苍白、唇周青紫、呼吸困难、脉搏快速，如不及时治疗，可引起死亡。

婴儿得了肺炎应立即送到医院治疗，一般采用吸氧、抗生素和加强护理等方法，治疗效果都很好。

预防新生宝宝肺炎的措施有：

1. 凡母亲产道有感染者应对症治疗。
2. 出生时防止羊水吸入。
3. 应注意对新生宝宝的保暖。
4. 避免与患有上呼吸道感染的人接触。
5. 宝宝的居室要保持空气新鲜，阳光充足，室温保持在20℃左右。
6. 每天应通风半小时左右，同时要保持一定的湿度。
7. 宝宝穿衣、盖被要注意适度，过厚会使孩子烦躁，诱发气喘，增加呼吸困难。

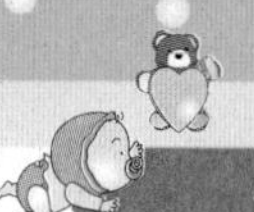
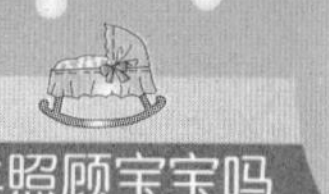
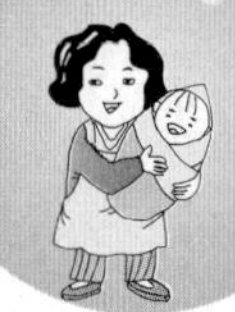

警惕病理性黄疸的发生

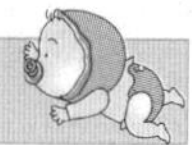

黄疸是新生宝宝常见的现象，它包括生理性和病理性两种。新生宝宝黄疸的发生与胎龄和喂养方式有关，早产儿多于足月儿，母乳喂养儿多于人工喂养儿，呕吐、寒冷、缺氧、胎粪排除较晚等均可加重生理性黄疸；新生宝宝溶血症、先天性胆道闭锁、新生宝宝败血症、婴儿肝炎综合征等可致病理性黄疸。一般生理性黄疸可自行消退，不必治疗，而病理性黄疸则可引起大脑损害，所以要及早到医院检查、治疗。

那么病理性黄疸都有哪些症状和特点呢，它和生理性黄疸的区别又是什么呢？下面就列出一个表格供大家参考。

心理性黄疸与病理性黄疸的区别

	生理性黄疸	病理性黄疸
出现时间	黄疸出现较晚，多在出生后 3 天出现	黄疸出现较早，出生后 24 小时内就出现
症状表现	皮肤、黏膜及巩膜（白眼球）呈浅黄色，尿的颜色也发黄，但不会染黄尿布	皮肤呈金黄色或暗褐色，巩膜呈金黄色或黄绿色，尿色深黄可染黄尿布，眼泪也发黄
消退时间	足月儿黄疸一般在出生后10～14天消退，早产儿可延迟到 3 周才消退，无其他症状	足月儿黄疸持续时间超过 2 周，早产儿超过 3 周，黄疸消退后又重新出现或进行性加重

如何预防新生宝宝败血症

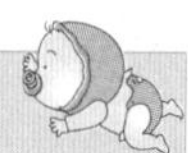

细菌侵入新生宝宝体内，并在血液中生长繁殖，产生毒素，使新生宝宝出现严重中毒症状的全身感染性疾病称为败血症。它是新生儿期常见而又严重的细菌感染性疾病，发病率和死亡率高，严重危害新生宝宝生命和健康。

1 预防要注意围产期保健，积极防止孕妇感染，以防治胎儿在宫内感染。

2 在分娩过程中严格执行无菌操作，对产房环境、抢救设备、复苏器械等要严格消毒。对早期破水、产程太长、宫内窒息的新生宝宝，出生后应进行预防性治疗。

3 做好新生宝宝护理工作，应特别注意保护好皮肤、黏膜、脐部等处免受感染或损伤，注意不要用布擦拭口腔黏膜，不要用针挑“马牙”而损伤口腔黏膜，不使脐带受污染。

4 平日要细心观察宝宝的皮肤、消化道、呼吸道等部位有无感染，尽可能及早地发现轻微的感染病灶，及时处理，以免感染扩散。

新生宝宝肠绞痛的防治

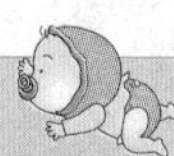

约有 20% 的宝宝在出生后 2 ~4 周时出现肠绞痛症状。新生宝宝肠绞痛常见的症状是，在晚上出现突发性尖叫，有时会呈现声嘶力竭的大哭，甚至哭到脸红脖子粗。有些新生宝宝还会有头部摇晃、全身拱直、呼吸略显急促的现象；同时腹部往往会有些鼓胀，两手会握拳，两脚则会伸直或弯曲，四肢末端则常会冰冷。这些表现在任何时间都可能发生，并可持续数十分钟至数小时之久。其间无论父母如何摇、抱、哄，往往都不太有用，直到宝宝精疲力竭方才罢休，有时在排便或放屁后会稍有改善。

新妈妈发现宝宝出现这种情况时，大可不必太紧张。肠绞痛常发生于 3 个月内的婴儿，随着神经生理发育的逐渐成熟，肠绞痛的情形自然就会逐渐改善。不过约有 10% 的小新生宝宝发病期会延长至 4 ~5 个月。当新生宝宝因肠绞痛发作而哭闹不安时，妈妈可将新生宝宝抱直，或让其俯卧在热水袋上（注意衣物等将热水袋裹好，以免烫伤宝宝）以缓解疼痛的症状。在肚子上涂抹薄荷等挥发物可促进肠子排气，有时也会有效。若是仍无法改善，或连续几个晚上都会发作，就必须找医生给宝宝做详细检查。

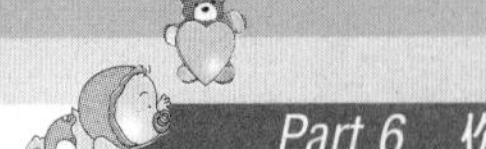

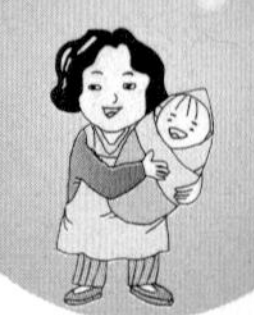

新妈妈也可以通过一定的措施来做预防。如改善喂食技巧，每次喂奶后要注意轻拍排气，并给予新生宝宝稳定的情绪环境。这些都可以减少发作的频率。若尝试了各种方法均无效的话，可以改喂低过敏的新生宝宝奶粉，有时也可以得到良好的效果。值得注意的是，在诊断新生宝宝肠绞痛前，必须先排除胃肠道其他病态性的疾病，如胃食道逆流、幽门阻塞、先天性巨结肠症等。如果确定没有任何病理性因素存在，那么家长们就需耐心对待自己的小宝宝，度过 3 个月的“阵痛期”。

新生宝宝溶血症的护理

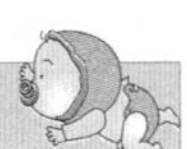

新生宝宝溶血症是指母婴血型不合引起的溶血（红细胞被破坏、溶解），其中 ABO 溶血最为常见。怀孕期间胎儿血液少量进入母亲血液循环，刺激母体产生针对 A 型（或 B 型）血的抗体，抗 A 型（或 B 型）血的抗体再通过胎盘进入胎儿即可引起胎儿的溶血。在母亲体内时溶血产生的胆红素大部分由母亲的肝脏代谢，出生后由于新生宝宝的肝脏不能承担溶血所产生的大量胆红素，就出现了以黄疸为主要临床症状的新生宝宝溶血症。

新生宝宝溶血的症状

ABO 血型不合的新生宝宝多于出生后第二天出现黄疸，4 ~ 5 天达高峰，以中度黄疸为主，少数为重度黄疸。Rh 血型不合的新生宝宝多于 24 小时内出现黄疸，2 ~ 3 天达高峰，多为重度黄疸。

1. 新生宝宝出现精神萎靡、嗜睡、少吃、不哭等症状。
2. 新生宝宝伴有不同程度的贫血。
3. 新生宝宝呼吸急促，心跳加快，肝脾肿大。
4. 黄疸严重的宝宝有拒食、反应差、尖叫、背部肌肉痉挛、身体弯成弓状、惊厥等症状。
5. 溶血症患儿常伴有发热。

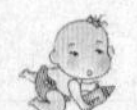

溶血症的治疗

1 光照疗法是治疗新生宝宝黄疸最简便有效的方法，它的优点是退黄疸快，不良反应少。

2 药物治疗用于黄疸较严重患儿，可反复多次光照治疗，同时加用药物治疗。

3 绝大多数 ABO 溶血病的宝宝不需要换血，经积极治疗后效果良好。

预防新生宝宝破伤风

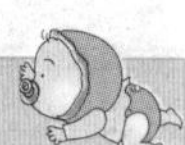

新生宝宝破伤风又称“四六风”“脐风”“七日风”等，是由于破伤风杆菌自脐部侵入而引起的一种感染性疾病。这种细菌侵入人体后，大多4~6天才发病，故称“四六风”。本病发病愈早，病情愈严重，死亡率也愈高。

新生宝宝发病的主要原因是，医生接生剪脐带时使用了消毒不严的剪刀和敷料，或接生员的手没有消毒干净，或出生后不注意脐部的清洁卫生，致使破伤风杆菌自脐部侵入。

新生宝宝破伤风，多数在初生后4~6天发病。主要症状为牙关紧闭，不能吸奶，全身肌肉抽动，面部呈苦笑状，严重的抽动可引起呼吸困难而导致窒息死亡。

在家庭分娩者，一定要请医生或接生员。坚持严格消毒。剪刀及止血钳要经过严格消毒，敷料要经过高压锅消毒；剪脐带时，用碘酒、酒精消毒后，再用止血钳夹住脐带，然后用消毒剪刀剪断脐带；结扎好后，断处再涂上碘酒、酒精，最后用消毒纱布敷盖包扎。

只要采取科学的接生方法，严格的无菌操作，注意脐带端的清洁处理，新生宝宝破伤风是完全能够预防的。

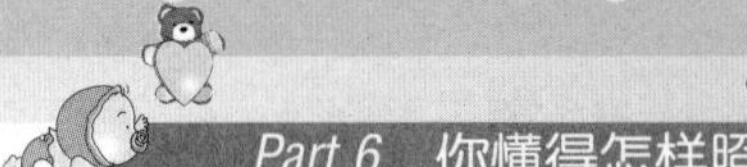
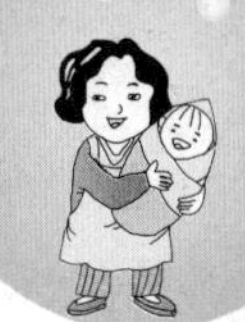

怎样应对新生宝宝颅内出血

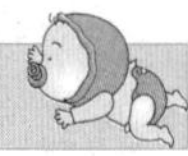

新生宝宝颅内出血是常见的一种脑损伤。

出血后的具体表现，主要是神经系统兴奋症状与神经系统抑制症状。兴奋表现是新生宝宝易惊醒或烦躁不安，哭声尖利，重时四肢发硬，或出现肢体或全身抽搐，角弓反张。抑制表现是反应低下，不吃、不哭、不动，嗜睡、昏迷、呼吸变慢，甚至出现反复的呼吸暂停。

如果家长发现小宝宝有颅内出血的征象，应保持冷静，一方面紧急通知救护人员，进行抢救，一方面做好小宝宝的护理工作。

1 注意保持绝对安静，患儿绝对制动，保持安静可防继续出血。

2 注意保暖，保暖既有利于患儿安静，保持正常新陈代谢，又可防止并发症发生。

3 注意体位，头肩应稍抬高，并让他（她）处于右侧卧位，防止孩子呕吐时误吸引起窒息。

4 注意保持呼吸道通畅，不要让痰液阻塞气道。

5 注意补充营养。

新生宝宝“歪脖子”怎么办

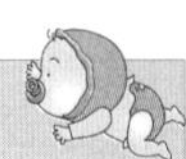

有的宝宝出生半个月后，大人发现其头总是偏向一侧，是个“歪脖子”，于是父母很发愁。其实有的婴儿歪脖子是可以预防的，即便出现了歪脖子，也是可以治疗的。

先天性的斜颈（歪脖子）主要分三种。第一种叫肌性斜颈，由于一侧胸锁乳突肌变硬（纤维化）和痉挛性收缩而使原来的功能丧失，使头向该侧偏斜，是临床常见的类型。第二种是骨性斜颈，是由颈椎骨骺畸形所致，如颈椎发育不全、椎体融合等。第三种是代偿性斜颈，是在斜视、听力下降等基础上发生的。

一般常见的主要是肌性斜颈，是由一侧胸锁乳突肌纤维化，失去弹性，不能维持正常姿势所致。引起先天性斜颈的原因与下列因素有关。

1 胎位不正或子宫壁受到不正常压力，使胎儿头颈部姿势异常，阻碍了一侧胸锁乳突肌的血液供应，使肌肉缺血、萎缩、营养不良。

2 难产：分娩时胎儿胸锁乳突肌受产道或产钳挤压或牵引受伤出血。如能及时处理难产，就可防止斜颈。

3 遗传因素：约有 17% 的患儿有家族遗传史。

小儿斜颈一般在出生后 2 ~ 3 周就会被发现。头向患侧倾斜，下颏转向对侧，或发现胸锁乳头肌上有成人拇指大的疙瘩，坚硬如骨，硬结逐渐增大，出现斜颈。

婴幼儿的斜颈是可以治疗的，但治疗要早。在 1 周岁内主要是靠家长推拿，进行手法矫治。让孩子平躺，头转向健侧，使鼻与身体的正中线一致，一人按住双肩，另一人抱住孩子的头向健侧转动。每天 10 次左右，每次转 20 下，动作要充分（但要考虑孩子的承受力）。然后用手按摩胸锁乳突肌。按摩后进行热敷，或用绷带将头及健侧肩关节作“八”字形固定。只要坚持不懈，多能矫正过来。如果矫正无效，可到医院进行手术治疗。方法是切断胸锁乳突肌，畸形就可以矫正。手术比较简单，效果令人满意。

Part 7

宝宝的哺育和喂养问题

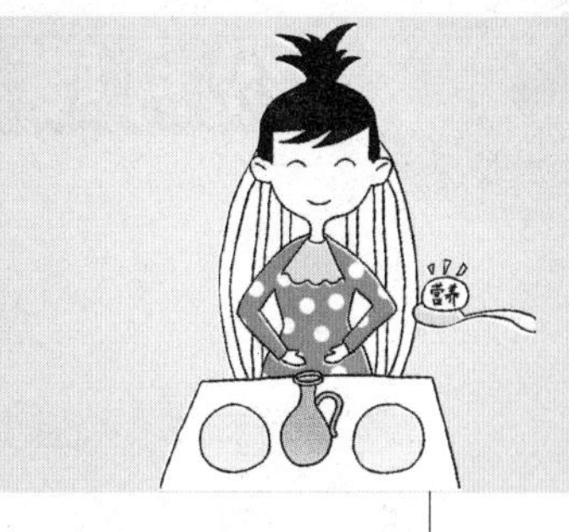

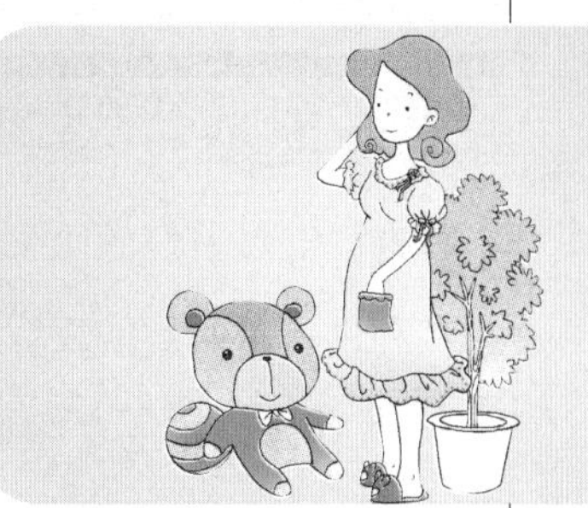

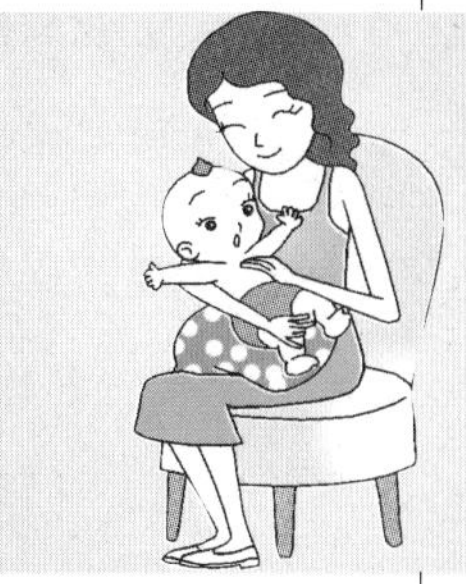

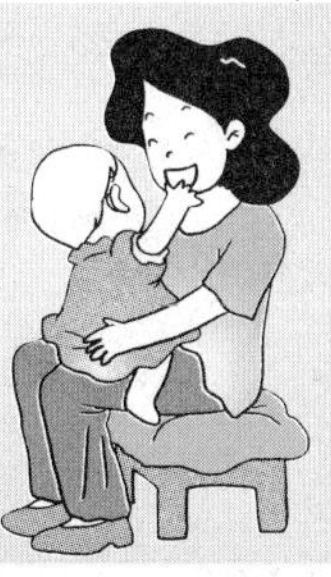

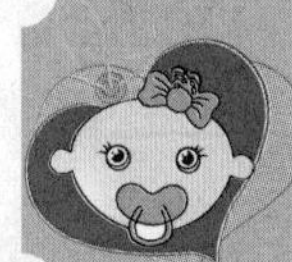

科学的喂养方法

给宝宝喂奶的正确姿势

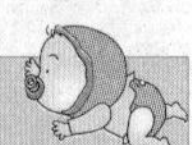

世界上最美好的画面就是母亲给宝宝喂奶的情景。不过，要漂亮地完成这个动作，新妈妈们还需多多练习。

1 新妈妈给宝宝喂奶的标准动作是母亲用食指和中指轻压乳头上下两侧，以免乳房堵住宝宝鼻孔妨碍吮吸，或引起呛咳。

2 母亲体位轻松、舒适，以坐在低椅上为好，并将与喂奶乳房同侧的脚垫在小凳上。

3 宝宝要与妈妈胸对胸，腹对腹。

4 妈妈一手托起乳房，另一手托宝宝臀部，宝宝头颈在妈妈肘窝。

5 喂哺前妈妈先用奶头触宝宝面颊、口周，使宝宝产生觅食反射，并主动寻找奶头。婴儿口张大时，迅速将宝宝抱起放在乳房上，使宝宝下唇对新妈妈乳晕部，并紧贴乳房。

6 宝宝的嘴张开似鱼唇时，将乳头及乳晕一起吸入口内形成奶头，但奶头不应放于上下牙龈之间。

7 哺乳时，以宝宝表情愉快、轻松，妈妈不感到乳头疼痛为宜。每次喂奶 15 ~20 分钟即可。宝宝开始吸乳时用力猛，几乎一侧乳房乳汁在 3 分钟内吸空，一侧排空后换另一侧，每次都应使两侧乳房排空，吸不完的乳汁也要挤出来。

8 当宝宝吃得差不多时，新妈妈可用拇指和中指轻轻挟一下宝宝两侧的

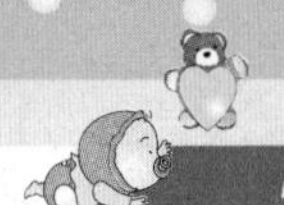
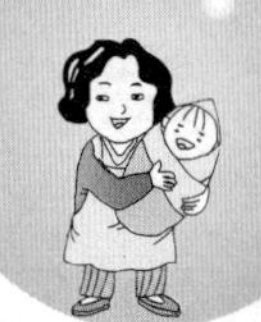

脸蛋。等宝宝吃完之后，把宝宝身体直立，头靠在妈妈的肩上，轻拍和抚摩后背，以排出吞入的空气。

喂奶时要观察宝宝吃奶的情况

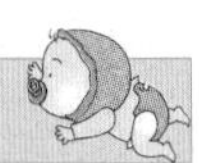

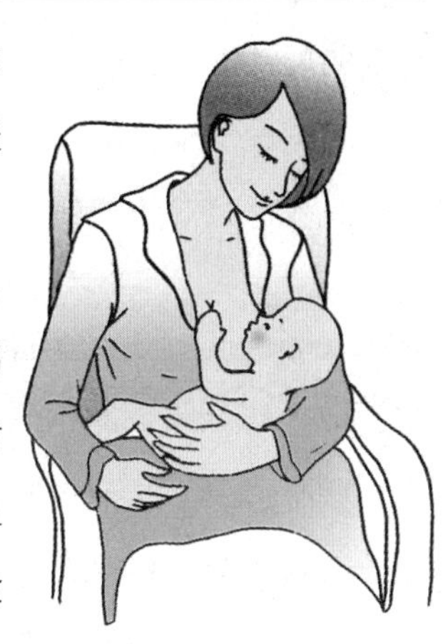

宝宝吃奶的时候，新妈妈应该观察宝宝吃奶的情况，可以通过宝宝的一些反应观察宝宝是否已经吃饱了。

如果新妈妈发现宝宝在吃奶时能听到吞咽声，并在吃奶后能安静地睡觉，则表明宝宝已经吃饱喝足了；但是假如宝宝一直抓着新妈妈的乳房，不肯松开乳头，或猛吸一阵又把乳头吐出，还哭闹，且有体重不增或增长得较慢的情况，说明宝宝可能没有吃饱。

按需给宝宝哺乳

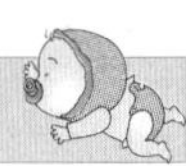

在给宝宝哺乳的时候，不必过于拘泥于书本或专家的建议，如要隔几个小时才能吃，每次吃多长时间等。只要按需哺乳即可，如果宝宝想吃，就马上让他吃，过一段时间之后，就会自然而然地形成吃奶的规律。

按需哺乳，可以使宝宝获得充足的乳汁，并且能有效地刺激泌乳。同时，宝宝的需要能及时得到满足，会激发宝宝身体和心理上的快感，这种最基本的需要的满足，就是宝宝最大的快乐。

实践表明，这种按需哺乳的方法，既可使乳汁及时排空，又能通过频繁地吸吮刺激脑垂体分泌更多的催乳素，使奶量不断增多，同时也可避免新妈妈不必要的紧张和焦虑（过度的紧张和焦虑可通过反射机制，抑制乳腺分泌）。另外，实践证明，只要母乳充足，3～4 个月之后宝宝会逐渐地自觉做到按时哺乳，即每隔 3～4 个小时要哺乳 1 次。

研究表明，按需喂奶、勤喂奶能促使母乳分泌旺盛，使新生宝宝吃饱喝足，加快体重增长。实验证明，每天喂6次奶，平均每天乳汁分泌为520毫升，如喂12次奶，每天平均分泌乳汁725毫升，还可延长母乳哺乳期，不致发生中途“断炊”的现象；乳汁及时排空对母亲也有利，减少了新妈妈患乳腺炎的可能；对新生宝宝尤其是对体弱和未成熟儿，少食多餐可使小儿吃到更多的乳汁。

我国民间喂哺婴儿，历来有醒来就喂、饿了就喂的习惯，当新生宝宝有吃奶要求，就给予喂奶，这是一个既切合实际又符合科学的好办法。

喂奶时间不能太长

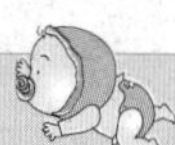

一般情况下，宝宝的哺乳时间是每侧乳房10分钟，两侧20分钟即已足够了。从一侧乳房喂奶10分钟来看，刚开始的2分钟内宝宝可吃到总奶量的50%，最初4分钟内可吃到总奶量的80%～90%，以后的6分钟宝宝几乎吃不到多少奶。

虽然一侧乳房喂奶时间只需4分钟就够了，但后面的6分钟还是有必要的，因为宝宝通过吸吮刺激催乳素释放，可增加下一次的乳汁分泌量，而且可增进宝宝和妈妈之间的感情。

但是这并不意味着给宝宝喂奶的时间越长越好。给宝宝喂奶的时间过长会出现以下状况：

1. 宝宝含乳头时间过长，妈妈的乳头皮肤容易因浸渍而糜烂，而且也会养成宝宝日后吸吮乳头的坏习惯。

2. 从喂奶的成分来看，宝宝先吸出的母乳中蛋白质含量高，脂肪含量低，以后吮吸的母乳蛋白质含量逐渐降低，脂肪含量逐渐增高，假如宝宝吃奶时间过长，容易引起婴儿腹泻。

3. 喂奶时间过长，宝宝会吸入较多的空气，容易引起呕吐、溢奶、腹胀等不适。

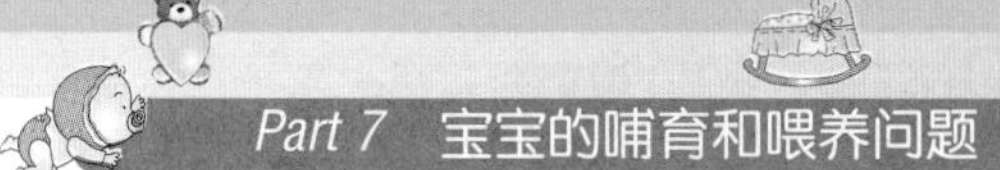
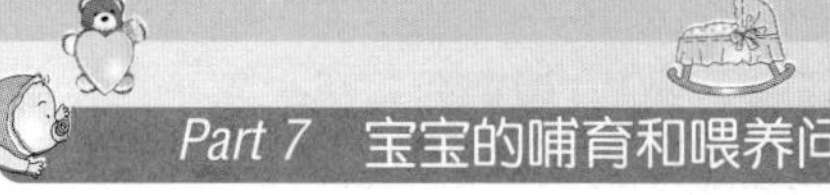
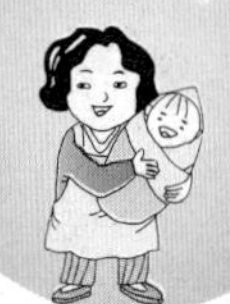

重视夜间哺乳

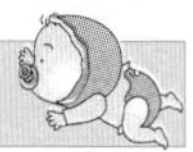

宝宝出生后，由于生长迅猛，夜里也需要吃奶。夜间泌乳素的产生是白天的50倍。夜间哺乳，既有利于增加乳汁，帮助新妈妈康复，也有利于增进母子感情。

新妈妈为应付宝宝夜间吃奶需求，可以试着躺着喂奶。需要强调的是，由于产后新妈妈自己身体极度虚弱，容易疲劳，加上晚上要不时醒来哺喂宝宝，会严重睡眠不足，很容易在迷迷糊糊中堵住宝宝的鼻子或压住宝宝，发生危险。所以新妈妈夜间喂奶时要时刻警惕，为了休养身体，也可以适当延长夜间哺喂的时间和间隔，这样晚上哺乳的次数就会逐渐减少。

两乳交替喂养的原则

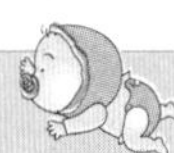

新妈妈喂宝宝应两乳交替，左右乳轮换着喂，吸空一侧乳房后再换另一侧，下次哺乳时再先后调换。这样可使左右乳房轮流被吸空。

倘若乳汁多，宝宝吃不完，新妈妈应用吸奶器将多余的乳汁吸出或挤出。否则乳房内经常剩余乳汁，会使乳汁越来越少且易生奶瘀。若宝宝体弱有病或新妈妈本身患病，暂时不能喂哺，也应按时将乳汁吸出或挤出。

为什么两侧乳房奶水会不一样

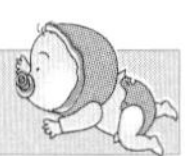

有些新妈妈常常出现一侧乳房奶水充足，而另一侧较少的情况，这多半是因为母亲喜欢让宝宝先吃胀奶的一侧乳房，当宝宝吃完这一侧乳房时大多已经饱了，不再吃另一侧乳房，这样，胀奶的一侧乳房由于经常受到吮吸的刺激，分泌的乳汁越来越多，而奶水不足的一侧由于得不到刺激，分泌的乳汁就会越来越少，久而久之，就会出现妈妈的乳房一边大一边小、一边胀奶一边奶少的情况，如果发生断奶以后再难恢复。

宝宝长期只吃一侧乳房的乳汁，时间长了，会造成偏头、斜颈等症，甚至宝宝的小脸蛋儿也会一边大一边小，后脑勺一边凸一边凹，这对宝宝的健康十分不利。

出现这种情况，应对方法是：每次哺乳时，先让婴儿吮吸奶少的一侧，因为宝宝饥饿感强，吮吸力大，对乳房刺激性强，奶少的那一侧乳房泌乳会逐渐增多。大约 5 分钟后，宝宝可以吃到乳房中大部分的乳汁，然后再吃胀奶的一侧，这样两侧乳房的泌乳功能慢慢地就会一样强。

适当喂食鱼肝油

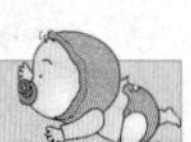

母乳、牛奶和一些配方奶粉（维生素 A、维生素 D 强化的除外）中维生素 A 和维生素 D 的含量比较少，很难满足宝宝生长发育的需要，添加鱼肝油可以为宝宝补充维生素 A 和维生素 D，但过量补充鱼肝油易造成中毒，所以应控制好量或遵医嘱。

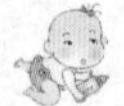 鱼肝油的选择

维生素 A、维生素 D 含量比例为 3∶1 的婴儿鱼肝油是目前使用最普遍的制剂，市场上为宝宝特制的维生素 A、维生素 D 制剂类型很多，但这种浓度比例既能为宝宝补充足够的维生素 D，又不会出现维生素 A 过量，是专家们一致推荐的剂型。

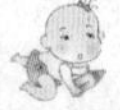 鱼肝油的添加量

为宝宝添加鱼肝油一定不能过量，一般以每天 1～3 次，每次 1 滴为宜。一天最多不能超过 5 滴。如果妈妈经常带宝宝到户外晒太阳，宝宝就可以自己在体内合成维生素 D，鱼肝油的添加量也应该相应地减少一些。

宝宝的营养状况是否正常

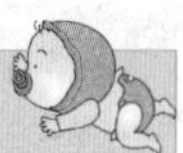

父母都希望自己的宝宝健康成长，有的妈妈因自己的婴儿长得比别的同龄婴儿胖而高兴。其实，营养不良或长得太快太胖都不是健康的表现。那么

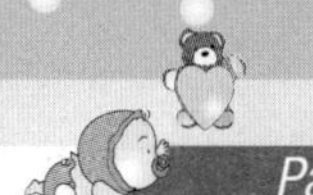

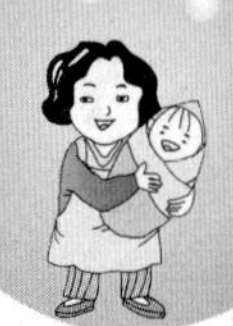

婴儿健康的标准是什么呢?

如果喂养合适、生长顺利，新生宝宝的体重在第 1 个月，应增长 600 克以上。若在满月时还没有达到标准，那就应该检查一下，是喂奶量不够，还是饮食质量不好，还是因为有什么病影响了营养的吸收。

除了体重这个指标外，营养好的孩子皮下脂肪都比较丰满。凡是营养不良的孩子，开始表现是肋骨显露、腹部凹陷，后来就渐渐像个小老头一样，尖下巴、抬头纹，只剩下一对无神的大眼睛；头发也较稀疏且没有光泽；哭声微弱，四肢无力；有的还出现水肿，需要及时送到医院治疗。

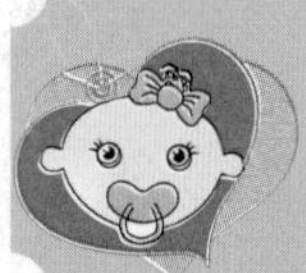

将母乳喂养坚持到底

母乳喂养的好处有哪些

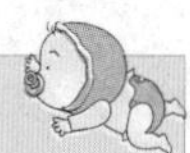

很多新妈妈担心哺乳会影响产后的形体恢复，因此而选择人工喂养方式。殊不知，母乳喂养是非常有利于宝宝的健康成长的。

母乳喂养主要有以下几点好处：

1. 母乳是最安全卫生的哺乳方式，母乳温度适宜，不易造成宝宝肠道感染和消化功能紊乱，且经济方便。

2. 母乳是宝宝的最佳食品，母乳含有丰富的蛋白质、脂肪、糖及各种微量元素，且各种营养成分比例合理，利于宝宝的消化吸收，能完全满足4～6个月的宝宝生长发育的需要，这是其他任何食品不能比拟的。

3. 母乳中含有多种免疫球蛋白、免疫细胞和其他免疫物质，可以增强宝宝的抗病能力。一般母乳喂养的孩子在4～6个月以内较少患病，这种免疫作用是母乳所特有的，无法替代。

4. 母乳喂养对新妈妈本身也有益处。宝宝吮吸新妈妈乳房时会刺激乳头，反射性地引起子宫收缩，促进子宫复原，有利于新妈妈产后的恢复。

5. 母乳喂养可增进妈妈和宝宝之间的感情，使宝宝在母亲的怀抱中得到爱抚，有利于母亲与宝宝感情的交流，与宝宝日后的心理、语言和智能的发育有着十分密切的关系。

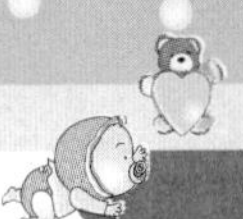
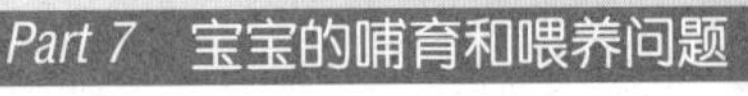

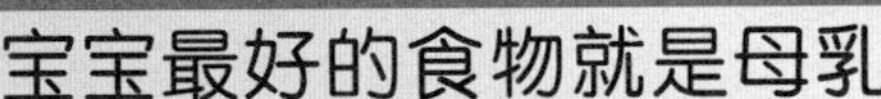
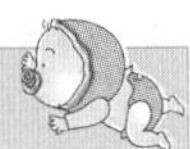

宝宝最好的食物就是母乳

“金水水，银水水，不如妈妈的奶水水。”母乳是上天给每一个刚出生的宝宝打造的最适合、最营养的食品，所以新妈妈要尽量实现母乳喂养。母乳含有宝宝所需的全部营养，母乳中的蛋白质与矿物质含量虽不如配方奶，却能调和成利于吸收的比例，使宝宝得到营养的同时，不会增加消化及排泄的负担。母乳中有比例良好的脂肪酸、足够的氨基酸及乳糖等物质，对宝宝大脑发育有促进作用。

母乳中有抵抗入侵病毒的免疫抗体，可以让 6 个月之前的宝宝有效防止病毒的侵袭，以及预防哮喘之类的过敏性疾病等。对于宝宝的免疫功能，最重要的是产后 7 天内分泌的初乳（含免疫因子、双歧增殖因子、糖蛋白），新妈妈应尽早地哺育给宝宝。

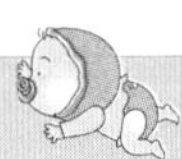

什么是初乳

在产后的最初几天，乳房分泌的乳汁称初乳。初乳较黄稠，分泌量少，但能完全满足正常婴儿最初几天的需要。

早产儿妈妈的初乳中各种营养物质和氨基酸含量更多，能充分满足早产宝宝的营养需求，而且更利于早产宝宝的消化吸收，还能提高早产宝宝的免疫能力，对抗感染有很大作用，所以一定要给孩子吃。

初乳较成熟乳有更多的抗体和白细胞，可使宝宝得到初次的“免疫接种”，保护宝宝免受大多数细菌和病毒的感染。初乳富含生长因子，能促进宝宝未成熟的小肠发育，使宝宝的肠道消化和吸收乳汁。如果宝宝在获得初乳前，吃了牛乳和其他食物，将会破坏肠道，引起变态反应。初乳还是轻泻剂，能帮助宝宝除胎粪，有助于预防新生宝宝黄疸。

初乳确实是宝宝最初几天所需要的最佳食物。过去传统的习惯是不让宝宝吃初乳，母亲应了解初乳的特殊价值，改变这种不良习惯。

初乳够宝宝吃吗

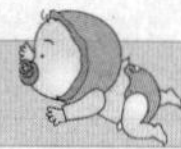

当妈妈们听说初乳量仅有几茶匙，她们往往担心这么少量对宝宝来说是否足够。简单的答案是：初乳是足月健康宝宝所需要的唯一食品。实际上，一天大的宝宝胃容量为5~7毫升。有趣的是，研究者发现1天大的新生宝宝的胃并不会为了容纳更多而伸展。由于新生宝宝的胃壁保持紧致状态，吃过多的母乳就会吐出来。初乳的量正好是宝宝最初几顿所需的量。到第3天，新生宝宝的胃容量增到22~30毫升，或者是一个大号玻璃球那么大。少量、频繁的喂养能保证您的宝宝获得他/她所需要的母乳量。约第7天，新生宝宝的胃容量大概为44~59毫升，或者是乒乓球大小。继续频繁的喂养能保证宝宝获得所需要的母乳量，同时也确保妈妈的产奶量满足宝宝的需求。

母乳喂养的准备工作

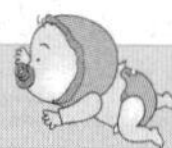

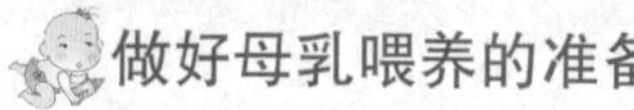

做好母乳喂养的准备

在分娩前就应该决定是否采用母乳喂养婴儿，这样就可为母乳喂养做准备和计划。如果乳头凹陷，必须采取特别措施；如乳头完全扁平，婴儿就不能吸住乳头，这种情况是十分罕见的，可以穿着胸罩使乳头稍为凸起。

做好排乳反射准备

婴儿吸吮乳房时，母亲的垂体腺受刺激而激发“排乳反射”，母亲能够感到这种反射。事实上，每当母亲看见婴儿或听到婴儿声音的时候都可能促使泌乳，乳汁可从乳头射出，为喂奶做好准备。

掌握婴儿需要的乳量

就身体而言，母亲是完全能够喂养自己的婴儿的，乳房的大小和可产生的乳量无关。乳量取决于婴儿的摄食量，婴儿摄食的乳量越多，母亲乳房产生的乳量也越多。

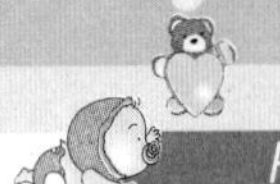
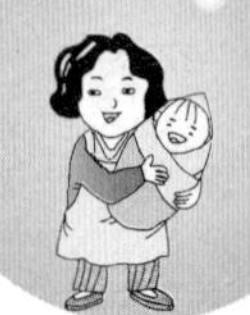

新生宝宝需要的乳量为：每450克体重每天需要50～80毫升。一个3000克的婴儿每天需要400～625毫升。母亲的乳房可在每次哺乳3小时后，每小时产生乳汁40～50毫升。因此，母亲每天产奶720～950毫升是足够婴儿吃的。

乳汁不足的原因有哪些

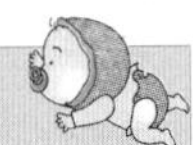

正常情况下，一般产后4～5天泌乳量明显增多，每昼夜可达1000～1500毫升，是能保证宝宝需要的。乳汁不足的原因如下：

1 孕前或孕后乳房发育受阻，有分泌功能的乳腺腺体少，脂肪和结缔组织多。

2 长期患慢性病、体质衰弱的新妈妈。

3 精神因素影响，如心情抑郁、恼怒、焦虑、疼痛而得不到充分休息和睡眠。

4 乳头过小、内陷、内翻，乳头皲裂影响正常授乳，使乳汁被憋回去。

5 授乳方法不当，未能做到早开奶，哺乳次数太少，每次喂奶未将乳房排空。

6 营养不足，不能供应足够的蛋白质、矿物质、维生素和汤水，或进食量过少。

7 哺乳期间服用避孕药亦可减少奶量。

清淡的乳汁是怎么回事

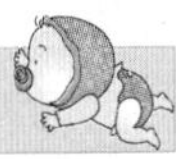

实际上我们看到的颜色偏灰、清淡的奶不是什么所谓的“菜奶”而是“前奶”，成分大部分是水，是给宝宝解渴的（这也是为什么母乳喂养的孩子不需要额外喝水）。宝宝越吃，母乳越浓，到最后，会分泌像奶油一样的“后奶”，是给宝宝解饿的。母乳会根据宝宝的成长情况，自动调节每一次的分泌，满足宝宝的需求。在炎热的夏季，母乳会自动变稀，供给宝宝更多的水分，所以即使在夏天，宝宝也不需要额外喝水。应该说，每个妈妈都能满足自己的宝宝需要，除非是那种营养不良、身体极度虚弱的妈妈。实际上妈妈的身体会首先保证足够的营养给宝宝，所以妈妈营养不足的时候，反倒是母体首当其冲地受到损害。

哺乳卫生很重要

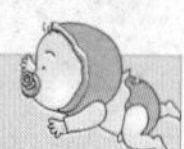

母亲应保持个人清洁卫生，饮食平衡，心情愉快，睡眠、休息充足，生活规律，避免饮酒、吸烟、接触毒物或服用对婴儿有影响的药物。要保持乳房（尤其是乳头部）的卫生。若婴儿哺喂后能安静入睡，体重按正常速度增加，而且吸吮时能听到咽乳的声音，则表示乳量充足，反之，表示乳量不足。生后最初 2 个月内可每周称一次体重，以后每 2 周或每个月称一次。正常婴儿每次摄入的奶量可有较大的波动，故不宜在每次吃奶前后称体重，以免引起母亲的精神紧张或过早地补充牛乳。因吸橡皮奶嘴较省力，故应尽量不用奶瓶哺喂；又因牛奶中常需加糖，故常比母乳甜，补充牛奶后易使婴儿拒吸母乳，从而导致母乳分泌量减少。

当乳头裂伤时，母亲可暂停直接喂奶，用手挤或吸乳器按时将乳汁吸出，在乳头裂伤处涂敷鱼肝油软膏，防止感染，每次喂奶以吃空为宜，如不能吃空，即用手挤或吸奶器吸空，以防发生乳腺炎。

哺乳期间患感冒怎么办

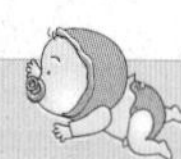

新妈妈分娩后抵抗力较差，加之出汗较多，如此时不注意保暖，很容易感冒。那么感冒时还可以进行母乳喂养吗？如果是轻度感冒不伴有高热，新妈妈戴上口罩后，照样可以哺乳，但此时新妈妈要注意休息，且吃些清淡易消化的食物，还可在医生的指导下服用一些抗感冒的药物。

如果感冒后新妈妈伴有高热，且周身不适，此时为了能产生足够的乳汁，同时也为了退热，新妈妈需补充足够的水分，如多喝水、果汁，并多吃易消

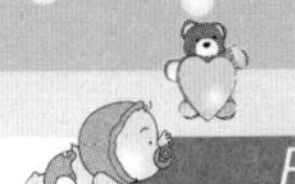

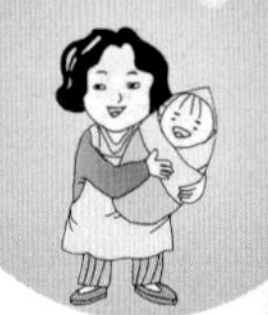

化的清淡食物。经口服补充不够者，需静脉输液，补充液体及能量。此时，除了用抗感冒的药物外，还需要遵医嘱使用抗生素预防感染，特别要注意选用对宝宝安全的药物。

高热期间新妈妈可暂停母乳喂养 1 ~2 天。停止喂养期间，还要经常把乳汁吸出，以利于病愈后继续母乳喂养。

不要让宝宝含着乳头睡觉

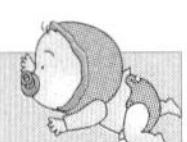

有些宝宝吃完奶之后习惯含着乳头就睡着了，而新妈妈怕把乳头移走之后影响宝宝睡觉，于是让宝宝含着乳头睡觉。这对宝宝和新妈妈的健康都不利。

对于宝宝而言，含着乳头睡觉的习惯对宝宝的健康成长会产生不良影响。

1 长期含空乳头睡觉，会影响婴儿上下颌骨的发育，使嘴变形。

2 宝宝有可能因吸吮空乳头而咽下过多空气，引起呕吐或腹痛。

3 有可能造成宝宝窒息，严重威胁宝宝生命健康。

4 对于新妈妈而言，新妈妈乳头皮肤娇嫩、干燥，每天要经受 10 多次婴儿潮湿的口腔吸吮，如此频繁的浸泡和口腔的摩擦易造成乳头皮肤破裂，故应减少浸泡时间。

5 含着乳头睡觉这一习惯一经形成，会影响宝宝断奶，造成日后断奶困难。

新妈妈每次喂完奶后可挤出少许乳汁均匀涂在乳头和乳晕处，乳汁具有抑菌作用且含有丰富的蛋白质，能起到修复表皮的功能，保护乳头。

乳房平坦的新妈妈怎样喂奶

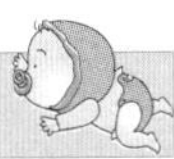

有一些新妈妈乳房平坦或乳头颈平坦，甚至有乳头凹陷问题，这样就会造成喂奶时宝宝难以含住乳头，吸吮困难。但是对于这样的情况，新妈妈也不应该灰心气恼，可以用以下的方法来解决：

1 不要躺着而应坐起来喂奶。

2 在喂奶前先湿敷乳房和乳头1～2分钟，并挤出一些乳汁以使乳晕变软，再稍稍捻转几下乳头，使乳头变长些以利于宝宝含吸。

3 环抱宝宝，使宝宝头部相对固定，以利于宝宝固定住吸吮部位。

4 让宝宝首先吸吮相对较为平坦的一侧乳房，而后再换成另一侧。在开始时宝宝的吸吮力强，比较容易噙住奶头，吸出奶水。

乳房平坦的新妈妈还要注意两点：

1 首次吸吮不成功时宜用抽吸方法使乳头突出后再次喂奶，不要因宝宝哭闹把橡皮乳头给宝宝含在嘴里，以免引起乳头错觉，造成再次喂奶时愈发困难。

2 重视平日里的乳头伸展练习，方法是用两手指慢慢向外牵拉乳头和乳晕，重复多次后再向上、向下牵拉数次，有助于乳头向外突出和有利于宝宝吸吮乳头。

如何掌握宝宝的吃奶量

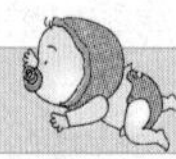

母乳喂养一个最大的缺点是掌握不好孩子到底吃了多少奶水。有些母亲用孩子吃奶的时间来衡量孩子吃奶量的多少，许多医生和护士也是这么教的，但是有时孩子吃奶时是在干吸，并没有下咽奶水，这些干吸的时间，对于判断孩子吃奶多少是没有用的，而真正有用的是看孩子吞咽奶水的时间。比如，孩子一开始吸吮2分钟，让他稍微躺下来，孩子开始吞咽奶水，一口一咽，2分钟后，两口一咽，再1分钟后，三四口一咽。然后，继续让孩子吮吸3分钟，再次让他躺下来，再让孩子吞咽2分钟。

这样算下来，孩子在母亲怀里吮吸的时间一共是10分钟，而真正吞咽奶水只有5～6分钟。母亲一开始喂奶，孩子吮吸的时间更长，真正吞咽奶水的时间一般会更短一些。

所以，不要因为孩子含着乳头的时间很长，就误以为孩子已经吃饱了。

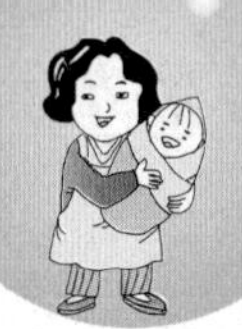

每次喂奶，孩子吞咽奶水的时间达到了10分钟就是吃得不错了。

如果孩子还表现出饿的样子，就应该让孩子继续吃。如果孩子是在大口大口吞咽过程中把乳头吐出来，这有可能是孩子累了，要让他/她喘一口气，才能接着吃。如果是孩子干吮，吞咽很少的时候吐出来。这一般表示孩子要么吃饱了，要么需要拍嗝。

这时候，如果乳房摸着很软，就表明吃净了。如果比没奶时大一些，硬一些，就说明这一侧乳房孩子还没有吃净，在下一次吃奶时，这边的乳房要先喂给孩子，即使另一侧胀奶了，也最好把这边没吃净的奶先吃完。

宝宝吃饱的判断标准

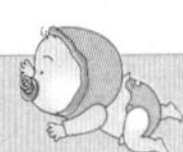

人工喂养的宝宝每天吃多少奶，妈妈可以非常准确地掌握，但母乳喂养的宝宝每天能吃多少奶、是否吃饱了，妈妈常常心中没底。单纯从宝宝吃奶时间的长短来判断是否吃饱了是不可靠的，因为有的宝宝即使吃饱了，也喜欢含着乳头吸吮着玩。那怎样才能知道宝宝是不是吃饱了呢？可从妈妈和宝宝两方面来判断。

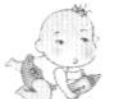

从妈妈的感觉来看

从妈妈乳房的感觉看，哺喂前乳房比较丰满，哺喂后乳房较柔软，妈妈有下乳的感觉。

从宝宝的表现来看

从宝宝的情况看，能够听到连续几次到十几次的吞咽声；两次哺喂间隔期内，宝宝安静而满足。

吃饱后的宝宝可安静地睡两三个小时或玩耍一会儿。倘若宝宝没吃饱，常表现为哭闹、烦躁、吸吮指头和异物、渴望妈妈的拥抱等。除此之外，还可以观察宝宝的大小便，吃母乳的宝宝一般每天大便三四次；人工喂养的宝宝，每天大便2次左右，金黄色，呈糊状。如果没吃饱，大便次数就会减少。

哪些情况需要暂停哺乳

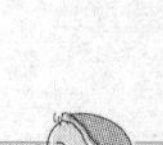

母乳喂养不但是母亲的天职，而且还是一门科学，需要认真学习才能将婴儿养育好。

新妈妈在母乳喂养期间若发生了乳腺炎和乳头皲裂，患侧乳房必须停止哺乳，但健康侧仍可喂哺；如果新妈妈有产后高热，体温38.5℃以上且病因不明时应暂停哺乳，待查明原因，体温下降后方可继续哺乳；如分娩过程中新妈妈出血过多，身体虚弱，在未恢复健康以前，一般不宜哺乳，待身体好转后再哺乳；如果发生了产褥感染，需要使用对新生宝宝有害的抗生素如磺胺类、四环素类、氯霉素、环丙沙星等，因大多数药物都可进入乳汁，所以暂不宜哺乳，或者在用药的前后2小时内不要哺乳，当然，治疗的药物最好选择对婴儿无害的如青霉素和头孢菌素类抗生素等。

哪些情况不宜母乳喂养

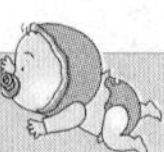

母乳是婴儿最理想的食品，但确有极特殊的情况不能进行母乳喂养，如不加以注意，会给婴儿带来不良后果。

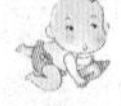

乳房疾病

严重的乳头皲裂、急性乳腺炎、乳房脓肿等，可暂时停止哺乳。

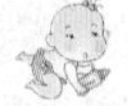

感染性疾病

患上呼吸道感染伴发热，产褥感染病情较重者，或必须服用对孩子有影响的药物者。梅毒、结核病活动期也不宜哺乳。

心脏病

Ⅲ～Ⅳ级患者（轻微活动即出现心悸、胸闷、憋气等症状）或孕前有心衰病史者。

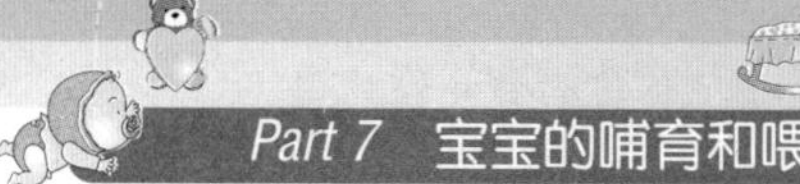
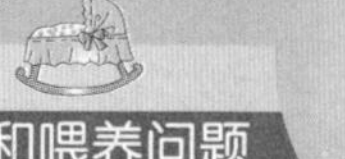

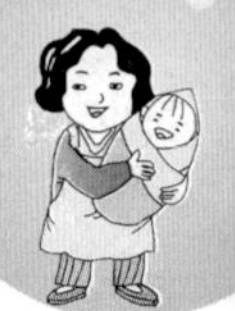

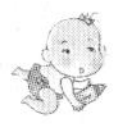

病毒感染

甲型肝炎病毒是经消化道传播的传染病，在急性期有较强的传染性，通过哺乳容易感染婴儿，因此在急性期应暂缓母乳喂养。可每天将乳汁吸出，以保持乳汁的持续分泌，待康复后开始哺乳。乙型肝炎单纯表面抗原阳性者不必禁止母乳喂养；“大三阳者”因传染力强，不应母乳喂养。如已确诊艾滋病病毒（HIV）感染，原则上也不宜母乳喂养。

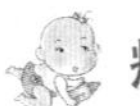

癫痫病

由于抗癫痫药对婴儿危害较大，故多主张禁止母乳喂养；但小发作或用药量少的，也可母乳喂养。

如果发生以上情形，新妈妈应尽量选取与母乳成分比较相似的专业婴儿配方奶粉。

职场妈妈必备背奶装备

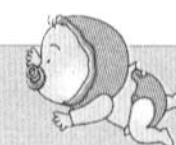

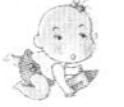

吸奶器

对于背奶族妈妈来说，吸奶器绝对是重中之重，选择一个适合的吸奶器，可以起到事半功倍的神奇效果。目前，市售吸奶器分手动和自动两种，它们各有利弊。

手动吸奶器，轻巧灵便，易于携带，而且基本静音。但是效率可能会低一些，时间长了，手柄容易坏，妈妈的手腕也会比较疼。

电动吸奶器，操作方便，效率更高，省时省力，但要带一个泵，组件比较多，占地面积比较大，不易携带。

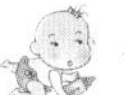

储奶瓶

储奶瓶一般都是标准口径的塑料瓶子，和奶瓶一样，都有刻度。大多数品牌的储奶瓶都有原配的密封盖，可以作为奶瓶和储奶瓶两用。不过，新妈妈一定要记住，千万不要把和蓝冰放在一起的塑料储奶瓶直接用开水烫，以免瓶身变形。

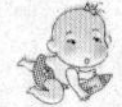

储奶袋

除了储奶瓶，还有储奶袋。一般来说，储奶袋上都有刻度标记，同时有记录条可以记录储存的日期和袋里的奶量。储奶袋为一次性使用，适合作为冷冻奶的存储工具。

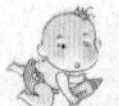

保温包

保温包，又叫作“冰包”，用于为吸出的母乳保冷。冰包的用料和厚度不同，保冷效果也不尽相同。新妈妈可以根据单位远近、是否有冰箱等自身因素，选择合适的冰包。

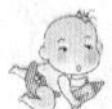

蓝冰

仅仅使用保温包，保温效果是不够的，需要加入蓝冰才能达到长时间保持母乳新鲜的目的。一般来说，各种品牌的保温包都会配有同品牌的蓝冰，妈妈可以根据需要保冷的时间，来选择蓝冰的类型和数量。

蓝冰不是一次性的，可以反复使用。在背奶前一晚，需要将蓝冰充分摇匀，平放进冰箱冷冻室冷冻12个小时，第二天早晨上班时，拿出来放在背奶包里，等一天背奶结束，蓝冰融化后，可以放入冰箱冷冻室再次冷冻使用。

含有波浪面的蓝冰，一定要让波浪面朝下平放。

母乳储存事项和储存时限

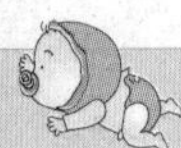

用吸奶器吸下来的母乳要适当储存，而新妈妈在储存时要注意以下事项：

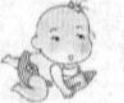

别装太满

不要装得太满或盖得太紧，留点空隙，防止容器冷冻结冰而胀破。具体来说，储奶瓶或储奶袋中的母乳量应不超过容器容积的3/4，而且储奶袋在封口时，要将里面的空气挤出。

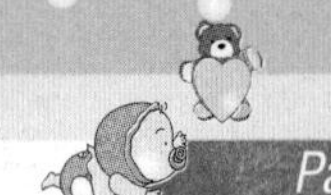

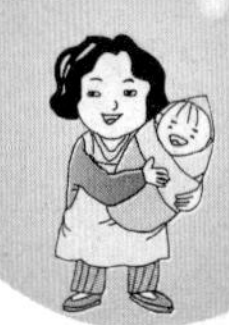

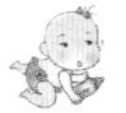

写清时间

在容器外贴上挤奶时间及储存的时间，以便清楚知道母乳保存的期限，以免时间过长导致细菌滋生。

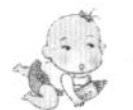

分装成小份

为了方便家人或保姆根据宝宝的食量喂食，避免浪费，可以将母乳分成小份（60～120 毫升）冷冻或冷藏。

母乳在储存时，储存地点和温度不同，母乳的储存时间也不尽相同，新妈妈可以根据情况，选择合适的方法储存。

母乳储存的地点、温度、时间

储存地点	储存温度	储存时间
室温下	15℃	24 小时
室温下	19～22℃	10 小时
室温下	25℃	4～6 小时
冰箱冷藏室	0～4℃	8 天
冷藏室内的冷冻格	不定	2 周
一般冰箱冷冻室	不定	3～4 个月
恒温深冻冰箱	－19℃	6 个月

怎样冷冻、解冻母乳

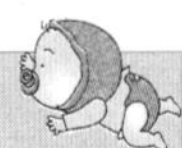

如果新妈妈需要出差，离开宝宝几天或者更长的时间，超过了母乳冷藏的最佳食用时间，就要考虑提前将母乳冷冻起来了。有的妈妈认为，冷冻母乳会造成营养流失，的确是这样。相较于冷藏母乳，冷冻的母乳会损失一些营养成分和免疫物质，但即使是冷冻母乳，也比配方奶的营养要高。在冷冻母乳时，可以按照以下步骤进行：

1. 将母乳放入专门的储存袋内，排净袋内空气，并用专门封条密封。
2. 将密封好的母乳放入冰箱或冰柜内冷冻。
3. 冷冻下可保存3～6个月。
4. 食用前，先将冷冻母乳置于冷藏室化冻。
5. 再用温水温热。
6. 温热后，才可打开储存袋的密封，倒入奶瓶内喂养宝宝。

需要提醒新妈妈的是，解冻后的母乳最好马上复温让宝宝喝，即使放在冷藏室里，也不能超过24小时，否则容易变质。而且，一经解冻的母乳绝对不可以再次冷冻。

另外，在给母乳加热时，有些新妈妈或家人图省事，把需要解冻或复温的母乳放进微波炉里加热，这是不可取的。因为微波炉加热不均匀，存在烫伤宝宝的风险，而且还会导致营养成分被破坏掉。直接放在火上加热、煮沸母乳同样也不可取，高温会破坏母乳里的营养成分。

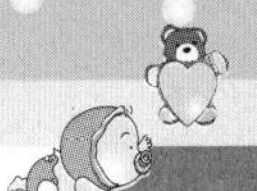

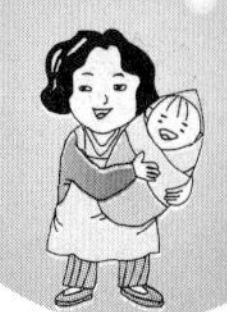

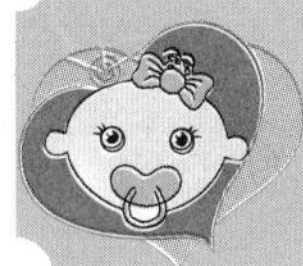

人工喂养要正确细心

什么是人工喂养

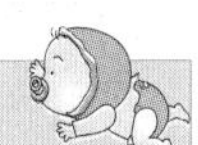

母亲生病或某些特殊情况等原因，不能喂母乳时，用其他代乳品如牛奶、羊奶、奶粉等喂哺新生宝宝、婴儿，以满足小儿生长发育的需要，即为人工喂养，一般可选用牛奶、奶粉。

完全人工喂养的宝宝容易发生便秘或腹泻，还易患呼吸道感染，尤其是用牛奶喂养的宝宝。另外，人工喂养的宝宝得到的母爱相对较少。实验证明，直接母乳喂养的宝宝和将母乳挤出用奶瓶喂养的宝宝，在精神和体格上都表现出差距，更何况完全吃不到母乳的宝宝。世界卫生组织号召全世界的母亲要尽量用母乳喂养宝宝，奶水不足也要用混合喂养，将人工喂养限制到最低限度，才更有利于宝宝的健康。

新生宝宝人工喂养要求

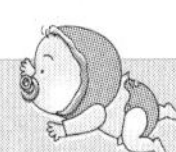

人工喂养宝宝应该逐步建立定时、定量喂奶的规律。一般宝宝出生后 1 周内每天应喂奶 7 次，每次奶量为 30 ~ 60 毫升；8 ~ 14 天应喂奶 7 次，每次奶量为 60 ~ 90 毫升；15 ~ 28 天应喂奶 6 次，每次奶量为 90 ~ 120 毫升。人工喂养宝宝还应在两顿奶之间喂一次水。

但由于每个宝宝都有自己的个性，比如有的宝宝吃得多，饿得快，有的宝宝吃得少，似乎也不饿，很少会主动要奶吃，妈妈在喂养中要灵活掌握。最好不要等到宝宝饿哭了才想起给他喂奶，也不要喂奶时间一到，就着急把宝宝叫醒。

人工喂养有哪些缺点

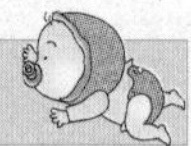

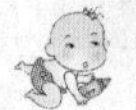污染

人工喂养很难避免细菌污染，特别是用奶瓶喂养时，细菌容易存活。所以每次喂奶后，都应将奶瓶清洗干净，煮沸消毒。

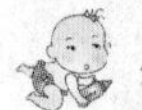感染

替代母乳的其他乳类或代乳品中不含抗感染因子。人工喂养的宝宝即使在喂养时很注意清洁也易患腹泻和其他感染。

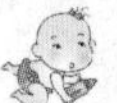缺少维生素和铁

牛乳中可能没有宝宝所需的足够的维生素，特别是维生素 C，所以人工喂养的宝宝需要补充果汁。牛乳中的铁不能像母乳中的铁那样完全被宝宝吸收，所以人工喂养的宝宝会发生缺铁性贫血。宝宝配方奶粉中可能会加铁以预防铁缺乏，但是加铁也增加了宝宝感染的危险。因此人工喂养易引起营养不良。

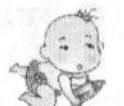含太多的盐分和钙、磷

牛乳中含有太多的盐，有时可引起高钠血症及抽风。牛乳中也含有太多的钙和磷。

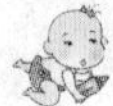不适量的脂肪和蛋白质

牛乳中的饱和脂肪酸比母乳中多，但宝宝的健康成长需要更多的是不饱和脂肪酸。牛乳不含有叫亚油酸的必需脂肪酸，因此没有足够的胆固醇供给成长中的大脑。固体脱脂乳不含脂肪，所以不含有足够的能量。牛乳含有太多的酪蛋白，酪蛋白含有不适合的混合氨基酸，宝宝不成熟的肾脏难以将其排除。有时卫生工作者指导母亲用水稀释牛乳以减少总蛋白，然而稀释的牛乳可能不含足够的必需脂肪酸、胱氨酸和牛磺酸。

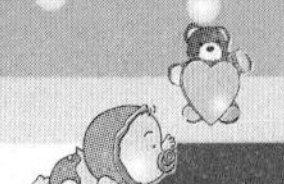
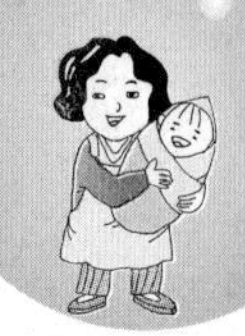

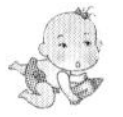

不易消化

牛乳难以消化，不含脂肪酶，而且酪蛋白会形成不易消化的凝块。因为牛乳消化慢，较之母乳在胃中停留的时间长，所以宝宝在该饥饿时并不感到饥饿，大便易干燥并可能发生便秘。

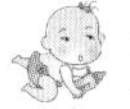

变态反应

早期给宝宝喂牛乳可能发生变态反应，如哮喘和牛乳不耐受性等。

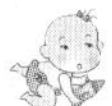

费用高

任何人工喂养均要增加家庭的支出，给家庭造成一定的经济负担。有些经济困难的母亲无能力为宝宝购买足够的牛乳，她们可能会减少喂养次数或给宝宝的乳量太少。她们可能用稀粥代替乳类，人工喂养的宝宝经常患重度营养不良。

人工喂养奶具要齐全

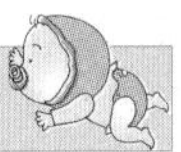

人工喂养需准备的奶具有：奶瓶、奶嘴、奶瓶刷、奶锅、消毒用的蒸锅。

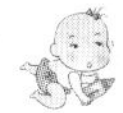

奶瓶

有塑料奶瓶和玻璃奶瓶两种，可根据需要选择。现在用塑料奶瓶的居多，塑料奶瓶轻便、耐高温、不易碎、清洗容易，应选购质量有保障的品牌奶瓶。

人工喂养宝宝的奶瓶至少应该准备 2～3 套，以免来不及清洗、消毒。其中大小奶瓶各准备几个，用于不同需要。

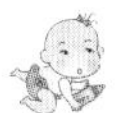

奶嘴

奶嘴的选择也有两种，一种是传统的圆形奶嘴，还有一种是仿生化扁奶嘴。市场上出售的奶嘴大多已开好了十字孔，这种开孔方法比较科学，出奶量可以根据宝宝的吸吮力度而变化。但这种奶嘴较容易被宝宝咬豁，应注意及时更换。

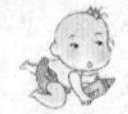 奶瓶刷

一般在买奶瓶时会附送一套，包括一个大瓶刷和一个小奶嘴刷。每次刷洗完奶瓶后应挂起晾干，消毒奶瓶时也应一起消毒。但这有可能会使刷子加快老化，应及时更换。

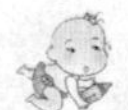 奶锅

可用不锈钢锅或小铝锅，最好选用带长柄并且锅边有个小豁嘴的奶锅，便于往奶瓶里倒奶，每次用完后应及时刷洗干净。

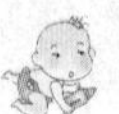 消毒用的蒸煮锅

这种蒸煮锅应带蒸屉，容积大一些，便于放下所有奶具，一次完成消毒过程。

怎样挑选奶瓶和奶嘴

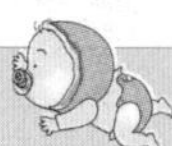

面对货架上各式各样的奶瓶，形式各异的奶嘴，父母有时真是非常困惑，不知道如何选择。其实，只要选择有“道”，找符合新生宝宝的就够了。

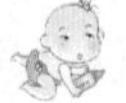 奶瓶的选择

奶瓶从制作材料上分主要有两种——PC 制和玻璃制的。玻璃奶瓶更适合新生宝宝阶段，由妈妈拿着喂宝宝。形状最好选择圆桶形，因为新生宝宝时期，宝宝吃奶、喝水主要是靠妈妈喂，圆桶形奶瓶内颈平滑，里面的液体流动顺畅。母乳喂养的宝宝喝水时，最好用小号奶瓶，储存母乳可用大号的。

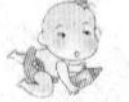 奶嘴的选择

奶嘴有橡胶和硅胶两种，相对来说，硅胶奶嘴没有橡胶的异味，容易被宝宝接纳，且不易老化，有抗热、抗腐蚀性。宝宝吸奶时间应在 10 ~ 15 分钟，太长或过短都不利于宝宝口腔的正常发育，圆孔 S 号最适合尚不能控制奶量的新生宝宝用。

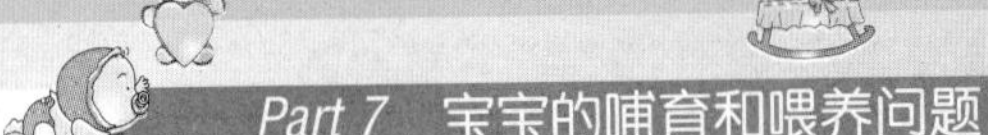
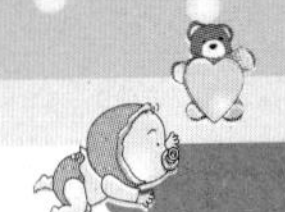
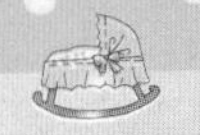
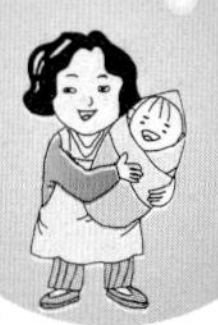

选择奶瓶要谨慎

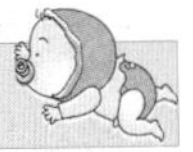

人工喂养的首要问题就是宝宝奶瓶的选取。一般要准备6个奶瓶，其中4个给宝宝喝奶用，另外2个装开水等，不可任何饮品都“一瓶烩”。那么，如何为宝宝挑选到合适的奶瓶呢?

玻璃奶瓶为首选

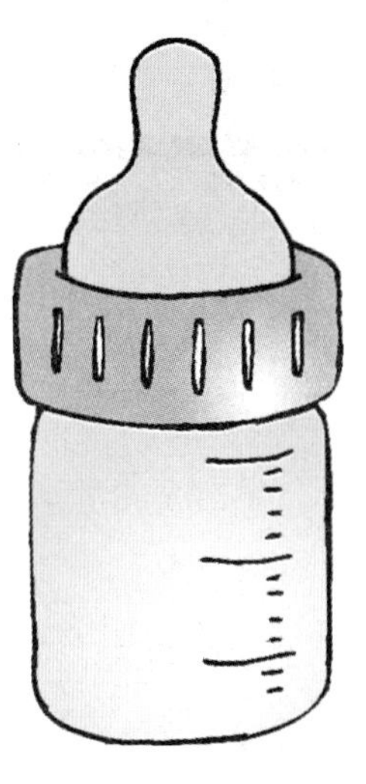

奶瓶的材质一般有玻璃和塑料两种。建议新妈妈给宝宝选择玻璃材质的奶瓶，因为玻璃奶瓶透明度高、便于清洗，在安全方面能够让人放心，加热后不会产生有害物质。不过，玻璃奶瓶对于小宝宝来说比较重，可先由新妈妈代劳拿着，等宝宝长大后有力气了，就可以独立喝奶了。

塑料奶瓶清洗过后易残留细菌，经高温加热或低温冷藏还可能会起化学反应。如选择塑料奶瓶，新妈妈一定要仔细检查瓶体的硬度，以免用久了瓶身变形。

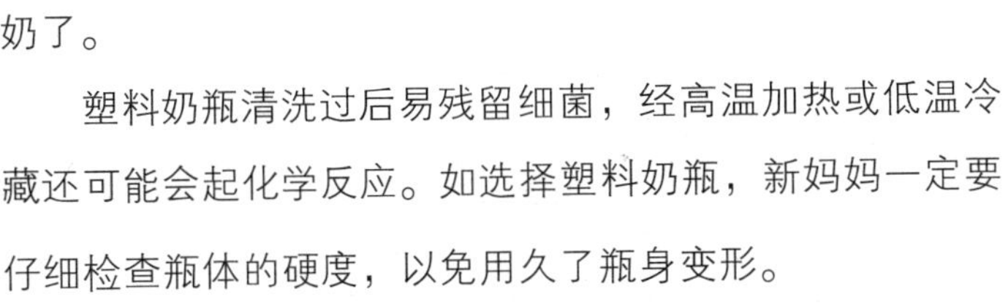

透明度很重要

奶瓶的透明度很重要，瓶身的刻度也要清晰准确。要尽量选择瓶身不太花哨的奶瓶，以免影响刻度的读取。在选购奶瓶的时候，妈妈还要打开瓶盖闻一闻里面是否有异味，质量达标的奶瓶应该没有任何味道。

仔细检查奶嘴

检查奶嘴也是必不可少的一个环节，它直接决定了宝宝会不会接受这个奶瓶。

首先奶嘴的安全性一定要达标。建议妈妈选择信誉度高、口碑好、公众认可度高的品牌，这样的产品质量一般都有保证。

宝宝用的奶嘴不能过大。由于新生宝宝还不能很好地吮吸，太大的奶嘴无法塞进他的小嘴里。

奶嘴上的奶孔不可过大，数量不可过多，否则会使宝宝呛奶或吐奶。新妈妈可以在奶瓶中注入温水，然后将奶瓶倒置，通过观察奶嘴的流量来判断是否合适。如果里面的水是一滴一滴地流下，说明大小适中；如果水呈直线流下，说明奶孔过大；如果水根本流不出，说明奶孔过小，宝宝吮吸起来会非常困难。

奶具消毒的注意事项

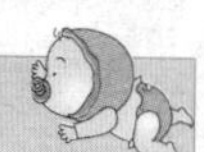

宝宝使用过的奶具需要及时消毒。奶具消毒宜注意以下事项。

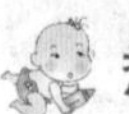

煮沸消毒

将奶具放进平底锅中，煮 10 分钟，需要使用时再取出。但是这种消毒方式存在的弊端是频繁的煮沸消毒会缩短奶嘴的使用寿命，如果是塑料制品则不适用于此法。

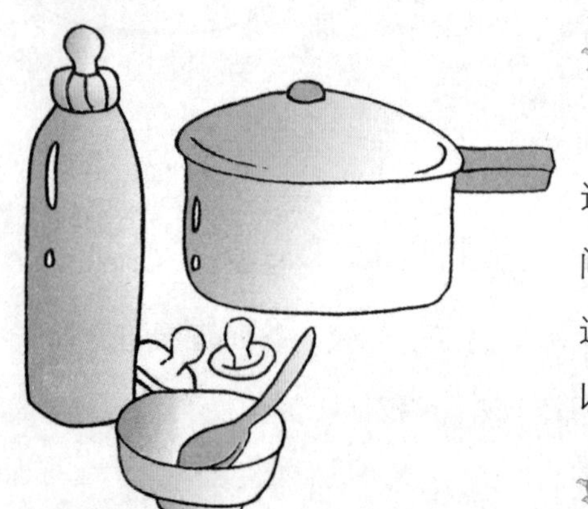

蒸汽消毒

可以用标准的蒸汽机来消毒，一般适用于消毒奶瓶，而且要注意消毒的时间，不可超过 15 分钟，以防把水烧干。这种消毒方式效果好，而且容量大，可以同时进行大批量消毒。

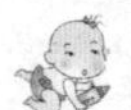

洗碗机消毒

可以将奶具放入洗碗机中用热水消毒，但是消毒完后要马上使用。

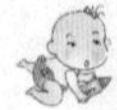

化学消毒

使用冷水和化学溶液或可溶的片剂来消毒。每次消毒 30 分钟，消毒后，器具还可以泡上 24 小时。在重新使用前，要确保消毒过的器具的每一部位都用凉开水冲洗干净。这种消毒方式比较麻烦，花费的时间较长。

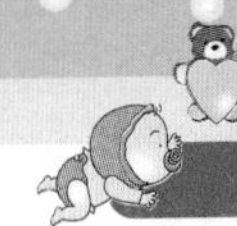
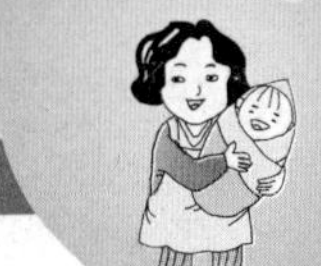

宝宝奶瓶要好好“保养”

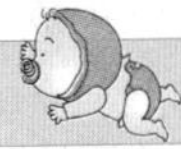

奶粉喂养最大的问题就是奶瓶的清洗消毒，由于奶粉本身富含乳蛋白、乳糖、乳脂肪等营养物质，因此用过的奶瓶很容易成为细菌滋生的温床。而一般的洗涤方法难以将奶汁清除干净、将细菌消灭，这样就会引起宝宝腹泻等问题。

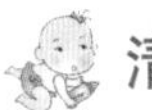

清洗

先倒掉残奶，再冲入清水，并加入清洁剂，用大奶刷刷洗瓶壁、瓶底及瓶颈部，再用小奶刷刷洗奶瓶口的螺纹、奶瓶盖。

然后重点清洗奶嘴，先刷奶嘴里面，可以把奶嘴反过来仔细刷，然后清理出奶孔，最后翻过来，清洁外面。

洗干净后，用清水里里外外冲洗几次，放在干净的地方倒扣晾干即可。

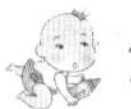

消毒

清洗过后必须要进行消毒，奶瓶的消毒方法有很多种，常用的有开水煮沸消毒、蒸汽锅消毒和微波炉消毒 3 种。第一种肯定是最彻底的消毒法，即把清洗后的奶瓶配件放入一个大锅，并加水漫过，待水沸腾后再煮 10 分钟左右，用夹子夹出奶瓶配件并放置在干净的容器中冷却晾干。操作时，必须在旁边监看并控制时间，否则会煮坏奶瓶或者把水烧干，容易引发危险，最好用定时器提醒自己。如果经济许可，更推荐蒸汽锅消毒，虽然前期需要购买一个值得信任的蒸汽消毒锅，但是使用的时候人不用在旁边盯着，又能非常快速有效地杀灭容器上的细菌，实在是方便很多。至于微波炉消毒，也是一种比较方便快速的消毒方法，但是效力显然不如前两者。

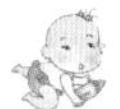

储存

如果可能，最好多准备一些奶瓶、奶嘴，至少 4 ~6 个，这样就可以分批次清洗和消毒奶瓶，可以节省时间。清洗消毒好的奶瓶、奶嘴、奶瓶夹等物品需要储存在一个相对密闭洁净的空间内，可以选定一个带门的专用柜或是一个带盖的塑料存储箱。切记奶瓶要口朝下存放，同时要准备好控水装置，以免水渍引起发霉；要定期清洁储存的地方。

怎样给宝宝选择代乳品

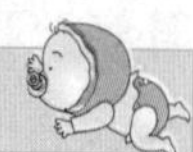

进行人工喂养时，代乳品的选择非常重要。因为关系到宝宝的生长发育。那么应该如何选择呢？应首选配方乳，其次是动物奶，如牛奶、羊奶。

牛奶营养丰富，是婴儿较好的食品。与人乳相比，牛奶蛋白质含量高，并以酪蛋白为主，在胃内形成凝块较大，不易消化；饱和脂肪酸高，不易消化吸收，乳糖少、矿物质较高，能增加尿液渗透压和水的排泄。

一旦选择了一种品牌的奶粉，没有特殊情况，最好不要轻易更换，宝宝吃惯了一种奶粉，突然更换，宝宝可能会拒绝，而且如果频繁更换，还会导致宝宝消化功能紊乱和喂哺困难。

羊奶中蛋白质、脂肪含量较高，维生素含量低，单纯性羊奶喂养易引起贫血、肠紊乱。但只要及时补充维生素，添加辅食，就可降低贫血发生率。

配方乳又称人乳化牛奶粉，是由鲜牛奶添加适量的脂肪、乳糖或食糖、维生素、矿物质及其他有益的成分制成。其营养成分接近母乳，是人工喂养婴儿的最佳食品，并且食用方便、随吃随冲，又易于贮藏。

更换奶粉的原则

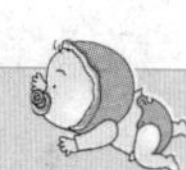

人工喂养，相比起母乳喂养来，最麻烦的一点就是要不断给宝宝找到更适合的奶粉。很多妈妈为此羡慕起母乳来，谁让母乳那么神奇，竟然可以适应宝宝不断改变的需求呢。不过，妈妈也不用着急，换奶粉也是个轻松易学的事呢。

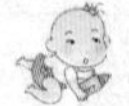

不同品牌奶粉的更换

如需将 A 品牌奶粉换成 B 品牌奶粉，则更换时要循序渐进地更换，否则

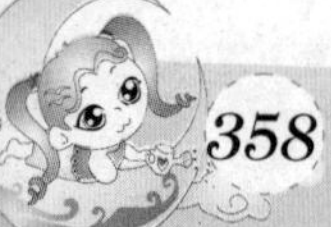

宝宝容易腹泻。如 A 奶粉每天需食 6 顿，则更换时：第一天喂 5 顿 A 奶粉，1 顿 B 奶粉；接下来几天依次减少 A 奶粉的顿次，而增喂 B 奶粉；到第 6 天时，基本上 6 顿完全吃 B 奶粉。这样就换奶成功了。

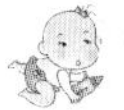

同一品牌不同年龄段奶粉的更换

同一品牌不同年龄段奶粉的更换比较简单：每一餐喂奶粉时，第一年龄段奶粉加第二年龄段奶粉混合喂，并逐次减少第一年龄段奶粉的勺数，而增加第二年龄段奶粉的勺数，直到完全改为第二个年龄段的奶粉。

宝宝需要频繁更换奶粉吗

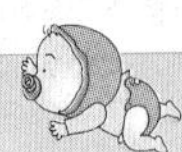

爸爸妈妈必须在心里有这样一个基本的认识：婴儿是不适合频繁更换奶粉的。由于宝宝的消化发育尚不充分，需要一段时间来适应不同的食物，频繁更换奶粉可导致宝宝腹泻或出现其他不适反应。

更换奶粉应在宝宝身体情况正常时进行，避免选择宝宝腹泻、发烧、感冒等时间，接种疫苗期间也最好不要更换奶粉。更换奶粉要循序渐进，不要过于心急，宝宝的完全适应可能需要 1 ~2 周。这一过程中妈妈要注意观察宝宝有无不良反应，宝宝适应时才可以增加，如果不能适应，就要缓慢改变。

冲泡奶粉时的冲调比例

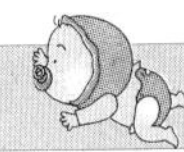

每款配方奶粉都会在包装上标注明确的冲调比例，这一比例是根据各品牌奶粉的营养成分含量来定的。但个别妈妈对添加奶粉的分量很随意，冲调用水量也或多或少，不讲究调配浓度。

新生宝宝虽有一定的消化能力，但调配过浓会增加新生宝宝的消化负担，导致消化功能紊乱，宝宝无法完全消化摄入的蛋白质，就容易形成能量过度积聚，这也正是喝奶粉上火的常见原因之一。若冲调过稀，婴儿则容易出现营养缺乏，导致个头小、消瘦等情况，影响宝宝的生长发育。

育儿专家表示，婴幼儿的奶粉一定要按照所要求的比例冲调。正确的冲调比例，按重量比应是1份奶粉配8份水，但此方法不方便，按容积比例冲调比较方便，容积比应是1份奶粉配4份水。奶瓶上的刻度指的是毫升数，如将奶粉加至50毫升刻度，加水至200毫升刻度，就冲成了200毫升的奶，这种奶又称全奶。冲时最好是按说明书上或奶粉包装上的指示进行操作。另外，配方奶粉要妥善保存，应贮存在干燥、通风、避光处，温度不宜超过15℃。

试奶温的方法

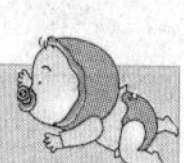

冲泡好的牛奶，需要控制好奶温，然后再给宝宝吃。奶温要适宜，不宜过热或过冷。

奶温过高会破坏奶粉的营养成分，同时宝宝喝了之后还会烫伤宝宝，奶温过低又会使宝宝的肠胃吃不消，所以一般以低于40℃（大人一口可以喝下去的水温）为宜。

以下有两种方法可帮助你判断奶温是否合适。

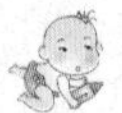 用面颊感觉

把盛有牛奶的奶瓶摇匀，片刻后贴在面颊上，如果不感到烫或冷，说明与体温相近，可以用来哺喂。

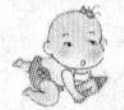 用手腕感觉

一般情况下，人体手腕的温度感觉比手背灵敏得多，所以可将牛奶先滴几滴在手腕上试试，如果手腕部皮肤感到奶滴不冷不热或略微偏温，说明牛奶温度与体温相近，奶温是合适的。

值得提醒的是，新爸妈千万不可用嘴去尝试牛奶温度，否则会将口腔中的细菌带到奶嘴上。

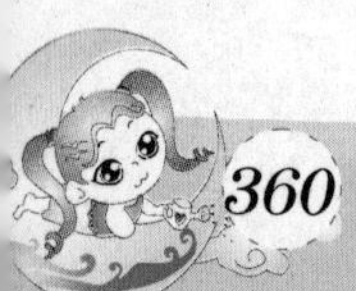

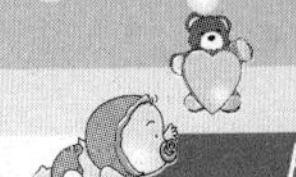
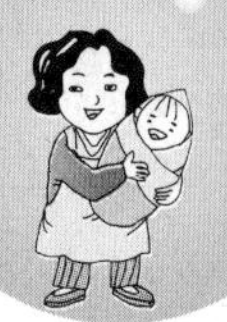

人工喂养的宝宝要适量补水

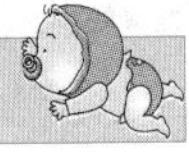

牛奶中的蛋白质80%以上是酪蛋白，分子量大，不易消化，牛奶中的乳糖含量较人乳少，这些都是容易导致便秘的原因，给孩子补充水分有利于缓解便秘。另外，牛奶中含钙、磷等矿物盐较多，大约是母乳的2倍，过多的矿物盐和蛋白质的代谢产物从肾脏排出体外，需要水做介质。此外，婴儿期是身体生长最迅速的时期，组织细胞增长时要蓄积水分。婴儿期也是体内新陈代谢旺盛阶段，排出废物较多，而肾脏的浓缩能力差，所以尿量和排泄次数都多，需要的水分也多。

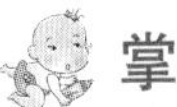

掌握补水的量

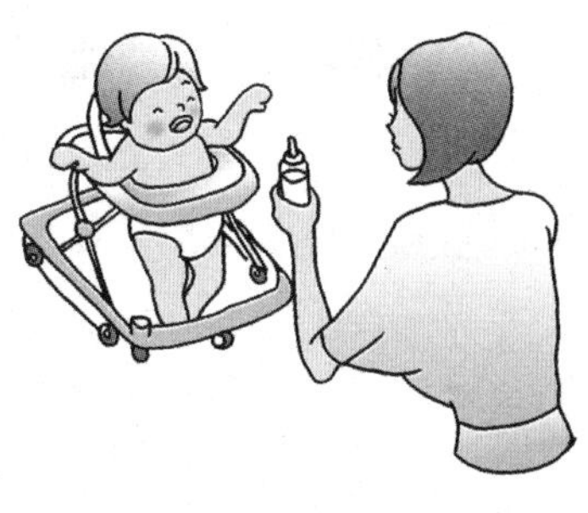

这要根据孩子的年龄、气候及饮食等情况而定。一般情况下，每次可给宝宝喂水100～150毫升，在发热、呕吐及腹泻的情况下需要量多些。宝宝之间存在个体差异，喝水量多少每个宝宝不一样，他们知道自己应该喝多少，不喜欢喝水或喝得少都不要强迫。

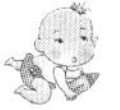

时间、次数有讲究

喂水时间在两次喂奶之间较合适，否则影响奶量。喂水次数也要根据宝宝的需要来决定，一次或数次不等。夜间最好不要喂水，以免影响宝宝的睡眠。

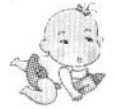

什么样的水适合宝宝

宝宝喝白开水为宜，也可喝煮菜水、煮水果水，不要加糖。也可喂些鲜果汁，不要以饮料代替水，饮料中含糖量较多，有些还含有色素和防腐剂，对宝宝的健康不利。

新生宝宝喂糖水的注意事项

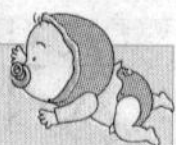

新生儿期若是母乳喂养，两次哺乳间不需要给新生宝宝喂糖水，因为妈妈奶水里含有足够新生宝宝生理需要的糖和水分。即使是炎热的夏天，妈妈的奶水也可以为新生宝宝解渴，而不需要再给新生宝宝喝水。如果一定要喂水，可用小匙喂少量的白开水，切忌用奶瓶喂，尤其是在生后头几天。

新生宝宝若是人工喂养，也不能服用含高浓度糖的乳和水。配制的牛奶、奶粉，一定要按比例放糖，千万不要放糖太多。

因为新生宝宝吃高糖的乳和水，易患腹泻，消化不良，以致营养不良。另外，高糖还会使坏死性小肠炎的发病率增加，这是因为高浓度的糖会损伤肠黏膜，糖发酵后产生大量气体造成肠腔充气，肠壁不同程度积气，产生肠黏膜与肌肉缺血坏死，重者还会引起肠穿孔。临床症状可见腹胀、呕吐，大便先为水样便，后出现血便。